U0362724

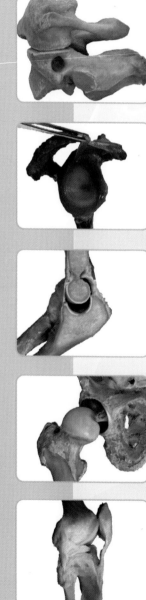

汉英
人体关节图谱

CHINESE - ENGLISH ATLAS OF HUMAN JOINTS

主 编

李义凯　　廖立青　　杨　晗　　陈美雄

副主编

胡冠宇　　袁仕国　　霍少川　　李晋玉
覃国忠　　刘天明

华中科技大学出版社
http://press.hust.edu.cn
中国·武汉

内容简介

关节是人体重要的组成部分,人体的每一种运动都离不开关节,关节对人们的生产生活起着不可或缺的作用。随着我国社会经济及医疗事业的蓬勃发展,临床上骨关节科建设的不断细化,人们对骨与关节疾病的认识逐步深入,极大促进了骨与关节疾病的研究。市场上涌现了不少涉及骨与关节影像、损伤等的专科书籍,但全面、系统地介绍人体全身关节的解剖学书籍(包括图谱)较少,且以人工手绘图为主,鲜有人体关节实物的大体展示。

本书的创作初衷是,创作一本简明扼要,并较为全面、系统地介绍人体关节的基本解剖学内容,专门介绍人体关节实物的图谱。本书共分为五章,包括关节总论、躯干骨的连结、颅骨的连结、上肢骨连结、下肢骨连结,主要涉及人体的脊柱关节、胸廓连结、颅骨连结、颞下颌关节、胸锁关节、肩锁关节、肩关节、肘关节、手关节、骶髂关节、髋关节、膝关节和足关节等。本书详细地介绍了人体重要关节的基本结构、辅助结构、分类和运动形式;结合精美的大体解剖图片,对相应关节进行生动鲜活的展示;并配有中英文双语标注,以期满足不同人群的需求。

本书是一本适用于骨科、关节科、中医骨伤科、疼痛科、针灸推拿、运动医学以及康复医学等专业人士的工具书。

图书在版编目(CIP)数据

汉英人体关节图谱/李义凯等主编.—武汉:华中科技大学出版社,2022.12
ISBN 978-7-5680-8919-7

Ⅰ.①汉… Ⅱ.①李… Ⅲ.①关节-图谱 Ⅳ.①R322.7-64

中国版本图书馆 CIP 数据核字(2022)第 254497 号

汉英人体关节图谱　　　　　　　　　　　李义凯　廖立青　杨　晗　陈美雄　主编
Han-ying Renti Guanjie Tupu

策划编辑:史燕丽
责任编辑:毛晶晶
封面设计:廖亚萍
责任校对:刘小雨
责任监印:周治超
出版发行:华中科技大学出版社(中国·武汉)　　　电话:(027)81321913
　　　　　武汉市东湖新技术开发区华工科技园　　　邮编:430223
录　　排:华中科技大学惠友文印中心
印　　刷:湖北恒泰印务有限公司
开　　本:787mm×1092mm　1/16
印　　张:18.75
字　　数:433千字
版　　次:2022 年 12 月第 1 版第 1 次印刷
定　　价:208.00 元

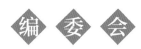

编 委 会

致谢

落红不是无情物，化作春泥更护花

——谨以此文感恩为医学发展无私奉献的大体老师

在中国人的传统观念里，死后身体的完整性尤为重要，正如《孝经·开宗明义》中所云："身体发肤，受之父母，不敢毁伤，孝之始也。"然而，有这样一群人，他们为了让医学生以及医护人员获取知识和经验，甘愿奉献出自己的身体。他们就是我们尊敬的"大体老师"。

"大体老师"是医学界对遗体捐赠者的尊称，又称"无语良师"。医学院校的学生们在学习的过程中必须学习基础医学知识，人体解剖学便是其中非常重要的早期课程。

大体老师们安静地躺着，用他们的躯体，让医学生们掌握和丰富人体解剖学知识，他们无私奉献的精神深深地感动着一批又一批的医学生，让医学生们在他们身上感受到救死扶伤的深刻内涵，也让众多医学晚辈在漫漫医学长路中慢慢领会"博学笃行，尚德济世"的深邃含义并努力践行。

大体老师终究不同于其他遗物，其不仅承载着逝者生前所拥有的经历和情感，更具有点燃生者自强重生的能力。大体老师们在生命的最后一程中，奉献出自己的身体，就像秋天枯萎的树叶，虽凋零落地，却仍化作新生绿叶的养分，让绿叶萌发，让新春生机盎然！他们的遗体成为众多医学生们学习的灯塔，激励医者奋发图强，勉励学者勇闯医学盲区，创造生命奇迹。

生命的诞生和死亡，是人生的必然，大体老师们的生命历程如同晨曦和晚霞，光照人间，当生命被我们挽救，患者得以痊愈，要记得，那是大体老师们的精神完成了由生到死、由死到生的循环。感恩大体老师们的奉献与教诲，让我们始终不放弃对生命的希望。感恩你们的存在，才有了人类的健康和更美好的未来。在此，向大体老师们表达我们深深的敬意！

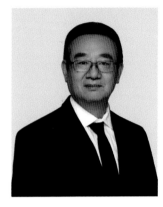

李义凯：辽宁大连人，中共党员，首届岐黄学者，二级教授，主任医师、博士（后）研究生导师。现任南方医科大学中医药学院中医骨伤科教研室主任、南方医科大学附属第三医院中医骨伤研究所所长、香港大学和香港中文大学兼职教授。1979 年入伍，1995 年毕业于上海中医药大学，获医学博士学位（导师石印玉教授）。1997 年第一军医大学（现南方医科大学）临床解剖学博士后出站（导师钟世镇院士），为本校第一位博士后。主编全国高等医学院校教材和"十四五"规划教材 4 部、出版专著 7 部，主持国家自然科学基金课题 8 项，发表学术论文 300 余篇，其中 SCI 论文 30 余篇。历任中华中医药学会推拿分会副主任委员、中华中医药学会针刀医学分会副主任委员、中国康复医学会推拿技术与康复专业委员会副主任委员、广东省中西医结合学会骨伤科专业委员会副主任委员、《颈腰痛杂志》副主任委员等。对颈肩腰腿痛和关节风湿类疾病的诊治及相关临床解剖有深入研究，擅长应用中西医结合正骨疗法、针刀、中药和手术等手段治疗骨伤科常见的颈肩腰腿痛、骨折脱位、运动系统退行性疾病及骨质疏松、强直性脊柱炎和致密性髂骨炎等疾病。

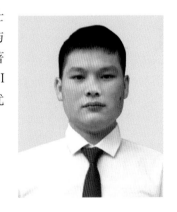

廖立青：广东河源人，南方医科大学中西医结合专业博士研究生。在导师李义凯教授的指导下，研究中医骨伤科学与人体解剖学，将人体解剖学知识运用于临床。主编出版专著《汉英人体骨骼肌解剖图谱》，共发表论文 20 余篇，其中 SCI 论文 5 篇。曾获国家奖学金、一等奖学金和南方医科大学优秀研究生称号。

杨晗:湖北宜昌人,中共党员,南方医科大学中西医结合专业博士研究生。在导师李义凯教授的指导下,主要从事中医骨伤科学与人体解剖学方面的研究,共发表SCI论文7篇。曾获南方医科大学一等奖学金和南方医科大学优秀研究生等称号。

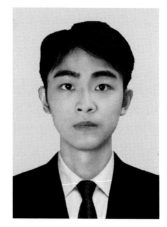

陈美雄:海南万宁人,中共党员,海南省名中医,主任医师、教授。1988年本科毕业于广州中医药大学。现任海南省中医院骨伤中心学科带头人、骨二科主任。主持和参与多项国家级和省部级课题,发表论文20余篇。历任海南省医学会骨科专业委员会副主任委员、海南省中医药学会中医骨伤科专业委员会主任委员、海南省医学会中西医结合骨科分会副主任委员等。对脊柱与骨关节的临床基础有较深入研究,擅长骨与关节损伤、骨关节疾病的中西医结合诊疗,对老年性骨关节退行性病变和颈肩腰腿痛有丰富的临床诊疗经验,具备复杂关节的置换及翻修、脊柱微创及老年性脊柱退行性病变的手术治疗及复杂创伤的救治能力。

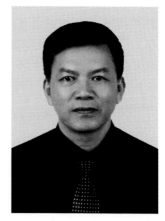

前　言

////////////

　　风雨七十载,蓬勃进行时,南方医科大学从建校至今,经历了三迁校址、六变隶属、七易校名,改变的是身份,不变的是"博学笃行,尚德济世"的初心。这份初心是每位南医人流淌在骨子里的宝贵财富。忆往昔,本人是 1995 年来到第一军医大学(现南方医科大学),开始跟随钟世镇院士学习并开展解剖学研究工作的。人体解剖学是一门十分古老的学科。在解剖学科研选题困难、开展研究举步维艰的"山重水复疑无路"之际,钟院士带领团队率先开展了临床应用解剖学的研究,开拓了医学生物力学在临床上的应用,提出了数字人和数字医学、组织工程的研究方向,使得人体解剖学这门古老的学科犹如老树发新芽出现了"柳暗花明又一村"的灿烂前景。

　　自独立开展工作以来,本研究团队秉承初心,一直研究骨伤科临床及与之相关的临床解剖学,积累了丰富的解剖学资料和大量的实物解剖图片,为本书的编写提供了充足的素材。

　　临床上,遇到大量与人体关节有关的具体问题时,需要经常翻阅相关的人体解剖学书籍。而相关的书籍多从构成人体各系统来介绍人体解剖学结构,很少有专门的解剖学书籍(包括图谱)专门、全面、系统地介绍人体全身关节。因此而萌生出创作一本简明扼要,并较为全面、系统地介绍人体关节的基本解剖学内容,专门介绍人体关节实物的图谱的想法,希望利用这本图谱来填补在人体关节学习中所遇到的种种缺憾。

　　本书在 2020 年出版的《汉英人体骨骼肌解剖图谱》的基础上,侧重补充了涉及人体关节的解剖图片,对人体骨关节内容的呈现更为丰富、直观、真实和清晰。本书的"骨"与《汉英人体骨骼肌解剖图谱》的"肉"相互补充,彼此呼应,更加丰富了人体解剖的展示内容,以期给学科提供一些有用的专业知识和图片资料。

　　感谢南方医科大学基础医学院解剖学教研室贺善礼老师带领解剖学习小组,为本书提供了精美的实物解剖图片。感谢无声大体老师们的奉献与教诲,向大体老师们表达我们深深的敬意!

　　本书力求语言文字简练,图片精美,从方便学习和实用的角度对人体关节的基本解剖学内容予以详细介绍。但由于水平有限,书中难免存在一些不足之处,敬请读者给予批评指正。

南方医科大学中医药学院中医骨伤科教研室
南方医科大学附属第三医院中医骨伤科研究所
岐黄学者　李义凯

目　录

第一章　关节总论

骨与骨之间借纤维结缔组织、软骨或骨组织相连结。这些骨与骨之间的连结称为骨连结，又称关节。

关节的分类方法有多种，解剖学常将关节分为纤维连结、软骨连结、骨性结合和滑膜关节，其中前三种又称为直接连结，滑膜关节又称为间接连结。

第一节　直接连结

一、纤维连结

两骨之间以结缔组织直接相连，称为纤维连结。可分为缝、韧带连结和嵌合。

（一）缝

两骨的边缘借少量的结缔组织相连，见于颅骨。根据骨缘的形状不同，缝可分为三种。

1. 平缝　两骨间以平直的边缘相连，如腭正中缝等。

2. 鳞缝　两骨边缘锐薄，互相重叠呈鱼鳞状，如鳞缝等。

3. 锯状缝　两骨边缘呈锯齿状，互相交错，如冠状缝和矢状缝等。

（二）韧带连结

纤维结缔组织呈索状、短板状或膜状连结两骨，根据组织成分不同，可分为两种。

1. 弹性韧带连结　两骨之间由弹力纤维相连，如黄韧带等。

2. 纤维性韧带连结　两骨之间由胶原纤维相连，如前臂骨间膜和茎突舌骨韧带等。

（三）嵌合

一骨以锐缘嵌入另一骨，连结面呈深沟状，两骨彼此呈嵌合状。

二、软骨连结

两骨之间以软骨组织相连，称为软骨连结。按照间质中的纤维成分，软骨可分为三种。

（一）纤维软骨

纤维软骨在新鲜状态下呈不透明的乳白色。如椎间盘、耻骨联合、关节盘、关节盂等处。纤维软骨与致密结缔组织连结处，二者没有明显的分界。

（二）透明软骨

透明软骨多见于幼年期。大部分软骨连结随年龄增长发生骨化，形成骨性结合，但也有终生不变的软骨连结，如胸骨与第1肋软骨间的连结。透明软骨主要分布在各关节面、肋软骨、喉、气管环以及小支气管等处。

（三）弹性软骨

弹性软骨在新鲜状态下呈不透明的淡黄色，具有弹性。如咽鼓管、耳廓、楔状软骨、会厌软骨和小角软骨等处。

三、骨性结合

两骨之间以骨组织相连，一般由韧带连结或透明软骨结合骨化而成，如缝的骨化、骶椎骨之间的骨性结合以及髂骨、耻骨、坐骨之间在髋臼处的骨性结合等。

第二节　间 接 连 结

间接连结又称滑膜关节，常简称为关节，是骨连结的最高分化形式。滑膜与关节面之间围有腔隙，其中充有滑液，借其周围的结缔组织相连结，通常具有较大的活动性。人体大部分的骨连结属于此类型。

一、关节的结构

（一）关节的主要结构

1. 关节面　构成关节各骨的邻接面。每一关节包含两个关节面，一骨形成凸面，称关节头，另一骨形成凹面，称关节窝。关节面上覆盖一层薄而光滑的软骨。关节面的周缘，常有浅或深沟环绕，沟内附着关节囊。

2. 关节软骨　被覆在关节面上的薄层软骨，多数由透明软骨构成，少数由纤维软骨构成。其表面光滑，深部与关节面紧密相连。其厚度为 $1\sim2$ mm，在大关节中可达 $4\sim7$ mm。关节软骨富有弹性，其形状与骨关节面的形状相吻合，可减缓运动时的摩擦、冲击和振荡。

3. 关节囊　由纤维结缔组织构成的膜性囊。关节囊跨过关节附着在关节周缘，封闭关节腔。可分为内、外两层。

（1）纤维膜：关节囊外层，厚而坚韧，由致密的结缔组织构成，富含血管和神经。其浅层纤维多呈纵向排列，深层纤维多呈环形排列。其厚薄程度与关节的功能相关。

（2）滑膜：关节囊内层，薄而柔润，由疏松结缔组织构成，衬贴于纤维膜的内面、关节内韧带及肌腱的表面，其周缘附着于关节软骨的边缘。其表面有时形成较多小突起，称为滑膜绒毛，常见于关节囊附着处周边。

4. 关节腔　关节面与滑膜所围成的潜在的腔隙。腔内含少量透明黏液，称为滑液，有滑润及营养关节软骨的作用。关节腔内呈负压状态，能维持关节的稳固并增强关节的稳固性。

（二）关节的辅助结构

1. 滑膜襞　有些关节囊的滑膜表面积较纤维膜大，滑膜重叠卷折成皱，进入关节腔内，形成滑膜襞。含有脂肪且较厚的滑膜襞，称为滑膜脂垫。有填补关节内空隙和散播滑液的作用。

2. 滑膜囊　滑膜从关节囊纤维膜的薄缺处呈囊状膨出，填充于骨面和肌腱之间，形成滑膜囊,有减少肌肉与骨面之间摩擦的作用。

3.韧带　由致密的结缔组织构成,可分为囊内韧带、囊外韧带和囊韧带。囊内韧带、囊外韧带分别位于关节囊的内、外侧;囊韧带为关节囊纤维膜局部增厚的纤维束。有连结、稳固两骨以及限制关节运动的作用。

4.关节盘　由纤维软骨构成,其中部较薄,周缘略厚,常呈圆盘状。有些关节盘的外侧缘肥厚,内侧缘锐薄,呈半月形,称为半月板。关节盘位于两骨的关节面之间,周缘附着于关节囊,将关节腔分成上、下部,使单关节变成双关节,可增加关节的运动范围。关节盘还能缓冲关节的振荡,并调整关节面,使关节面之间更为适应。

5.关节唇　附着于关节窝周缘的纤维软骨环,其底部较宽厚,游离缘较锐薄,朝向关节腔。关节唇可加深关节窝,增大关节面,使关节更加稳固。

二、关节的分类

按不同的分类标准,关节可分为不同的类型。

(1)根据构成关节的骨的数量,其可分为单关节和复关节。

①单关节:由一个关节头和一个关节窝两块骨构成,如肩关节、指骨间关节等。

②复关节:同在一个关节囊内,由三块及以上的骨构成,如肘关节、桡腕关节等。

(2)根据运动轴的数目,其可分为单轴关节、双轴关节和多轴关节。

①单轴关节:仅一个运动轴,关节只能朝一个方向运动,如指骨间关节等。

②双轴关节:有两个相互垂直的运动轴,关节可朝两个方向运动,如桡腕关节等。

③多轴关节:有三个相互垂直的运动轴,关节可朝多个方向运动,如肩关节等。

(3)根据关节的运动方式,其可分为单动关节和联合关节。

①单动关节:单个关节独立进行运动,如肩关节和膝关节等。

②联合关节:两个或两个以上的关节可同时进行运动,如颞下颌关节和桡尺近、远侧关节等。

(4)根据关节面的形状,其可分为以下7种。

①球窝关节:关节头较大,呈球状,而关节窝较浅,包绕关节头的面积不到1/3。若关节窝包绕关节头的面积超过1/2,则称为杵臼关节。球窝关节属多轴关节,可作屈伸、外展、内收、旋内、旋外和环转运动,如肩关节等。

②椭圆关节:关节头呈椭圆形凸面,关节窝呈椭圆形凹面。可作屈伸、内收、外展和环转运动,如桡腕关节和寰枕关节等。

③鞍状关节:两骨的关节面均呈鞍状,彼此形成十字形相交接,互为关节头和关节窝。有冠状轴和矢状轴两条运动轴,如拇指腕掌关节。

④屈戌关节:又称滑车关节,关节头呈滑车状,关节窝为横沟状。通常在横贯关节头中心的冠状轴上作屈伸运动,如指骨间关节等。

⑤蜗状关节:屈戌关节的变形,关节面偏斜,其运动轴与骨的长轴不成直角,如肘关节。

⑥车轴关节:关节头呈圆柱状,关节窝呈凹面状,关节面常由骨和韧带连成环,位于骨的侧方。可沿垂直轴作旋转运动,如桡尺近、远侧关节。

⑦平面关节:两骨的关节面大小一致,光滑平坦,可作轻微的回旋和滑动,如腕骨间关节和跗跖关节等。

三、关节的运动

关节的运动形式基本上是沿着三个相互垂直的轴所作的运动。

（1）滑动：一骨的关节面在另一骨的关节面上滑动。如跗跖关节、腕骨间关节等。

（2）屈伸：通常指关节沿冠状轴进行的运动，当两骨之间的夹角变小，即两骨相互接近时，称为屈；反之，称为伸。但是，第 1 指骨间关节的屈伸运动，其运动轴呈矢状位。

（3）收展：关节沿矢状轴进行的运动，运动骨向正中矢状面靠拢，称为内收；反之，则称为外展。

（4）旋转：关节沿垂直轴或自身的纵轴进行旋转，前者如寰枢关节，后者如肩关节。也可沿与骨不相平行的纵轴进行旋转，如前臂旋前与旋后时，桡骨围绕尺骨的运动。

（5）环转：运动骨的上端于原位转动，下端则作圆周运动，是屈、展、伸、收依次结合的连续动作。凡具有冠状轴与矢状轴的关节，均可作环转运动，如肩关节及髋关节等。

四、关节的动脉、神经和淋巴管

（一）关节的动脉

关节的血供主要来自关节周围的动脉分支。关节的动脉很丰富且彼此吻合，形成动脉网。动脉网发出分支，分布到关节囊的纤维膜与滑膜的内面，并与周围的骨膜动脉相吻合。一般滑膜的动脉比纤维膜的更丰富，特别是疏松结缔组织，因其有较多的滑膜，可形成相互重叠的动脉网。滑膜皱襞的动脉一般从其基底部伸入，而后反复发出分支形成树枝状动脉丛，分布到整个皱襞。较粗大的绒毛有中央小动脉，而较细小者常常无动脉。关节盘的动脉通常分布在其周缘。韧带的动脉比较丰富。关节软骨则几乎没有动脉。

（二）关节的神经

支配关节的神经主要来自运动该关节肌肉的神经分支，分布各有差异。其中关节囊的纤维膜、运动范围较广或承重较大的关节及其韧带等处的神经分布较为丰富。关节软骨则无神经分布。

（三）关节的淋巴管

关节囊的纤维膜和滑膜，借助小淋巴管相互吻合，形成淋巴管网，与附近骨膜的淋巴管也有吻合。关节囊的淋巴液，通过淋巴输出管，回流到关节深部的淋巴结。关节软骨则无淋巴管。

（李义凯　廖立青　杨晗　陈美雄）

第二章 躯干骨的连结

躯干骨的 24 块椎骨、1 块骶骨和 1 块尾骨借骨连结形成脊柱,构成人体的中轴,上承颅,下连下肢带骨,参与胸腔、腹腔和盆腔的构成,也是一些骨骼肌的附着部,有保护脊髓及其神经根、支持体重、传递重力等作用。

12 块胸椎、12 对肋、1 块胸骨通过骨连结形成胸廓,并连结上肢带骨。

第一节　脊　　柱

一、脊柱连结

(一)椎骨间连结

各椎骨间借连结组织相连,分为椎体间连结与椎弓间连结。

1.椎体间连结　椎体间借椎间盘和前、后纵韧带相连。

(1)椎间盘:由纤维软骨构成,位于相邻椎体之间(第 1、2 颈椎除外),附着于椎体终板和椎体的环形隆起。椎间盘由两个部分构成,中央稍后部为白色柔软而有弹性的胶样物质,称为髓核;周围部由多层同心圆状排列的纤维软骨环构成,坚韧而富有弹性,紧密连结两个相邻的椎体,有保护髓核并限制其向周围膨出的作用。成人有 23 个椎间盘,且厚薄不一,胸部椎间盘较薄,颈部椎间盘较厚,腰部椎间盘最厚。椎间盘起着弹性垫的作用,可缓和外力对脊柱的震动,也可增加脊柱的运动幅度。

椎间盘的血管,在幼年时更为丰富,一些血管可分布到深层,随着年龄的增长,深层的血管逐渐变少,13 岁后则已无血管穿入深层。

椎间盘的神经,一般仅分布于纤维软骨环的浅层,而纤维软骨环的深层和髓核则无神经分布。

(2)前纵韧带:椎体前面延伸的一束宽而坚韧的纤维束,上至枕骨大孔前缘,向下经寰椎前结节及各椎体的前面,止于第 1 或第 2 骶椎椎体,是人体中最长的韧带。该韧带在颈腰部较宽而略薄,在胸部较窄而略厚。前纵韧带由三层并列的纵行纤维构成,紧密连接椎间盘及椎体上、下缘,与椎体前部连接较松,有防止脊柱过度后伸和椎间盘向前脱出的作用。

(3)后纵韧带:椎管内椎体后面窄而坚韧的纤维束,起自枢椎,向上方移行于覆膜,向下沿各椎体的后面至骶管,止于骶骨。该韧带在颈椎、上部胸椎和椎间盘处较宽,在下部胸椎、腰椎椎体处则较窄。后纵韧带分为浅、深两层,与相连椎体的上、下缘紧密相连,与椎体后面的连结较松,其间有椎体的静脉通过,有防止脊柱过度前屈的作用。

2. 椎弓间连结 包括关节突间的滑膜连结,椎弓板、棘突、横突间的韧带连结。

(1)关节突关节:由相邻椎骨的上、下关节突的关节面构成。关节囊附着于关节软骨的周缘,颈部的关节囊较松弛,胸部的较紧张,腰部的较厚。此关节为平面关节,只能作轻微的滑动。

(2)黄韧带:又称椎弓间韧带,位于椎管内,连结相邻的两椎弓板,呈膜状,由黄色的弹性纤维构成。上至上位椎弓板下缘的前面,向下止于下位椎弓板。韧带的前面凹陷,正中部有一裂隙,为静脉所穿通。颈部的黄韧带较薄而宽,胸部的较窄而略厚,腰部的最厚。有限制脊柱过度前屈、维持身体直立姿势的作用。

(3)横突间韧带:位于相邻椎骨横突间的纤维索,部分与横突间肌相混合。颈部的横突间韧带常缺如,胸部的常呈细索状,腰部的呈膜状,发育较好。

(4)棘间韧带:连结相邻两个棘突间的薄层纤维,附着于棘突根部至其尖部,呈矢状位,向前与黄韧带、向后与棘上韧带相移行。颈部的棘间韧带发育不佳,胸部的窄而较长,腰部的宽而厚,呈四方形。

(5)棘上韧带:连结于胸椎、腰椎、骶椎各棘突之间细长而坚韧的纵行韧带,起自第7颈椎棘突,向上移行于项韧带,其两侧与背部的腱膜相延续,前方与棘间韧带愈合,向下沿各棘突尖部下行,止于骶中嵴。该韧带在胸部较细呈索状,在腰部宽而肥厚。有限制脊柱前屈的作用。

(6)项韧带:常被认为是棘上韧带和颈椎棘间韧带的延续,为三角形的弹力纤维膜。其底部向上,附着于枕外隆凸及枕外嵴,尖部向下达第7颈椎棘突并续于棘上韧带,是颈部肌肉附着的双层致密弹性纤维隔,其后缘游离而肥厚,为斜方肌的附着部。有维持身体直立姿势的作用。

(二)寰椎与枕骨和枢椎的连结

1. 寰枕关节 由两侧枕髁与寰椎侧块的上关节凹构成的联合关节。起自枕髁周围,止于寰椎上关节凹边缘。关节囊后、外侧肥厚,内侧很薄,有时缺如。

(1)相关韧带:

①寰枕前膜:前纵韧带的最上部分,较宽阔,连结枕骨大孔前缘与寰椎前弓上缘,多与关节囊相愈合。

②寰枕后膜:连结枕骨大孔后缘与寰椎后弓上缘,较窄薄,前与硬脊膜相邻,后接头后小直肌,两侧与关节囊相愈合,与寰椎后弓的椎动脉沟之间围成一管,有椎动脉和枕下神经通过。

③寰枕外侧韧带:连结于寰椎横突的上面与枕骨的颈静脉突之间,有加强关节囊外侧壁的作用。

(2)关节的运动:寰枕关节为双轴椭圆关节,沿冠状轴可使头部作俯仰运动,前俯运动受关节囊后部和覆膜的限制,后仰运动受寰枕前膜和寰枕外侧韧带的限制;沿矢状轴可作侧屈运动,受到翼状韧带和关节囊外侧壁的限制。

(3)寰枕关节的动脉:主要来自椎动脉和脑膜后动脉的分支。

(4)寰枕关节的神经:主要为枕下神经的分支。

2. 寰枢关节 包括左、右寰枢外侧关节,寰齿前、后关节。

(1)寰枢外侧关节:由寰椎侧块的下关节面与枢椎的上关节面共同构成。其关节囊薄而松弛,后、内侧部因有韧带加强而较厚。

(2)寰齿前关节:由齿突的前关节面与寰椎的齿突关节面共同构成。其关节囊薄而松弛。

(3)寰齿后关节:由齿突的后关节面与寰椎横韧带构成。齿突后关节面可呈横椭圆形、圆形或沟状。其关节囊薄而松弛,关节腔常与寰枕关节相通。

(4)寰枢关节的韧带:

①寰枢前膜:长而坚韧,位于两侧的寰枢关节之间,起自寰椎前弓前下缘,止于枢椎椎体前。膜中部有前纵韧带相移行而较厚。

②寰枢后膜:薄而宽阔,位于寰椎后弓的下缘与枢椎椎弓上缘之间。中部较厚,两侧有第2颈神经穿过。

③寰椎横韧带:连结于寰椎两侧块之间。寰椎横韧带的中部向上分出一束纤维附着于枕骨大孔前缘,向下分出一束纤维至枢椎椎体,这两束与寰椎横韧带共同形成十字韧带。

(5)连结枢椎与枕骨之间的韧带:

①覆膜:位于椎管内,宽而强韧,自枕骨斜坡沿齿突下降,于枢椎椎体的后面移行为后纵韧带。外侧与寰枢外侧关节的关节囊相愈合,前面连结寰椎十字韧带。

②翼状韧带:呈圆索状且强韧,左、右各一条,位于寰椎横韧带的上方。起自齿突尖的两侧,各自斜向外上方,止于枕骨髁内侧面的粗糙部。分别与寰齿前、后关节囊及寰枕关节囊相愈合。可限制头部过度前俯和旋转运动。

③齿突尖韧带:呈索状,较细小,位于两侧翼状韧带上缘之间,连结齿突尖与枕骨大孔前缘,分别与寰枕前膜和寰椎十字韧带相愈合。头部后仰时紧张,前俯时松弛。

(6)寰枢关节的运动:寰枢关节沿齿突垂直轴运动,可使头连同寰椎进行旋转运动。此外,寰椎与枢椎之间,还可出现轻微的向前后方和侧方的运动。

(7)动脉供应:主要来自椎动脉的分支。

(8)神经支配:主要来自第1、2颈神经发出的神经祥的分支。

(三)腰骶连结

腰骶连结为第5腰椎与骶骨之间的连结,其椎间盘很厚。其黄韧带发育良好,两侧有髂腰韧带,而后纵韧带薄弱,且无横突间韧带。

(四)骶尾关节

骶尾关节为第5骶椎椎体与第1尾椎椎体之间的连结,椎间盘较软呈卵圆形,前后较厚,两侧较薄,中央部常有一小腔。周围有5条韧带。

1.骶尾前韧带 位于骶骨和尾骨前面,是前纵韧带延续的部分,终止于骶、尾骨的前面。

2.骶尾后深韧带 位于骶骨和尾骨后面,为后纵韧带延续的部分,在第1尾椎下缘与终丝和骶尾后浅韧带愈合。

3.骶尾后浅韧带 棘上韧带延续的部分,自骶管裂孔边缘沿尾骨后面下降,经过骶管裂孔上方,几乎完全封闭该孔。

4.骶尾外侧韧带 骶骨外侧缘下端与第1尾椎横突之间的连结。上方与骶结节韧带愈合,与骶骨外侧缘围成一孔,有第5骶神经的前支通过。

5.尾侧韧带 连结尾骨尖与皮肤。

(五)尾椎间连结

幼年时期,尾椎间主要借骶尾前韧带和骶尾后深韧带相连,第1、2尾椎间可见明显的椎间盘。随着年龄增长,尾椎间逐渐骨化形成骨性结合。

二、脊柱的整体观及其生长

脊柱位于躯干背侧部正中,男性长约 70 cm,女性长约 60 cm,老年人脊柱略缩短,其长度可因姿势不同而略显差异。

(一)脊柱侧面观

脊柱呈 "S" 形弯曲,有颈曲、胸曲、腰曲和骶曲 4 个生理弯曲。其中颈曲、腰曲凸向前,胸曲、骶曲凸向后。这些弯曲增大了脊柱的弹性,对维持人体的重心稳定和减轻运动震荡有重要意义。脊柱侧面有 24 对椎间孔,呈卵圆形,颈部最小,腰部最大,其内有脊神经通过。

(二)脊柱前面观

各部椎体宽窄高低不同。$C_2 \sim T_1$ 椎体逐渐增宽;$T_2 \sim T_4$ 椎体轻度变窄;而 T_5 椎体至骶岬附近又变宽,由此向下至尾骨尖,又逐渐变窄。$C_3 \sim L_5$ 椎体高度逐渐增高。

(三)脊柱后面观

在背部正中线上,可见由棘突形成的纵嵴。颈椎棘突短而分叉,近水平位;胸椎棘突细长呈叠瓦状,斜向后下方;腰椎棘突呈板状,水平伸向后方。

棘突纵嵴的两侧,各有一浅纵沟,称为脊柱沟,此沟在颈部及腰部较浅,沟底由椎弓板及关节突构成;在胸部较宽而深,由椎弓板及横突构成。沟内有背部深层的肌肉。

各部椎骨的横突特点:颈椎横突位于关节突前侧及椎弓根外侧;胸椎横突位于椎间孔及关节突后侧;腰椎横突位于关节突前侧及椎间孔后侧。$C_2 \sim C_6$ 横突的长度相似,而 C_7 横突很长;T_1 横突最长,向下逐渐变短,其中 T_{12} 横突最短,$L_1 \sim L_3$ 横突又逐渐增长,其中以 L_3 横突最长,而 $L_4 \sim L_5$ 横突又稍微变短。

(四)椎管

椎管由各个椎孔相连而成,上至枕骨大孔,下至骶管裂孔,与脊柱的弯曲一致。管内有脊髓、脊神经根、脊髓被膜及血管。椎管在颈部和腰部较宽且呈三角形,胸部椎管较狭窄且呈圆形,第 7 颈椎及第 5 腰椎处椎管较宽。

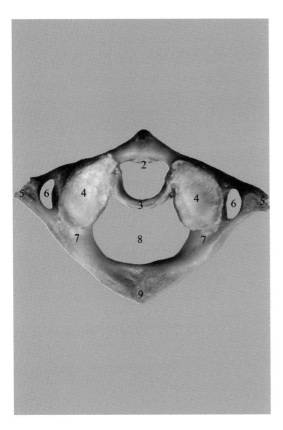

1. 前结节（anterior tubercle）；
2. 齿突凹（dental fovea）；
3. 寰椎横韧带（transverse ligament of atlas）；
4. 下关节面（inferior articular surface）；
5. 横突（transverse process）；
6. 横突孔（transverse foramen）；
7. 椎弓根（vertebral pedicle）；
8. 椎孔（vertebral foramen）；
9. 后结节（posterior tubercle）

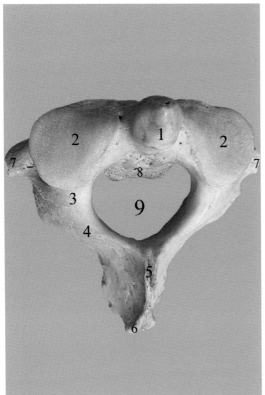

1. 齿突（odontoid process）；
2. 上关节面（superior articular surface）；
3. 椎弓根（vertebral pedicle）；
4. 椎板（vertebral plate）；
5. 棘突（spinous process）；
6. 棘突分叉（bifurcation of the spinous process）；
7. 横突（transverse process）；
8. 椎体（vertebral body）；
9. 椎孔（vertebral foramen）

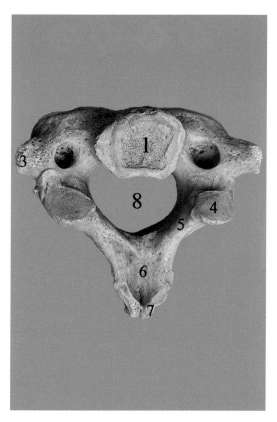

1. 枢椎椎体(axis vertebral body);
2. 横突孔(transverse foramen);
3. 横突(transverse process);
4. 下关节面(inferior articular surface);
5. 椎板(vertebral plate);
6. 棘突(spinous process);
7. 棘突分叉(bifurcation of the spinous process);
8. 椎孔(vertebral foramen)

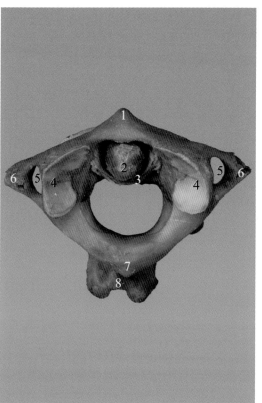

1. 前结节(anterior tubercle);
2. 齿突尖(apex of odontoid process);
3. 寰椎横韧带(transverse ligament of atlas);
4. 上关节凹(superior articular fovea);
5. 横突孔(transverse foramen);
6. 横突(transverse process);
7. 后结节(posterior tubercle);
8. 枢椎棘突(spinous process of axis)

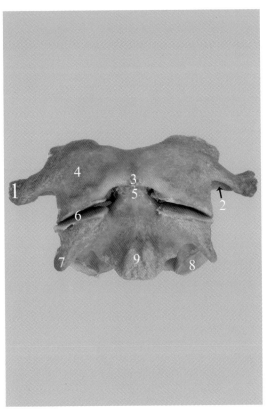

1. 寰椎横突（transverse process of atlas）；
2. 横突孔（transverse foramen）；
3. 前结节（anterior tubercle）；
4. 寰椎（atlas）；
5. 齿突（odontoid process）；
6. 寰枢外侧关节（lateral atlantoaxial joint）；
7. 枢椎横突（transverse process of axis）；
8. 下关节面（inferior articular surface）；
9. 枢椎椎体（axis vertebral body）

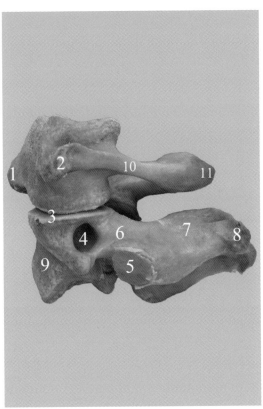

1. 前结节（anterior tubercle）；
2. 寰椎横突（transverse process of atlas）；
3. 寰枢外侧关节（lateral atlantoaxial joint）；
4. 横突孔（transverse foramen）；
5. 下关节面（inferior articular surface）；
6. 枢椎椎弓根（vertebral pedicle of axis）；
7. 枢椎棘突（spinous process of axis）；
8. 棘突分叉（bifurcation of the spinous process）；
9. 枢椎椎体（axis vertebral body）；
10. 寰椎椎弓根（vertebral pedicle of atlas）；
11. 后结节（posterior tubercle）

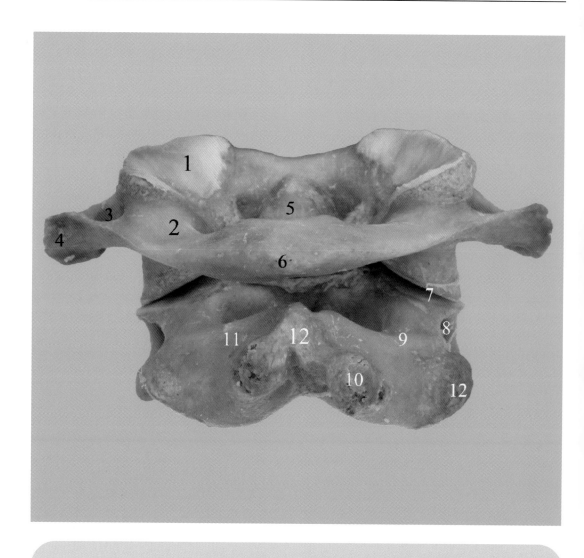

1. 上关节面（superior articular surface）；2. 椎动脉沟（groove for vertebral artery）；3. 寰椎横突孔（transverse foramen of atlas）；4. 寰椎横突（transverse process of atlas）；5. 齿突（odontoid process）；6. 后结节（posterior tubercle）；7. 寰椎外侧关节（lateral joint of atlas）；8. 枢椎横突孔（transverse foramen of axis）；9. 枢椎椎弓根（vertebral pedicle of axis）；10. 棘突分叉（bifurcation of the spinous process）；11. 椎板（vertebral plate）；12. 棘突（spinous process）

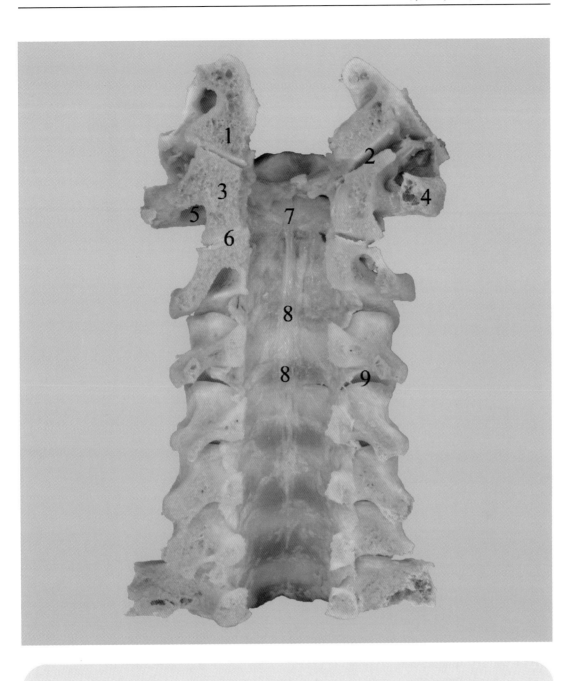

1.枕髁（occipital condyle）；2.寰枕关节（atlanto-occipital joint）；
3.寰椎侧块（massa lateralis atlantis）；4.横突（transverse process）；
5.横突孔（transverse foramen）；6.寰枢外侧关节（lateral atlanto-axial joint）；7.后弓（posterior arch）；8.黄韧带（ligamentum flavum）；9.关节突关节（zygapophysial joint）

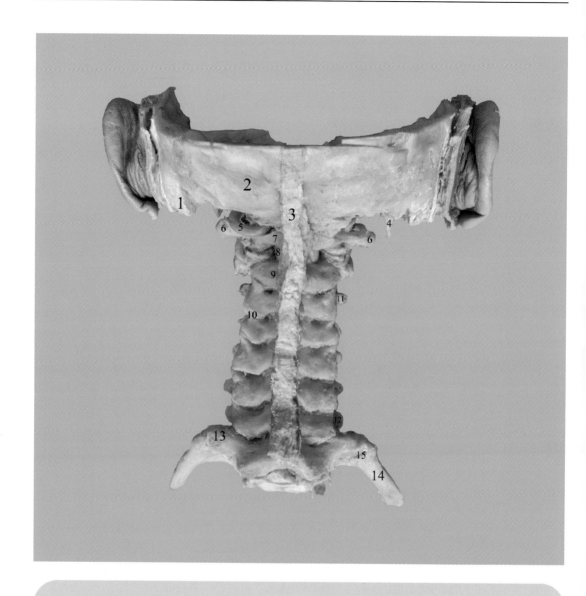

1.乳突（mastoid）；2.枕骨（occipital bone）；3.项韧带（ligamentum nuchae）；4.茎突（styloid process）；5.椎动脉（vertebral artery）；6.寰椎横突（transverse process of atlas）；7.后弓（posterior arch）；8.脊髓（spinal cord）；9.枢椎椎板（vertebral plate of axis）；10.关节突关节（zygapophysial joint）；11.第 3 颈椎横突（transverse process of the third cervical vertebra）；12.第 7 颈椎横突（transverse process of the seventh cervical vertebra）；13.第 1 胸椎横突（transverse process of the first thoracic vertebra）；14.第 1 肋骨（the first rib）；15.肋横突关节（costotransverse joint）

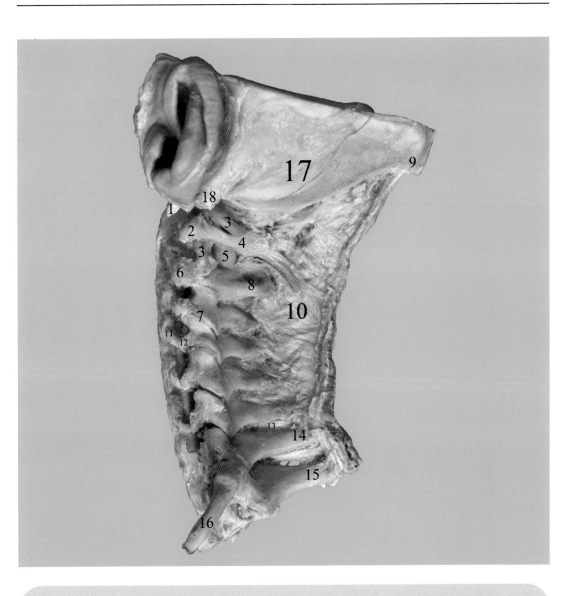

1.茎突（styloid process）；2.寰椎横突（transverse process of atlas）；3.椎动脉（vertebral artery）；4.后弓（posterior arch）；5.脊髓（spinal cord）；6.枢椎横突（transverse process of axis）；7.关节突关节（zygapophysial joint）；8.枢椎棘突（spinous process of axis）；9.枕外隆凸（external occipital protuberance）；10.项韧带（ligamentum nuchae）；11.前结节（anterior tubercle）；12.后结节（posterior tubercle）；13.棘间韧带（interspinous ligament）；14.第7颈椎棘突（spinous process of the seventh cervical vertebra）；15.第1胸椎棘突（spinous process of the first thoracic vertebra）；16.第1肋骨（the first rib）；17.枕骨（occipital bone）；18.乳突（mastoid）

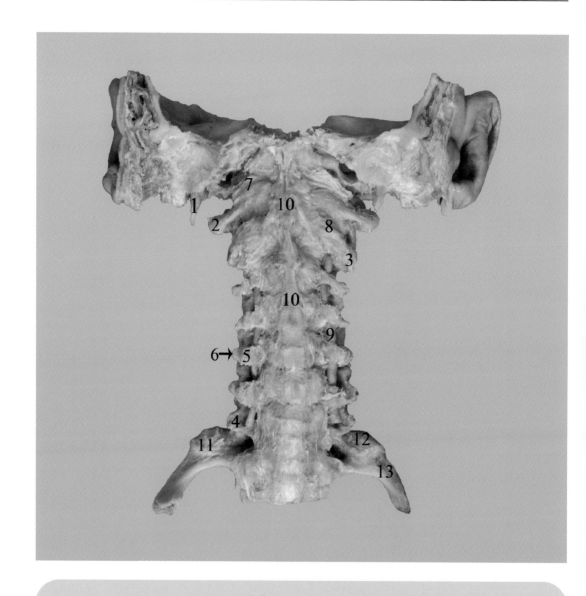

1.茎突(styloid process);2.寰椎横突(transverse process of atlas);3.枢椎横突(transverse process of axis);4.隆椎(第7颈椎)横突(transverse process of vertebra prominens (the seventh cervical vertebra));5.前结节(anterior tubercle);6.后结节(posterior tubercle);7.寰枕关节(atlanto-occipital joint);8.寰枢外侧关节(lateral atlantoaxial joint);9.椎动脉(vertebral artery);10.前纵韧带(anterior longitudinal ligament);11.肋横突关节(costotransverse joint);12.第1胸椎横突(transverse process of the first thoracic vertebra);13.第1肋骨(the first rib)

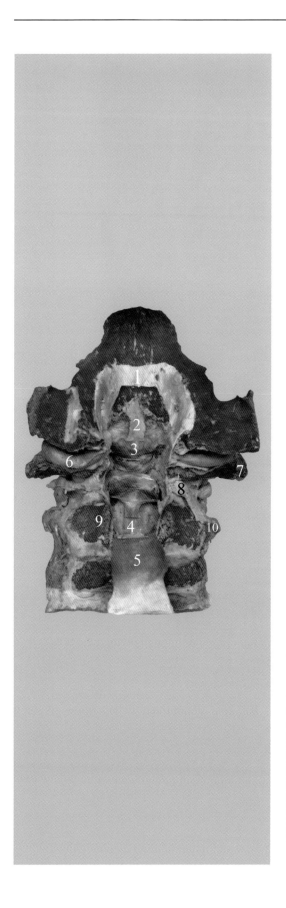

1. 覆膜（tectorial membrane）；
2. 上纵束（superior longitudinal fasciculus）；
3. 寰椎横韧带（transverse ligament of atlas）；
4. 后纵韧带（posterior longitudinal ligament）；
5. 硬脊膜（spinal dura mater）；
6. 椎动脉（vertebral artery）；
7. 寰椎横突（transverse process of atlas）；
8. 枕大神经（greater occipital nerve）；
9. 枢椎（axis）；
10. 枢椎横突（transverse process of axis）

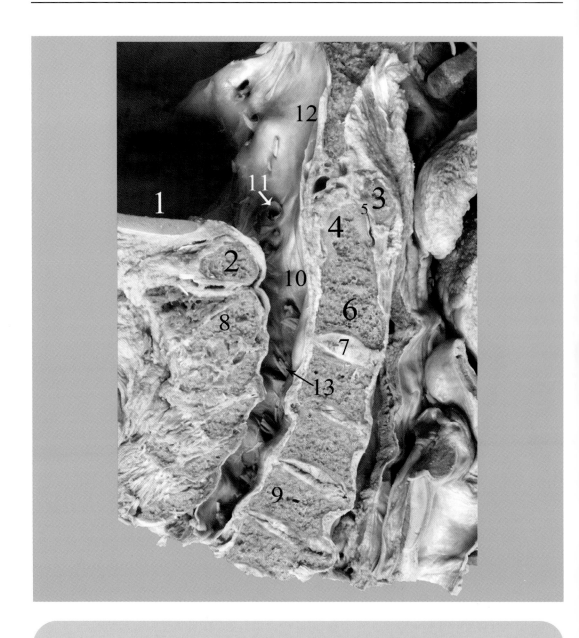

1.枕骨(occipital bone);2.后弓(posterior arch);3.前弓(anterior arch);4.齿突(odontoid process);5.寰齿前关节(anterior atlanto-dentale joint);6.枢椎椎体(axis vertebral body);7.颈椎间盘(cervical intervertebral disc);8.枢椎棘突(spinous process of axis);9.第5颈椎椎体(the vertebral body of the fifth cervical vertebra);10.硬脊膜(spinal dura mater);11.椎动脉(vertebral artery);12.覆膜(tectorial membrane);13.根丝(root filaments)

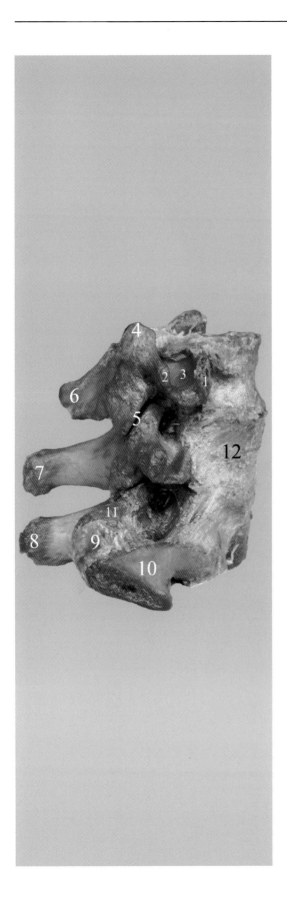

1. 前结节 (anterior tubercle);
2. 后结节 (posterior tubercle);
3. 横突孔 (transverse foramen);
4. 上关节突 (superior articular process);
5. 关节突关节 (zygapophysial joint);
6. 第 6 颈椎棘突 (spinous process of the sixth cervical vertebra);
7. 隆椎棘突 (spinous process of vertebra prominens);
8. 第 1 胸椎棘突 (spinous process of the first thoracic vertebra);
9. 肋横突关节 (costotransverse joint);
10. 第 1 肋 (the first rib);
11. 隆椎横突 (transverse process of vertebra prominens);
12. 第 6 颈椎椎体 (the vertebral body of the sixth cervical vertebra)

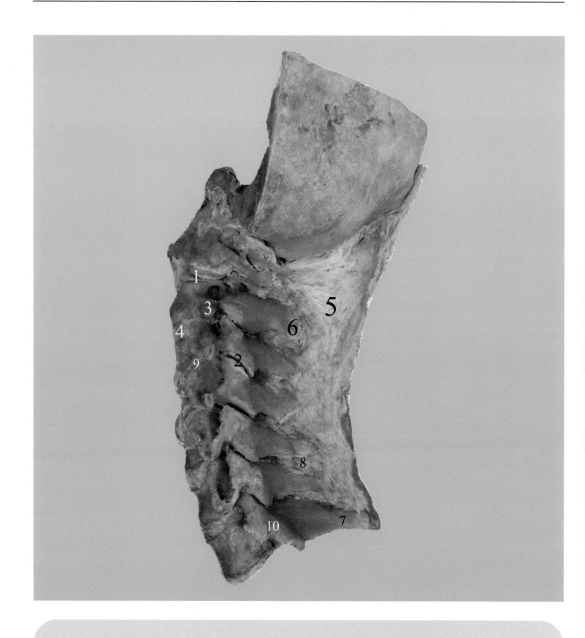

1.寰枢外侧关节(lateral atlantoaxial joint);2.关节突关节(zyg-apophysial joint);3.枢椎横突(transverse process of axis);4.颈椎间盘(cervical intervertebral disc);5.项韧带(ligamentum nu-chae);6.枢椎棘突(spinous process of axis);7.隆椎棘突(spinous process of vertebra prominens);8.棘间韧带(interspinous liga-ment);9.钩椎关节(uncovertebral joint);10.隆椎横突(transverse process of vertebra prominens)

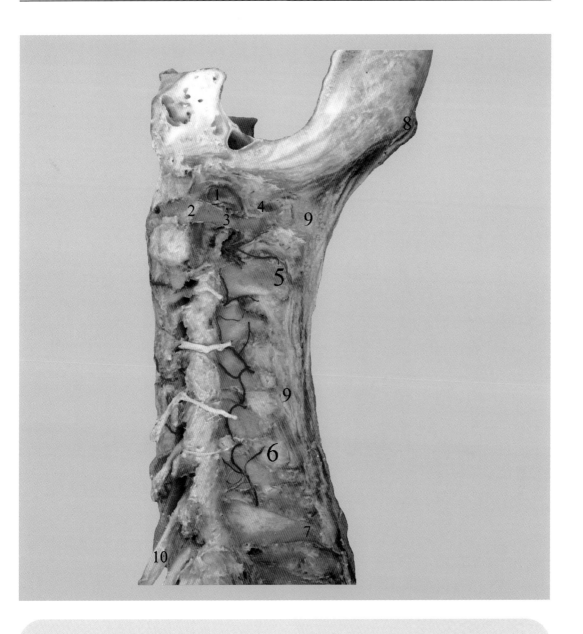

1. 椎动脉(vertebral artery);2. 寰椎横突(transverse process of atlas);3. 寰椎椎弓根(vertebral pedicle of atlas);4. 寰枕后膜(posterior atlantooccipital membrane);5. 枢椎棘突(spinous process of axis);6. 棘间韧带(interspinous ligament);7. 隆椎棘突(spinous process of vertebra prominens);8. 枕外隆凸(external occipital protuberance);9. 项韧带(ligamentum nuchae);10. 臂丛神经根 (nerval root of brachial plexus)

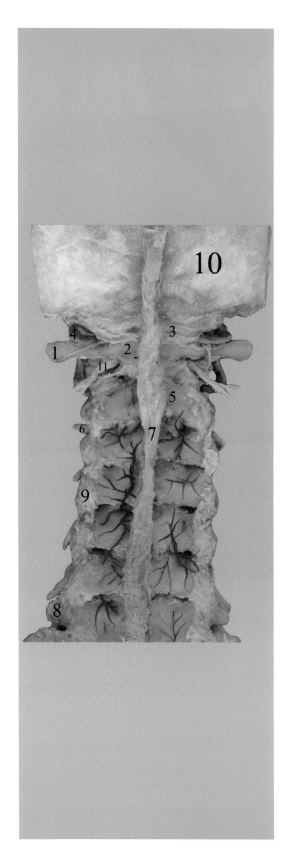

1. 寰椎横突（transverse process of atlas）;

2. 后弓（posterior arch）;

3. 寰枕后膜（posterior atlantooccipital membrane）;

4. 椎动脉（vertebral artery）;

5. 枢椎椎板（vertebral plate of axis）;

6. 第3颈神经根（the third cervical nerve root）;

7. 项韧带（ligamentum nuchae）;

8. 隆椎横突（transverse process of vertebra prominens）;

9. 关节突关节（zygapophysial joint）;

10. 枕骨（occipital bone）;

11. 枕大神经（greater occipital nerve）

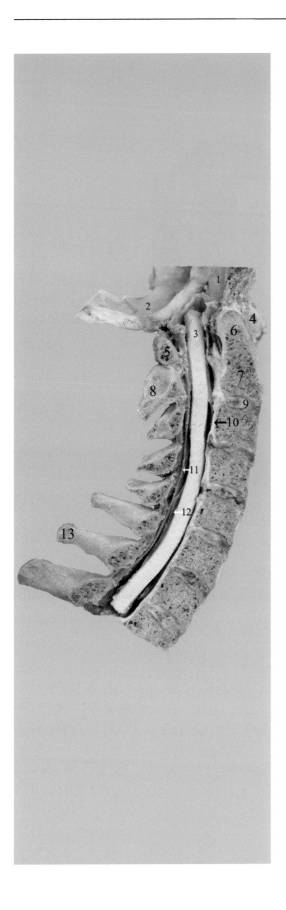

1. 枕骨基底部斜坡（the slope at the base of the occipital bone）；
2. 枕骨（occipital bone）；
3. 脊髓（spinal cord）；
4. 前弓（anterior arch）；
5. 后弓（posterior arch）；
6. 齿突（odontoid process）；
7. 枢椎椎体（axis vertebral body）；
8. 枢椎棘突（spinous process of axis）；
9. 颈椎间盘（cervical intervertebral disc）；
10. 后纵韧带（posterior longitudinal ligament）；
11. 硬脊膜（spinal dura mater）；
12. 蛛网膜（arachnoid）；
13. 隆椎棘突（spinous process of vertebra prominens）

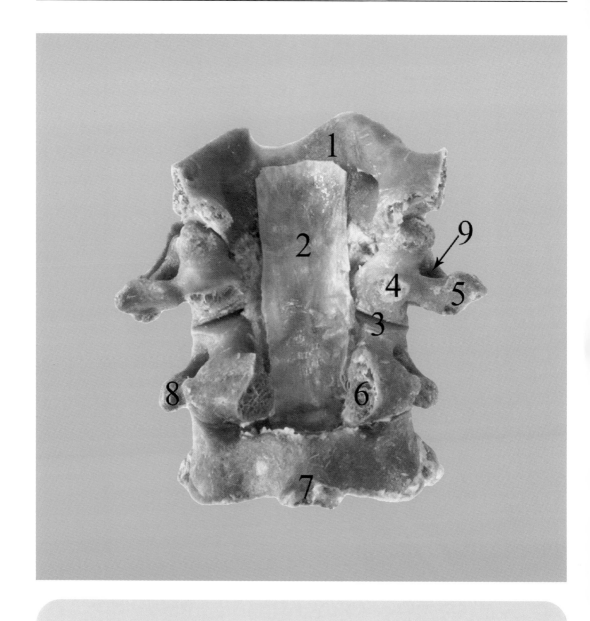

1.枕骨基底部斜坡(the slope at the base of the occipital bone)；
2.覆膜(tectorial membrane)；3.寰枢外侧关节(lateral atlantoaxial joint)；4.寰椎椎弓根(vertebral pedicle of atlas)；5.寰椎横突(transverse process of atlas)；6.枢椎椎板(vertebral plate of axis)；7.第3颈椎棘突(spinous process of the third cervical vertebra)；8.枢椎横突(transverse process of axis)；9.横突孔(transverse foramen)

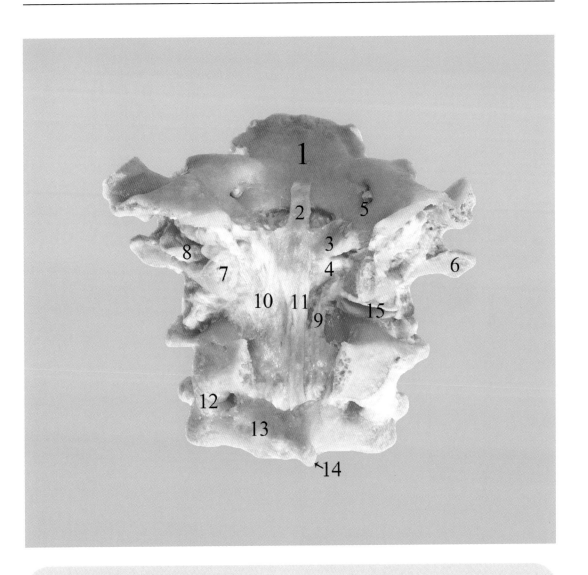

1.枕骨基底部斜坡(the slope at the base of the occipital bone);
2.上纵束(superior longitudinal fasciculus);3.翼状韧带(check ligament);4.寰椎横韧带(transverse ligament of atlas);5.舌下神经(hypoglossal nerve);6.寰椎横突(transverse process of atlas);7.后弓(posterior arch);8.椎动脉(vertebral artery);9.覆膜深部(deep tectorial membrane);10.覆膜(tectorial membrane);11.下纵束(inferior longitudinal fasciculus);12.关节突关节(zygapophysial joint);13.椎板(vertebral plate);14.第3颈椎棘突(spinous process of the third cervical vertebra);15.寰枢外侧关节(lateral atlantoaxial joint)

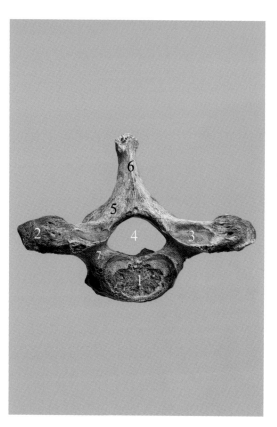

1. 第 1 胸椎椎体(the first thoracic vertebral body);
2. 横突(transverse process);
3. 上关节面(superior articular surface);
4. 椎管(spinal canal);
5. 椎板(vertebral plate);
6. 棘突(spinous process);
7. 椎弓根(vertebral pedicle)

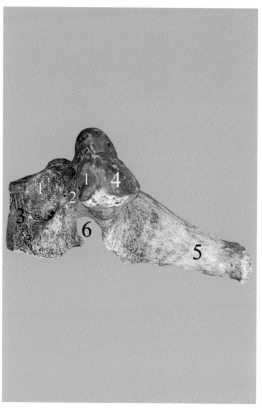

1. 肋凹(costal fovea);
2. 椎弓根(vertebral pedicle);
3. 第 1 胸椎椎体(the first thoracic vertebral body);
4. 横突(transverse process);
5. 棘突(spinous process);
6. 椎下切迹(inferior vertebral notch)

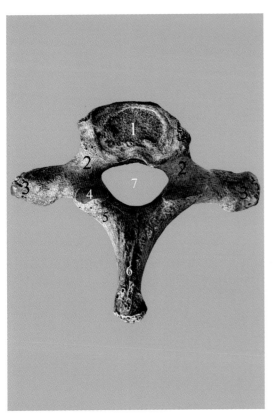

1. 第 1 胸椎椎体（the first thoracic vertebral body）；
2. 椎弓根（vertebral pedicle）；
3. 横突（transverse process）；
4. 下关节面（inferior articular surface）；
5. 椎板（vertebral plate）；
6. 棘突（spinous process）；
7. 椎管（spinal canal）

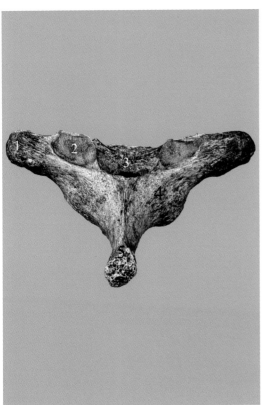

1. 横突（transverse process）；
2. 上关节面（superior articular surface）；
3. 第 1 胸椎椎体（the first thoracic vertebral body）；
4. 椎板（vertebral plate）；
5. 棘突（spinous process）

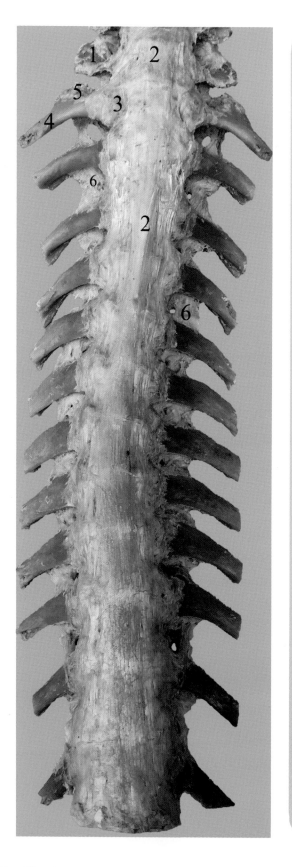

1. 第 7 颈椎横突（transverse process of the seventh cervical spine）；
2. 前纵韧带（anterior longitudinal ligament）；
3. 肋椎关节（costovertebral joint）；
4. 肋骨（costal bone）；
5. 肋横突关节（costotransverse joint）；
6. 肋横突上韧带（superior costo-transverse ligament）；
7. 第 11 肋骨（the eleventh rib）；
8. 第 12 肋骨（the twelfth rib）

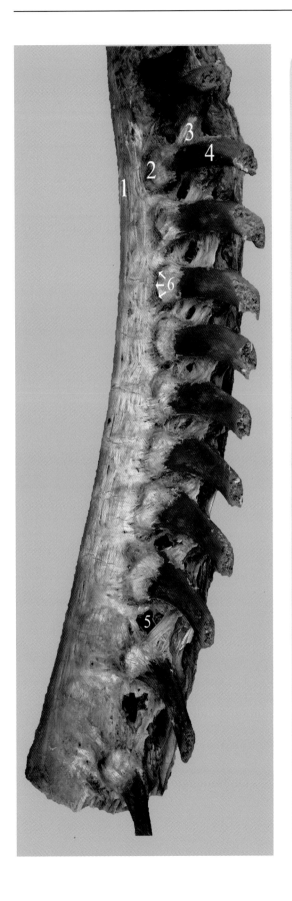

1. 前纵韧带（anterior longitudinal ligament）；
2. 肋椎关节（costovertebral joint）；
3. 肋横突上韧带（superior costo-transverse ligament）；
4. 肋骨（costal bone）；
5. 椎间孔（intervertebral foramen）；
6. 肋头辐状韧带（radiate ligament of costal head）

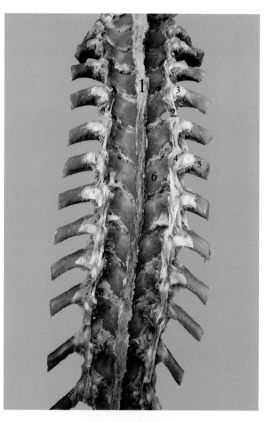

1. 棘上韧带（supraspinous liga-
   ment）；
2. 横突间韧带（intertransverse lig-
   ament）；
3. 肋横突外侧韧带（lateral costo-
   transverse ligament）；
4. 横突（transverse process）；
5. 肋骨（costal bone）；
6. 椎板（vertebral plate）

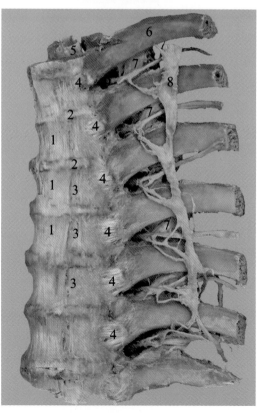

1. 前纵韧带（anterior longitudinal
   ligament）；
2. 胸椎椎间盘（intervertebral disc
   of thoracic vertebra）；
3. 椎体（centrum）；
4. 肋头辐状韧带（radiate ligament
   of costal head）；
5. 硬脊膜（spinal dura mater）；
6. 肋骨（costal bone）；
7. 肋横突上韧带（superior costo-
   transverse ligament）；
8. 交感干（sympathetic trunk）；
9. 脊神经感觉（背根）神经节（spi-
   nal sensory（dorsal root）gan-
   glia）

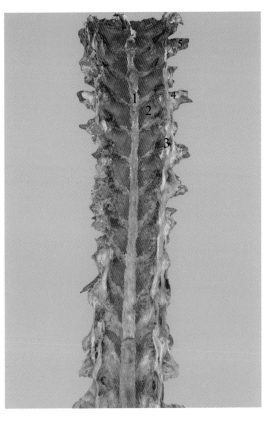

1. 棘上韧带（supraspinous ligament）；
2. 椎板（vertebral plate）；
3. 横突间韧带（intertransverse ligament）；
4. 肋横突外侧韧带（lateral costotransverse ligament）；
5. 横突（transverse process）

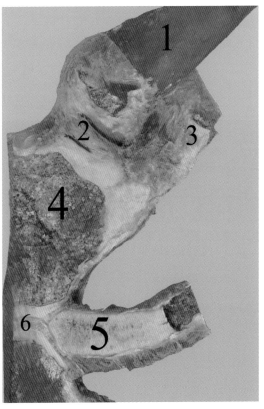

1. 锁骨（clavicle）；
2. 关节盘（articular disc）；
3. 第1肋骨（the first rib）；
4. 胸骨柄（manubrium sterni）；
5. 肋软骨（costal cartilage）；
6. 柄胸结合（manubriosternal synchondrosis）

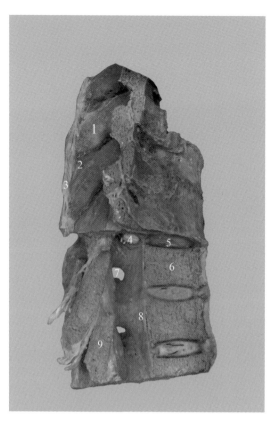

1. 棘突（spinous process）；
2. 棘间韧带（interspinous ligament）；
3. 棘上韧带（supraspinous ligament）；
4. 脊髓（spinal cord）；
5. 椎间盘（intervertebral disc）；
6. 胸椎椎体（thoracic vertebral body）；
7. 椎间孔（intervertebral foramen）；
8. 后纵韧带（posterior longitudinal ligament）；
9. 椎板（vertebral plate）

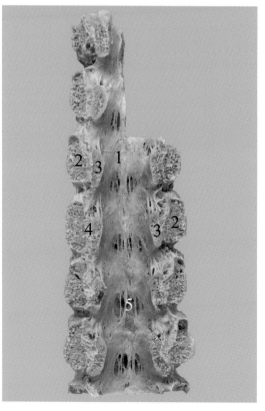

1. 后纵韧带（posterior longitudinal ligament）；
2. 肋头（costal head）；
3. 椎弓根（pedicle of vertebral arch）；
4. 肋横突韧带（costotransverse ligament）；
5. 胸椎椎体滋养孔（trophoblast foramina of thoracic vertebrae）

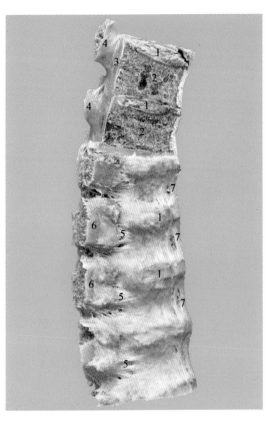

1. 椎间盘（intervertebral disc）；
2. 椎体（centrum）；
3. 后纵韧带（posterior longitudinal ligament）；
4. 椎弓根（pedicle of vertebral arch）；
5. 肋头辐状韧带（radiate ligament of costal head）；
6. 肋头（costal head）；
7. 前纵韧带（anterior longitudinal ligament）

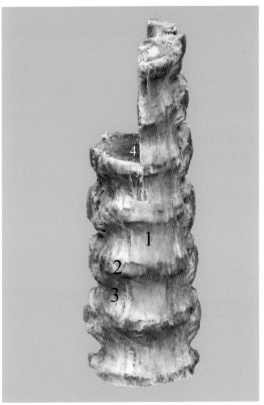

1. 前纵韧带（anterior longitudinal ligament）；
2. 椎间盘（intervertebral disc）；
3. 椎体（centrum）；
4. 髓核（nucleus pulposus）

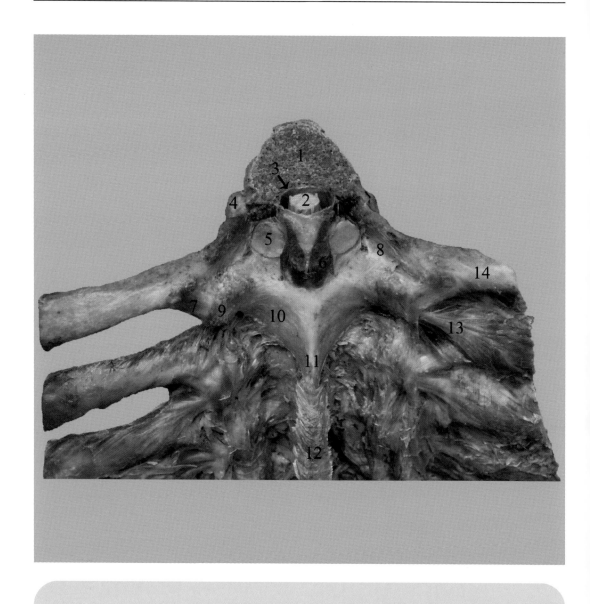

1. 椎体（centrum）；2. 脊髓（spinal cord）；3. 硬脊膜（spinal dura mater）；4. 肋椎关节（costovertebral joint）；5. 上关节突（superior articular process）；6. 黄韧带（ligamenta flava）；7. 肋横突外侧韧带（lateral ligament of transverse costal process）；8. 肋横突韧带（costotransverse ligament）；9. 横突（transverse process）；10. 椎板（vertebral plate）；11. 棘突（spinous process）；12. 棘上韧带（supraspinous ligament）；13. 肋提肌（levatore costarum）；14. 肋骨（costal bone）

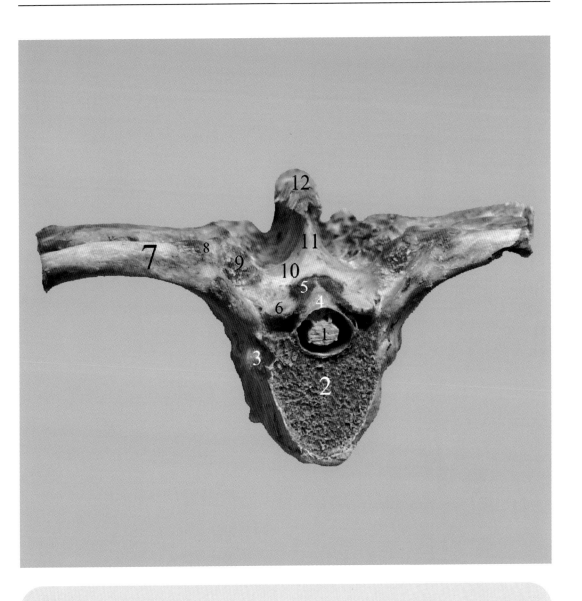

1.脊髓(spinal cord);2.胸椎椎体(thoracic vertebral body);3.肋椎关节(costovertebral joint);4.硬脊膜(spinal dura mater);5.黄韧带(ligamenta flava);6.上关节突(superior articular process);7.肋骨(costal bone);8.肋横突外侧韧带(lateral ligament of transverse costal process);9.横突(transverse process);10.椎板(vertebral plate);11.棘突(spinous process);12.棘上韧带(supraspinous ligament)

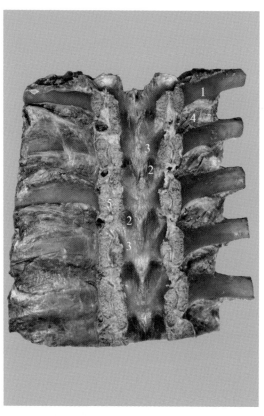

1. 肋骨（costal bone）；
2. 黄韧带（ligamenta flava）；
3. 椎板（vertebral plate）；
4. 肋横突上韧带（superior costo-transverse ligament）；
5. 肋横突韧带（costotransverse ligament）

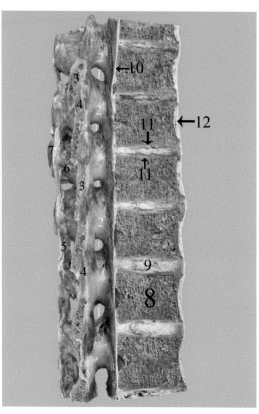

1. 胸椎椎间孔（intervertebral foramen of thoracic vertebra）；
2. 椎弓根（pedicle of vertebral arch）；
3. 椎板（vertebral plate）；
4. 横韧带（transverse ligament）；
5. 横突间韧带（intertransverse ligament）；
6. 横突（transverse process）；
7. 肋骨（costal bone）；
8. 椎体（centrum）；
9. 椎间盘（intervertebral disc）；
10. 后纵韧带（posterior longitudinal ligament）；
11. 椎体终板（vertebral endplate）；
12. 前纵韧带（anterior longitudinal ligament）

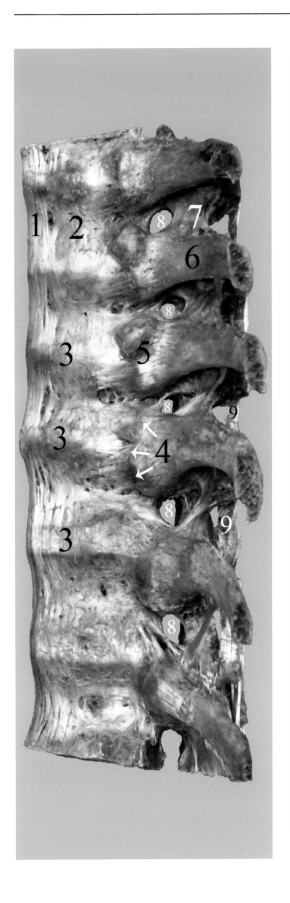

1. 前纵韧带（anterior longitudinal ligament）；
2. 椎体（centrum）；
3. 椎间盘（intervertebral disc）；
4. 肋头辐状韧带（radiate ligament of costal head）；
5. 肋头（costal head）；
6. 肋骨（costal bone）；
7. 肋横突上韧带（superior costotransverse ligament）；
8. 椎间孔（intervertebral foramen）；
9. 横突间韧带（intertransverse ligament）

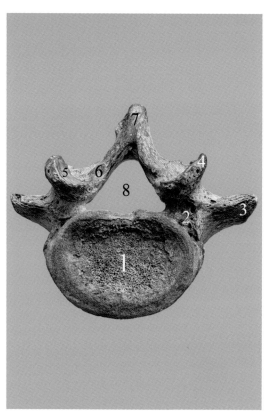

1. 第 5 腰椎椎体（the fifth lumbar vertebral body）；
2. 椎弓根（vertebral pedicle）；
3. 横突（transverse process）；
4. 乳突（mastoid）；
5. 上关节面（superior articular surface）；
6. 椎板（vertebral plate）；
7. 棘突（spinous process）；
8. 椎管（spinal canal）

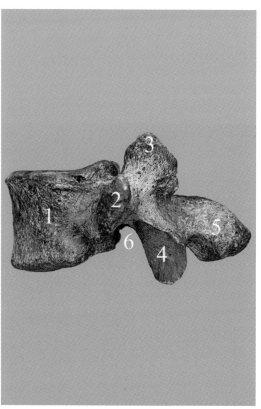

1. 第 5 腰椎椎体（the fifth lumbar vertebral body）；
2. 横突（transverse process）；
3. 上关节突（superior articular process）；
4. 下关节面（inferior articular surface）；
5. 棘突（spinous process）；
6. 椎下切迹（inferior vertebral notch）

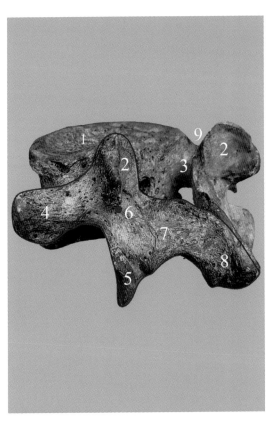

1. 第 5 腰椎椎体（the fifth lumbar vertebral body）；
2. 上关节面（superior articular surface）；
3. 椎弓根（vertebral pedicle）；
4. 横突（transverse process）；
5. 下关节突（inferior articular process）；
6. 峡部（isthmus）；
7. 椎板（vertebral plate）；
8. 棘突（spinous process）；
9. 椎上切迹（superior vertebral notch）

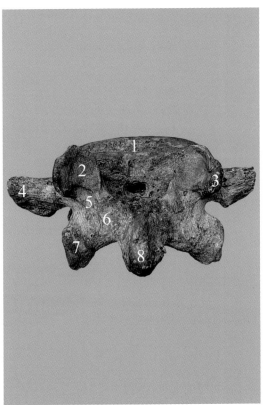

1. 第 5 腰椎椎体（the fifth lumbar vertebral body）；
2. 上关节面（superior articular surface）；
3. 乳突（mastoid）；
4. 横突（transverse process）；
5. 峡部（isthmus）；
6. 椎板（vertebral plate）；
7. 下关节突（inferior articular process）；
8. 棘突（spinous process）

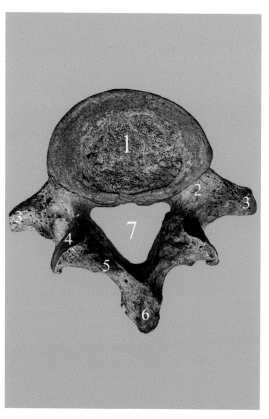

1. 第 5 腰椎椎体（the fifth lumbar vertebral body）;
2. 椎弓根（vertebral pedicle）;
3. 横突（transverse process）;
4. 下关节面（inferior articular surface）;
5. 椎板（vertebral plate）;
6. 棘突（spinous process）;
7. 椎管（spinal canal）

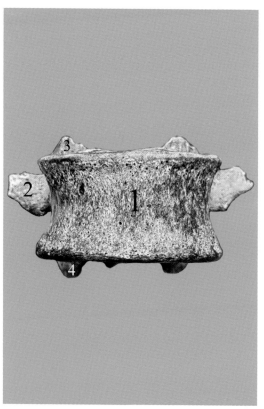

1. 第 5 腰椎椎体（the fifth lumbar vertebral body）;
2. 横突（transverse process）;
3. 上关节突（superior articular process）;
4. 下关节突（inferior articular process）

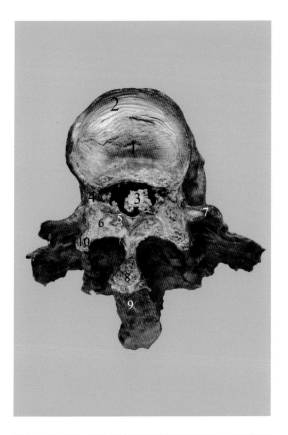

1. 髓核（nucleus pulposus）；
2. 纤维环（annulus fibrosus）；
3. 脊髓和马尾神经（spinal cord and cauda equina nerve）；
4. 椎弓根（pedicle of vertebral arch）；
5. 黄韧带（ligamenta flava）；
6. 关节突关节（zygapophysial joint）；
7. 横突（transverse process）；
8. 棘突（spinous process）；
9. 棘上韧带（supraspinous ligament）；
10. 乳突（mastoid process）

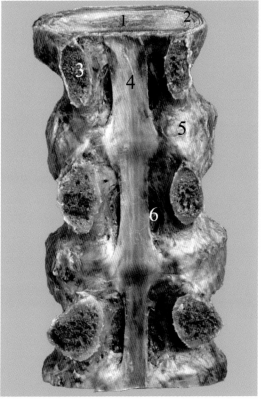

1. 髓核（nucleus pulposus）；
2. 纤维环（annulus fibrosus）；
3. 椎弓根（pedicle of vertebral arch）；
4. 后纵韧带（posterior longitudinal ligament）；
5. 椎间盘（intervertebral disc）；
6. 腰椎椎体滋养孔（trophoblast foramina of lumbar vertebra）

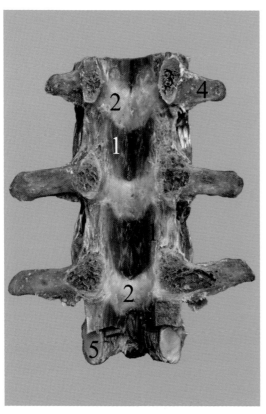

1. 黄韧带（ligamenta flava）；
2. 椎板（vertebral plate）；
3. 椎弓根（pedicle of vertebral arch）；
4. 横突（transverse process）；
5. 下关节突（inferior articular process）

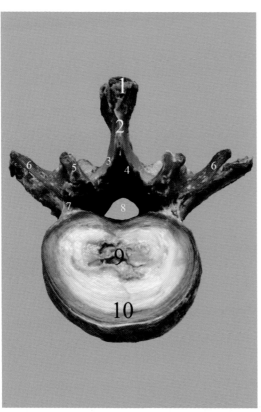

1. 棘上韧带（supraspinous ligament）；
2. 棘突（spinous process）；
3. 椎板（vertebral plate）；
4. 黄韧带（ligamenta flava）；
5. 乳突（mastoid process）；
6. 横突（transverse process）；
7. 椎弓根（pedicle of vertebral arch）；
8. 椎管（spinal canal）；
9. 髓核（nucleus pulposus）；
10. 纤维环（annulus fibrosus）

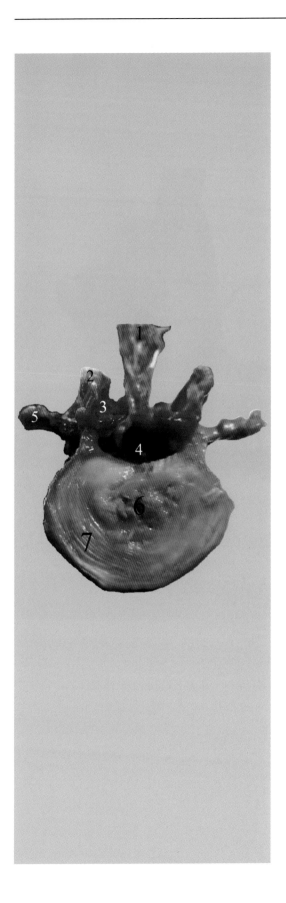

1. 棘上韧带（supraspinous ligament）;
2. 乳突（mastoid process）;
3. 上关节突（superior articular process）;
4. 椎管（spinal canal）;
5. 横突（transverse process）;
6. 髓核（nucleus pulposus）;
7. 纤维环（annulus fibrosus）

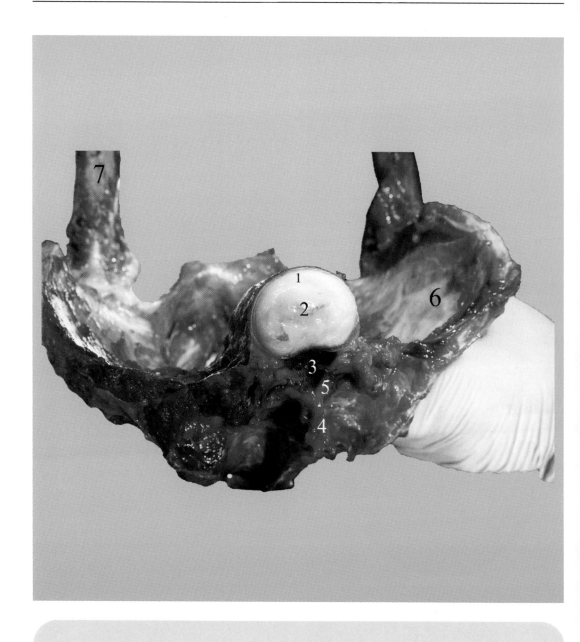

1.纤维环(annulus fibrosus);2.髓核(nucleus pulposus);3.椎管(spinal canal);4.棘突(spinous process);5.椎板(vertebral plate);6.髂骨(ilium);7.股骨(femur)

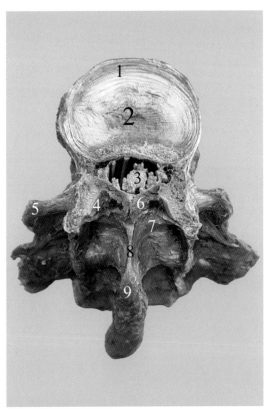

1. 纤维环（annulus fibrosus）；
2. 髓核（nucleus pulposus）；
3. 脊髓和马尾神经（spinal cord and cauda equina nerve）；
4. 上关节突（superior articular process）；
5. 横突（transverse process）；
6. 黄韧带（ligamenta flava）；
7. 椎板（vertebral plate）；
8. 棘突（spinous process）；
9. 棘上韧带（supraspinous ligament）

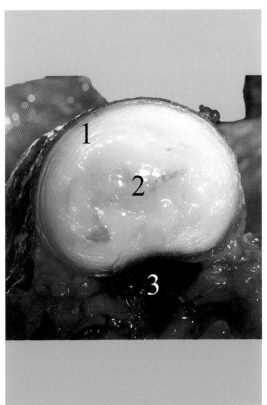

1. 纤维环（annulus fibrosus）；
2. 髓核（nucleus pulposus）；
3. 椎管（spinal canal）

1. 椎间盘（intervertebral disc）；
2. 椎弓根（pedicle of vertebral arch）；
3. 椎间孔（intervertebral foramen）；
4. 横突（transverse process）；
5. 关节突关节（zygapophysial joint）；
6. 棘突（spinous process）；
7. 棘间韧带（interspinous ligament）；
8. 棘上韧带（supraspinous ligament）；
9. 椎板（vertebral plate）；
10. 椎体（centrum）；
11. 前纵韧带（anterior longitudinal ligament）

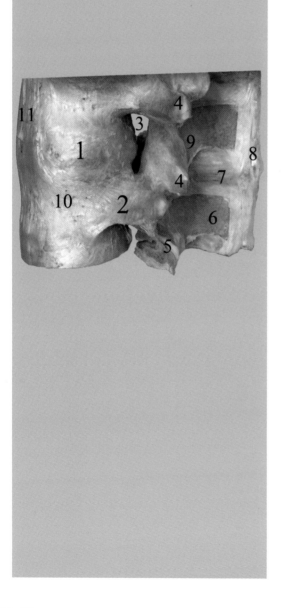

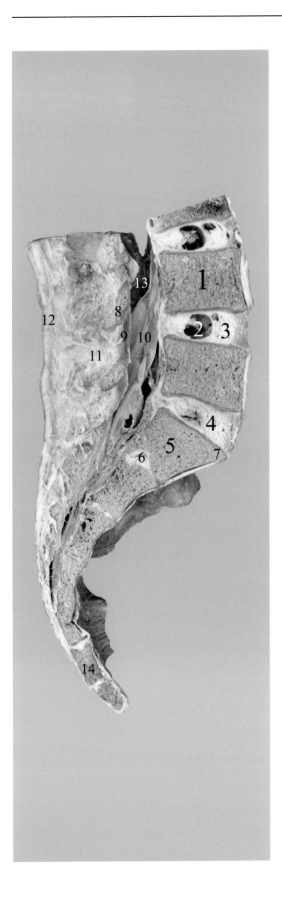

1. 椎体（centrum）；
2. 髓核（挖空）（nucleus pulposus（hollowed out））；
3. 纤维环（annulus fibrosus）；
4. 第 5 腰椎至第 1 骶椎椎间盘（intervertebral disc of the fifth lumbar and the first sacral vertebra）；
5. 第 1 骶椎（the first sacral vertebra）；
6. 骶椎间盘（sacral intervertebral disc）；
7. 骶岬（promontory of sacrum）；
8. 椎板（vertebral plate）；
9. 黄韧带（ligamenta flava）；
10. 硬脊膜（spinal dura mater）；
11. 棘间韧带（interspinous ligament）；
12. 棘上韧带（supraspinous ligament）；
13. 椎管（spinal canal）；
14. 尾骨（coccyx）

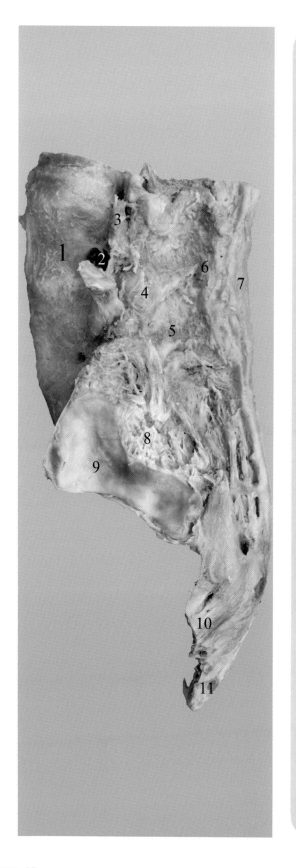

1. 椎体（centrum）；
2. 椎间孔（intervertebral foramen）；
3. 横突（transverse process）；
4. 关节突关节（zygapophysial joint）；
5. 椎板（vertebral plate）；
6. 棘突（spinous process）；
7. 棘上韧带（supraspinous ligament）；
8. 骨间韧带（interosseous ligament）；
9. 骶髂关节面（sacroiliac joint surface）；
10. 骶棘韧带（sacrospinous ligament）；
11. 尾骨（coccyx）

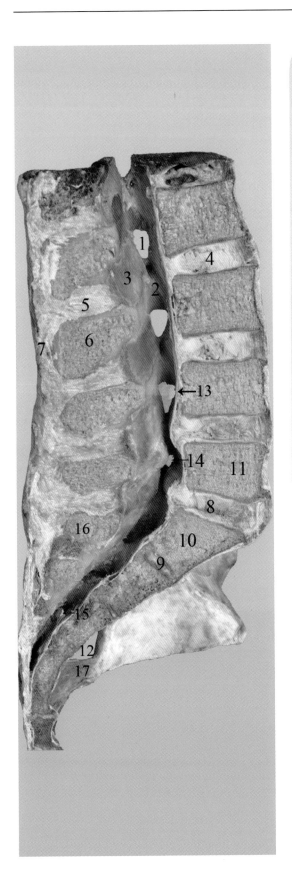

1. 椎间孔(intervertebral foramen)；

2. 椎弓根(pedicle of vertebral arch)；

3. 黄韧带(ligamenta flava)；

4. 椎间盘(intervertebral disc)；

5. 棘间韧带(interspinous ligament)；

6. 棘突(spinous process)；

7. 棘上韧带(supraspinous ligament)；

8. 第5腰椎至第1骶椎椎间盘(intervertebral disc of the fifth lumbar and the first sacral vertebra)；

9. 第1～2骶椎椎间盘(the first sacral disc)；

10. 第1骶椎(the first sacral vertebra)；

11. 第5腰椎(the fifth lumbar vertebra)；

12. 坐骨大孔(greater sciatic foramen)；

13. 后纵韧带(posterior longitudinal ligament)；

14. 第5腰椎至第1骶椎椎间孔(intervertebral foramen of the fourth lumbar and the fifth lumbar)；

15. 第3骶前孔(the third anterior sacral foramen)；

16. 棘突(spinous process)；

17. 骶棘韧带(sacrospinous ligament)

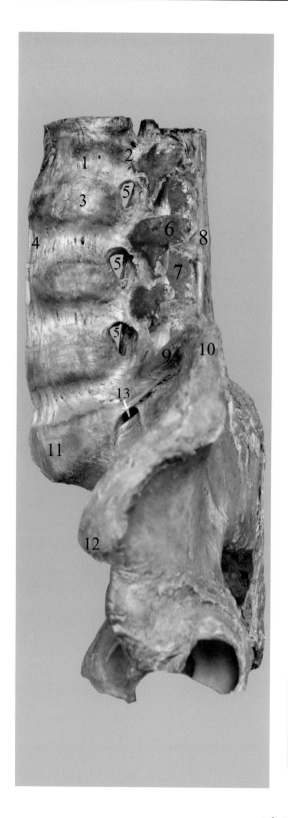

1. 椎体（centrum）；
2. 椎弓根（pedicle of vertebral arch）；
3. 椎间盘（intervertebral disc）；
4. 前 纵 韧 带（anterior longitudinal ligament）；
5. 椎间孔（intervertebral foramen）；
6. 横突（transverse process）；
7. 棘突（spinous process）；
8. 棘上韧带（supraspinous ligament）；
9. 髂腰韧带（iliolumbar ligament）；
10. 髂嵴（iliac crest）；
11. 第 5 腰椎至第 1 骶椎椎间盘（intervertebral disc of the fifth lumbar and the first sacral vertebra）；
12. 髂前上棘（anterior superior iliac spine）；
13. 第 5 腰椎至第 1 骶椎椎间孔（the fifth lumbar intervertebral foramen）

（廖立青　杨晗　胡冠宇　薛凡　郑圣　冯梓誉）

第二节 胸　　廓

胸廓由12块胸椎、12对肋、1块胸骨借骨连结构成。

一、肋的连结

肋椎关节由肋骨的后端与胸椎之间的关节构成,可分为肋头关节与肋横突关节。

1.肋头关节 除第1肋及第10~12肋的肋头仅与相应胸椎的肋凹形成单关节外,其余各肋的肋头均与相邻两个胸椎的上、下肋凹及椎间盘形成关节,关节腔被肋头关节内韧带分割为上、下两个,所以属于复关节。

肋头关节面被覆纤维软骨。其关节囊向上并延伸至上位椎体的后面,向下至下位椎体肋凹附近,向后移行于肋颈韧带,在前方表层有肋头辐状韧带。第1肋、第11肋和第12肋的肋头关节囊则较松弛。周围有以下韧带。

(1)肋头辐状韧带:位于关节囊前方,自肋骨头的前方及上、下两缘,散于相邻的两个椎体及椎间盘。上部的纤维斜向上方,附着于上位椎体外侧面;下部的纤维朝向下方,附着于下位椎体外侧面;中部纤维较少,向水平方向前伸,与椎间盘相连。

(2)肋头关节内韧带:位于关节腔内,由致密坚韧的短纤维构成,连结于肋头嵴与椎间盘之间,将关节腔分为上、下两部。第1肋和第10~12肋的肋头关节腔内则无此韧带。

2.肋横突关节 由肋结节关节面与横突肋凹构成。关节面为透明软骨。其关节囊薄而松弛,下方较厚;上方连结肋横突韧带;内侧与肋颈韧带相愈合;外侧移行于肋结节韧带。第11~12肋无此关节。肋横突关节有以下韧带。

(1)肋颈韧带:连结肋颈后面与横突前面,由坚韧的短纤维构成。第11、12肋的肋颈韧带通常已退化。

(2)肋结节韧带:短而强韧,起自横突尖部,斜向外上方,止于肋结节。第11、12肋的肋结节韧带通常缺如。

(3)肋横突上韧带:起自肋颈嵴,斜向外上方,止于上位椎骨的横突下缘。内侧缘与椎体或副韧带之间围成一孔,有胸神经后支及伴行血管通过;外侧与肋间内韧带相移行。第1肋的肋横突上韧带缺如。

(4)副韧带:细薄呈腱索状,在肋横突上韧带内侧,起自肋颈,斜向内上方,止于上位椎骨横突和下关节突的根部,其外侧与肋间外肌相接。第1肋的副韧带缺如。

3.肋椎关节的运动 肋头关节与肋横突关节均属平面关节,在功能上属联合关节。肋颈绕贯穿肋结节与肋头中点的运动轴旋转,肋骨可作升、降运动。第1肋除在深呼吸时运动外,其余时候一般不出现运动;第2肋至第12肋的运动幅度逐渐增加。第11、12肋无肋横突关节的限制,运动幅度较大。

4. 肋椎关节的动脉及神经 肋椎关节的动脉主要为肋间后动脉的背侧支,支配肋椎关节的神经主要为胸神经的后支。

二、肋软骨与胸骨的连结

由第1～7肋内侧端与胸骨肋切迹构成。第1肋软骨直接与胸骨柄的肋切迹相连,形成第1肋胸肋结合。

(一)肋软骨与胸骨间的韧带

1. 胸肋辐状韧带 薄而宽阔,呈三角形,自肋软骨内侧端的前面,散于胸骨的前、后面。其浅层纤维与对侧同名韧带的上、下方纤维相互交错。在胸骨的前面,与胸大肌的起始腱相愈合,形成胸骨膜,被覆于胸骨骨膜的表面。

2. 胸肋关节内韧带 一般位于第2胸肋关节,由纤维软骨构成,自第2肋软骨内侧端横行向内,与胸骨的第2肋切迹相连。常将第2胸肋关节腔分为上、下两部。

3. 肋剑突韧带 连结第6或第7肋软骨的前后面及胸骨剑突前后面,在肋软骨和胸骨前部处较明显。

(二)胸肋关节的运动

胸肋关节通常只能作轻微的滑动。

(三)肋软骨与胸骨连结的动脉和神经

肋软骨与胸骨连结的动脉主要为胸廓内动脉的穿支,神经为肋间神经的前支。

三、肋软骨连结

由肋软骨的外侧端嵌入肋骨前端的凹陷部构成,周围有骨膜包绕。成年人的连结部常发生骨化。

四、肋软骨间连结

相邻的两个肋软骨的边缘,在第6～10肋软骨中,各以菱形光滑的关节面相接。关节囊很薄,内覆一层滑膜。关节腔在第7、8肋软骨之间最大,在第8、9肋软骨之间,第9、10肋软骨之间较窄,有时可缺如。

肋软骨间连结的血液供应来自肌膈动脉,分布的神经为肋间神经的分支。

五、肋间韧带联合

肋间韧带由结缔组织膜构成,连结相邻二肋,可分为以下两种。

(一)肋间外膜

肋间外膜位于肋间隙的前端,起自上位肋软骨下缘,向前内下方,止于下位肋软骨的上缘。其内侧缘可达胸骨的外侧缘,外侧缘则与肋间外肌相连。在最下方的两个肋间隙和第1

肋间隙，此膜常缺如。

（二）肋间内膜

肋间内膜位于肋间隙的后端和肋间外肌的内侧面，其起自上位肋骨的下缘，向后下内方，止于下位肋骨的上缘。其内、外侧二缘，分别与肋横突韧带和肋间内肌相接。

六、胸骨各部之间的连结

（一）胸骨柄与胸骨体的连结

胸骨柄下缘与胸骨体上缘，借纤维软骨紧密相连构成柄胸结合。柄、体两部随纤维软骨的骨化而相互愈合，愈合处略向前凸，称胸骨角，其侧方与第 2 肋同高，为重要的骨性标志。

（二）胸骨软骨结合

由胸骨体与剑突借透明软骨相连，称为剑胸结合。40 岁后，该结合处常骨化形成骨性结合，但也可终生保持软骨状态。

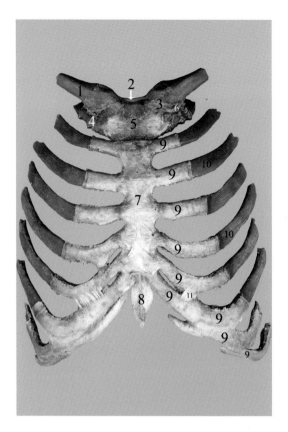

1. 锁骨（clavicle）；
2. 锁间韧带（interclavicular ligament）；
3. 胸锁前韧带（anterior sternoclavicular ligament）；
4. 第1肋（the first rib）；
5. 胸骨柄（manubrium sterni）；
6. 肋锁韧带（costoclavicular ligament）；
7. 胸骨体（corpus sterni）；
8. 剑突（xiphoid process）；
9. 肋软骨（costal cartilage）；
10. 肋骨（costal bone）；
11. 肋骨间连结（intercostal connection）

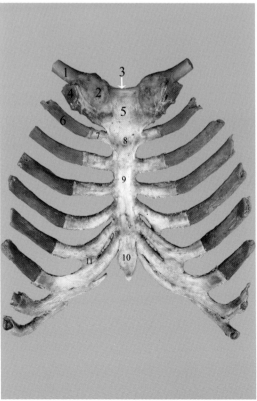

1. 锁骨（clavicle）；
2. 胸锁关节（sternoclavicular joint）；
3. 锁间韧带（interclavicular ligament）；
4. 第1肋（the first rib）；
5. 胸骨柄（manubrium sterni）；
6. 第2肋（the second rib）；
7. 肋软骨（costal cartilage）；
8. 胸骨角（sternal angle）；
9. 胸骨体（corpus sterni）；
10. 剑突（xiphoid process）；
11. 肋软骨间连结（interchondral joint）

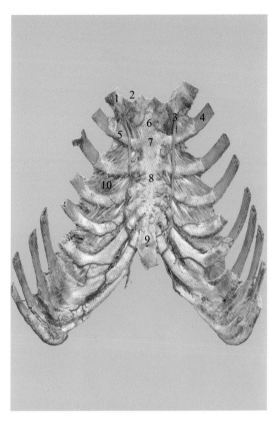

1. 第 1 肋（the first rib）；
2. 胸锁关节（sternoclavicular joint）；
3. 胸廓内动脉（internal thoracic artery）；
4. 第 2 肋（the second rib）；
5. 肋软骨（costal cartilage）；
6. 胸骨柄（manubrium sterni）；
7. 胸骨角（sternal angle）；
8. 胸骨体（corpus sterni）；
9. 剑突（xiphoid process）；
10. 肋间内肌（intercostales interni）

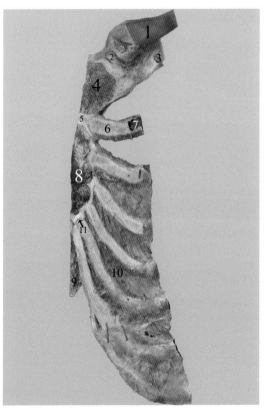

1. 锁骨（clavicle）；
2. 关节盘（articular disc）；
3. 第 1 肋（the first rib）；
4. 胸骨柄（manubrium sterni）；
5. 柄胸结合（manubriosternal syn-chondrosis）；
6. 肋软骨（costal cartilage）；
7. 第 2 肋（the second rib）；
8. 胸骨体（corpus sterni）；
9. 剑突（xiphoid process）；
10. 肋间内肌（intercostales inter-ni）；
11. 关节腔（articular cavity）

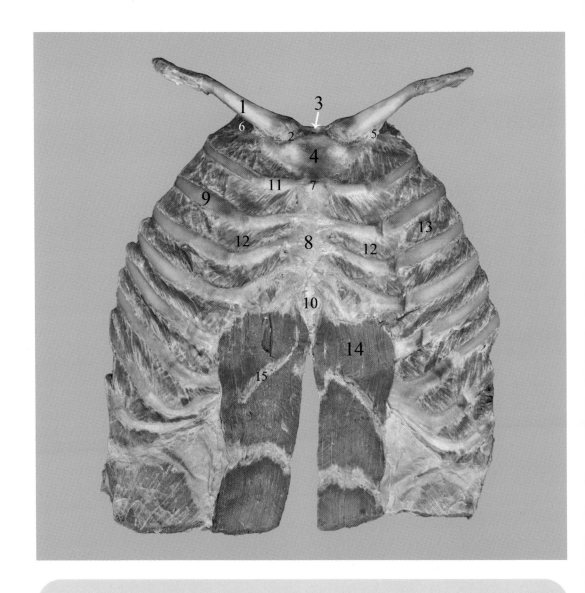

1. 锁骨（clavicle）；2. 胸锁前韧带（anterior sternoclavicular ligament）；3. 锁间韧带（interclavicular ligament）；4. 胸骨柄（manubrium sterni）；5. 肋锁韧带（costoclavicular ligament）；6. 第 1 肋（the first rib）；7. 胸骨角（sternal angle）；8. 胸骨体（corpus sterni）；9. 肋骨（costal bone）；10. 剑突（xiphoid process）；11. 肋软骨（costal cartilage）；12. 肋间内肌（intercostales interni）；13. 肋间外肌（musculi intercostales externi）；14. 腹直肌（rectus abdominis）；15. 腱划（tendinous intersection）

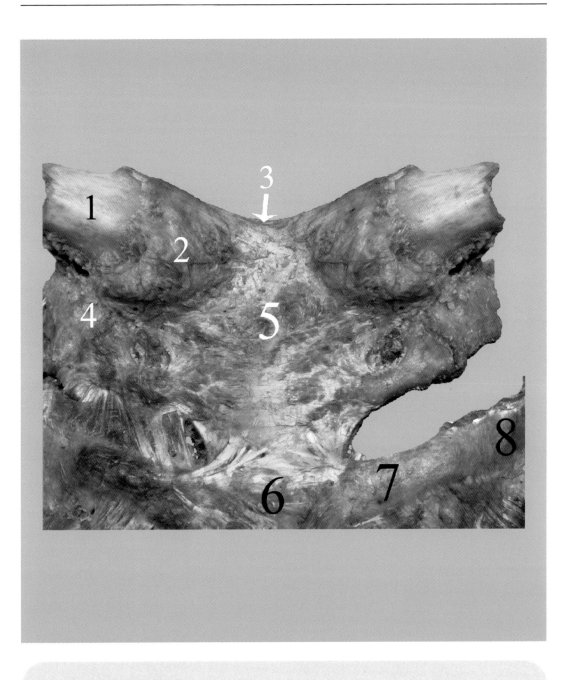

1.锁骨（clavicle）；2.胸锁前韧带（anterior sternoclavicular liga-ment）；3.锁间韧带（interclavicular ligament）；4.第 1 肋（the first rib）；5.胸骨柄（manubrium sterni）；6.胸骨角（sternal angle）；7.肋软骨（costal cartilage）；8.第 2 肋（the second rib）

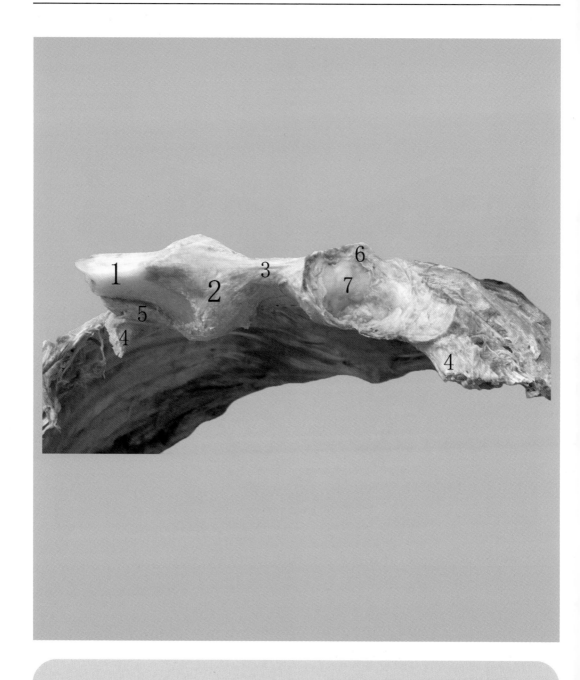

1. 锁骨（clavicle）；2. 胸锁关节（sternoclavicular joint）；3. 锁间韧带（interclavicular ligament）；4. 第 1 肋（the first rib）；5. 肋锁韧带（costoclavicular ligament）；6. 胸锁前韧带（anterior sternoclavicular ligament）；7. 锁切迹（clavicular notch）；

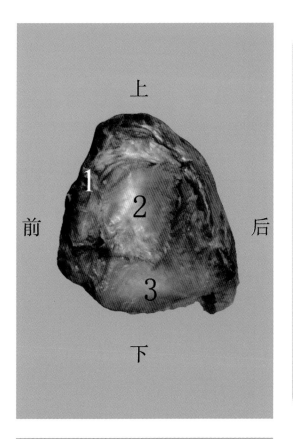

上

前　　　后

下

1. 胸锁前韧带（anterior sternocla-
   vicular ligament）；
2. 关节盘（articular disc）；
3. 关节面（articular surface）

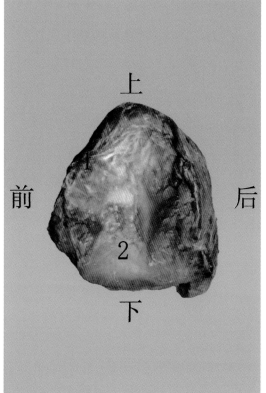

上

前　　　后

下

1. 胸锁前韧带（anterior sternocla-
   vicular ligament）；
2. 关节面（articular surface）

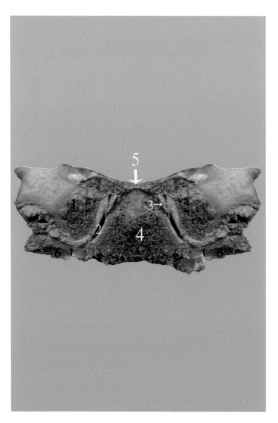

1. 锁骨（clavicle）；
2. 胸锁关节腔（sternoclavicular joint cavity）；
3. 关节盘（articular disc）；
4. 胸骨柄（manubrium sterni）；
5. 锁间韧带（interclavicular ligament）；
6. 第 1 肋（the first rib）

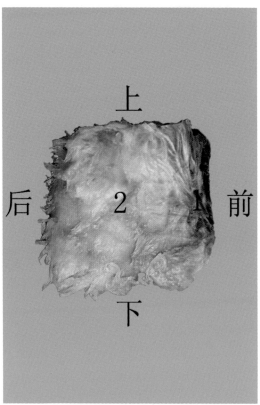

关节盘锁骨面（clavicular surface of articular disc）：
1. 胸锁前韧带（anterior sternoclavicular ligament）；
2. 关节盘（articular disc）

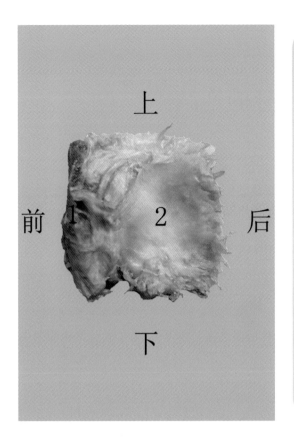

关节盘胸骨面（sternal surface of articular disc）：

1. 胸锁前韧带（anterior sternoclavicular ligament）；

2. 关节盘（articular disc）

（陈美雄　刘勇　宁子锋　卢群　詹鹏亮　彭伟杰）

第三章　颅骨的连结

颅骨的连结有直接连结和滑膜关节两种。直接连结有颅骨的软骨结合和纤维连结,滑膜关节有颞下颌关节、听骨之间连结。此外,还有颅骨和躯干骨间连结,即寰枕关节。

第一节　颅骨的软骨结合

一、蝶枕结合

蝶枕结合:幼年时出现在枕骨基底部与蝶骨体后面之间。成年后,由于软骨骨化而形成骨性结合。

二、蝶岩结合

蝶岩结合:在蝶岩裂中,连结蝶骨大翼与颞骨岩部,通常终生不骨化。

三、岩枕结合

岩枕结合:在岩枕裂中,连结颞骨岩部与枕骨基底部,通常终生不骨化。

四、枕内前结合

枕内前结合:连结枕骨侧部与基底部,通常于 2 岁后发生骨化。

五、枕内后结合

枕内后结合:连结枕骨侧部与枕鳞,通常于 2 岁后发生骨化。

第二节　颅骨的纤维连结

颅骨间的缝,借少量的结缔组织相连。也有起止端均附着在同一块颅骨上的韧带,如蝶骨的翼棘韧带;额切迹的两侧常有韧带连结,形成额孔等。

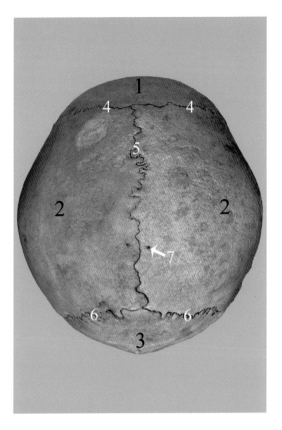

1. 额骨（frontal bone）；
2. 顶骨（parietal bone）；
3. 枕骨（occipital bone）；
4. 额状缝（frontal suture）；
5. 矢状缝（sagittal suture）；
6. 人字缝（lambdoid suture）；
7. 顶孔（parietal foramen）

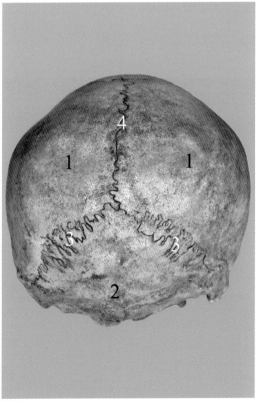

1. 顶骨（parietal bone）；
2. 枕骨（occipital bone）；
3. 人字缝（lambdoid suture）；
4. 矢状缝（sagittal suture）

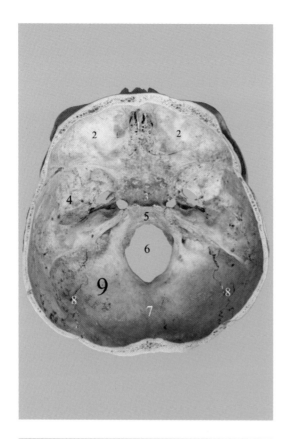

1. 鸡冠(crista galli)；
2. 颅前窝(anterior cranial fossa)；
3. 垂体窝(hypophysial fossa)；
4. 颅中窝(middle cranial fossa)；
5. 枕骨基底部斜坡(the slope at the base of the occipital bone)；
6. 枕骨大孔(foramen magnum)；
7. 枕骨(occipital bone)；
8. 人字缝(lambdoid suture)；
9. 颅后窝(posterior cranial fossa)

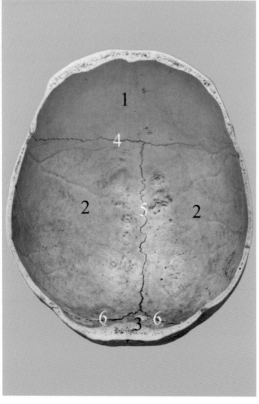

1. 额骨(frontal bone)；
2. 顶骨(parietal bone)；
3. 枕骨(occipit bone)；
4. 额状缝(frontal suture)；
5. 矢状缝(sagittal suture)；
6. 人字缝(lambdoid suture)

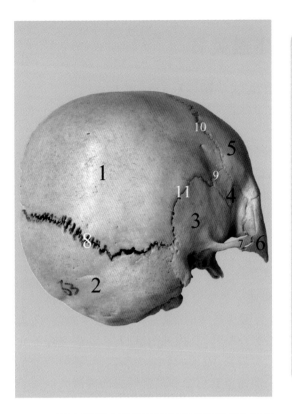

1. 顶骨（parietal bone）；
2. 枕骨（occipital bone）；
3. 颞骨（temporal bone）；
4. 蝶骨（sphenoid bone）；
5. 额骨（frontal bone）；
6. 颧骨（zygomatic bone）；
7. 颧弓（zygomatic arch）；
8. 人字缝（lambdoid suture）；
9. 翼点（pterion）；
10. 冠状缝（coronal suture）；
11. 鳞状缝（squamosal suture）

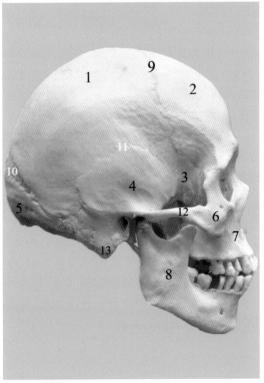

1. 顶骨（parietal bone）；
2. 额骨（frontal bone）；
3. 蝶骨（sphenoid bone）；
4. 颞骨（temporal bone）；
5. 枕骨（occipital bone）；
6. 颧骨（zygomatic bone）；
7. 上颌骨（upper jaw bone）；
8. 下颌骨（lower jaw bone）；
9. 冠状缝（coronal suture）；
10. 人字缝（lambdoid suture）；
11. 鳞状缝（squamosal suture）；
12. 颧弓（zygomatic arch）；
13. 乳突（mastoid）

（杨晗　李俊桦　陈太均　郑国荣　胡徐意　崔俊宇）

第三节　颞下颌关节

颞下颌关节由下颌骨髁突、颞骨关节面、关节盘、关节囊和关节诸韧带构成。

一、下颌骨髁突

下颌骨髁突是下颌支上部的延伸突起,略呈椭圆形,其前后径窄,内外径长。髁突内外侧有稍突起的三角形粗糙面,内侧略大于外侧,是关节盘内外侧的附着处,称髁突内外极。其顶面的横嵴,把髁突分为前、后两个斜面,前斜面较窄,为负重区;后斜面宽而平,为非负重区。横嵴的连线向内、向后相交于枕骨大孔前缘,形成 145°～160° 的夹角,与水平角约成 20°,有防止侧方运动时脱位的作用。

二、颞骨关节面

颞骨关节面由关节窝和关节结节两个部分构成。关节窝容纳下颌骨髁突,内侧稍宽于外侧,呈三角形,其底边在前方为关节结节;外边为颧弓延续的骨嵴;后内侧边为鳞鼓裂、岩鳞裂和岩鼓裂。关节结节是人类颞下颌关节的特征性结构,其内外向呈凹面,与髁突内外向的突面相适应。关节结节由关节结节嵴顶分为两个斜面,嵴顶的后面为后斜面,是关节的负重区,又称髁道,是髁突向前滑动的骨性标志。关节结节有引导和限制髁突向前滑动以及承受关节压力的作用。

三、关节盘

关节盘由纤维软骨构成,呈椭圆形,周缘厚,位于颞骨关节面和髁突之间,是滑膜关节中唯一可运动的关节盘。其附有关节囊,下面中部凹陷,与下颌头相适应。在矢状面,关节盘前、后部较厚,中间较薄。后部厚于前部并含有静脉和神经,该组织向后分为上、下两个纤维板,上纤维板含纤维弹性组织,附着在颞骨的鳞鼓裂;下纤维板则无纤维弹性组织,附着于下颌骨髁突的后面。关节盘上面一凸一凹呈"～"形,凸面与关节窝相对应,凹面则对应关节突。关节盘将关节腔分为上、下两个部分,上关节腔位于下颌窝与关节盘之间,下关节腔位于关节盘与下颌头之间。

四、关节囊

关节囊由结缔组织组成,附着并包裹关节,密封关节腔。关节盘将颞下颌关节分为上、下两个关节腔。上腔的关节囊即关节囊的上部,较为松弛;下腔的关节囊即关节囊下部,与关节盘内外侧韧带相愈合,较为坚韧。关节囊前上方附着在关节结节嵴顶和略前方,前内方与翼外肌上头相愈合,下方附着在髁突颈部;后上方附着在鳞鼓裂、岩鳞裂和髁突颈部;外侧附着于颧弓、关节窝骨性边缘和关节后结节处;内侧止于蝶骨和髁突颈部。

五、颞下颌关节韧带

(1)颞下颌韧带:即外侧韧带,呈三角形,上宽下窄,与关节囊的外侧壁愈合。起自颧突下缘,向后下方,止于下颌头和下颌颈。限制下颌头向前方运动。

（2）蝶下颌韧带：在关节内侧，扁而薄，连结蝶骨蝶棘与下颌小舌。

（3）茎突下颌韧带：为颈部深筋膜的一部分，起自茎突，向前下方止于下颌角和下颌支的后缘。

六、颞下颌关节的运动

颞下颌关节属联合关节，是颅面部唯一能活动的关节，两侧同时运动，可作三个方向的运动。

（1）开口与闭口时的上、下运动：此为下关节腔的运动，此时下颌头为关节头，关节盘的下面为关节窝。开口运动时，翼外肌收缩，牵引下颌头与关节盘，向前移至关节结节；闭口运动时，翼外肌松弛，下颌头和关节盘复位至下颌窝。

极度开口，下颌头移至关节结节时处于不稳定状态，若下颌骨过度下降或肌肉过度收缩，则下颌头与关节盘可从关节囊的薄弱前壁移至关节结节前方，形成前脱位。

（2）前后运动：此为上关节腔的运动，下颌头和关节盘沿横贯两侧关节结节的冠状轴作前后运动。下颌骨向前时，下颌头和关节盘靠近关节结节；向后时，下颌头返回下颌窝。

（3）侧方运动：同侧为下关节腔的运动，下颌头沿垂直轴在关节盘的下面旋转，而对侧为上关节腔的运动，此时下颌头和关节盘靠近关节结节。

七、血管及神经

（1）动脉：包括脑膜中动脉、颞中动脉、鼓室前动脉和咽升动脉。关节盘除中央部外其余部分均含有血管。

（2）神经支配：关节囊的前壁有颞深后神经的分支或咬肌神经分布；后、内、外侧壁则有耳颞神经的分支分布。儿童和成人的神经分布于关节盘周缘。

第四节　舌骨的连结

舌骨的连结可分为舌骨各部之间的连结；舌骨和颅骨的连结。

一、舌骨各部之间的连结

舌骨小角与舌骨大角的根部之间有时相互愈合，有时形成滑膜关节。舌骨小角与舌骨体之间为纤维连结，舌骨大角与舌骨体之间为软骨连结，老年时则骨化形成骨性结合。

二、舌骨与颅骨间的连结

舌骨小角与颞骨茎突之间借茎突舌骨韧带连结，韧带上端有时骨化。

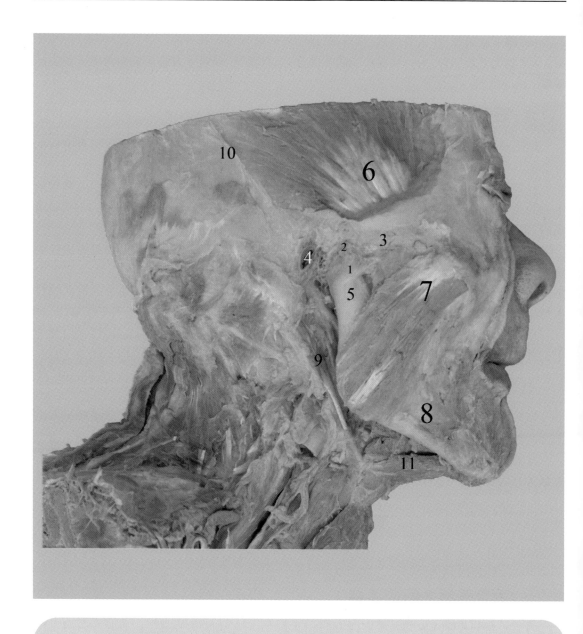

1.外侧韧带（lateral ligament）；2.颞下颌关节（temporomandibular joint）；3.颧弓（zygomatic arch）；4.外耳道（external auditory canal）；5.下颌颈（neck of mandible）；6.颞肌（temporalis）；7.咬肌（masseter）；8.下颌体（body of mandible）；9.二腹肌后腹（posterior belly of digastric）；10.颞骨（temporal bone）；11.二腹肌前腹（anterior belly of digastric）

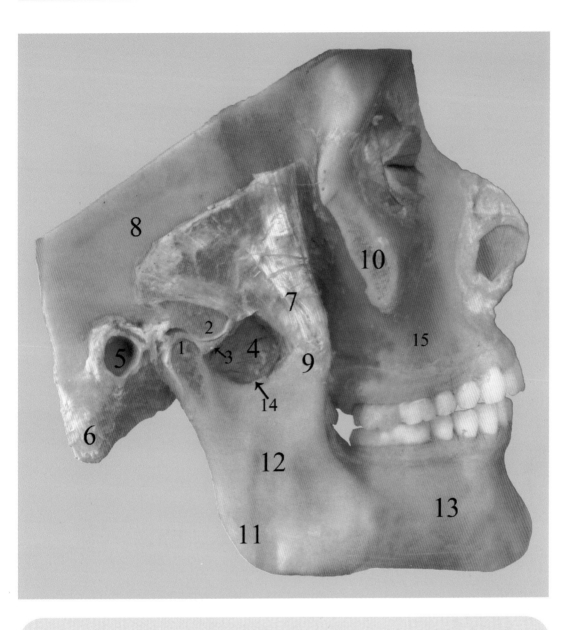

1.下颌头（head of mandible）；2.关节结节（articular tubercle）；
3.关节盘（articular disc）；4.翼外肌（lateral pterygoid）；5.外耳道
（external auditory canal）；6.乳突（mastoid process）；7.颞肌（tem-
poralis）；8.颞骨（temporal bone）；9.冠突（coronoid process）；
10.颧弓（zygomatic arch）；11.下颌角（angle of mandible）；12.下
颌支（ramus of mandible）；13.下颌体（body of mandible）；14.下
颌切迹（mandibular notch）；15.上颌骨（upper jaw joint）

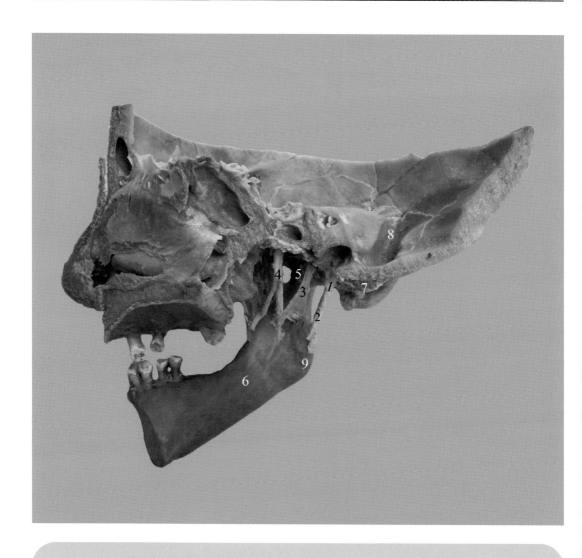

1.茎突（belemnoid）；2.茎突下颌韧带（stylomandibular ligament）；3.蝶下颌韧带（sphenomandibular ligament）；4.下颌神经（mandibular nerve）；5.下颌颈（neck of mandible）；6.下颌体（body of mandible）；7.乳突（mastoid process）；8.乙状窦沟（sulcus for sigmoid sinus）；9.下颌角（angle of mandible）

（杨晗　刘健华　钟伟兴　蒙蒙　袁宁　张璇）

第四章　上肢骨连结

上肢骨连结属于附肢骨连结的一部分,可分为上肢带骨连结和自由上肢骨连结。上肢关节以灵活运动为主。

第一节　上肢带骨连结

一、胸锁关节

胸锁关节是上肢骨和躯干骨连结的唯一关节,由第1肋软骨、锁骨的胸骨端与胸骨锁切迹构成,属多轴鞍状关节。锁骨端的关节软骨较厚,关节囊上下壁较厚,前后壁较薄。

(一)胸锁关节的韧带

1.胸锁前韧带　位于关节囊前面,较宽阔。起自锁骨胸骨端前上部,斜向内下方,止于胸骨柄前上部及第1肋软骨。

2.胸锁后韧带　位于关节囊后面,薄而紧张。起自锁骨胸骨端后面,斜向内下方,止于胸骨柄后上部。

3.锁间韧带　较强韧,横过胸骨柄的颈静脉切迹,连结两侧锁骨胸骨端的上缘。向上方移行于颈深筋膜,向下方与胸骨柄上缘相连。可限制锁骨下降运动。

4.肋锁韧带　很强韧,起自锁骨内侧端的肋粗隆,止于第1肋骨和肋软骨。可分为前、后两层,分别斜向外上方和内上方。两层之间夹有黏液囊,内侧部则与胸锁关节囊相连,外侧部相愈合。有加强关节囊下部和限制锁骨内侧端上提的作用。

(二)关节盘

关节盘由纤维软骨构成,呈类圆形,中部薄,周缘尤以上后缘较厚。关节盘的上方与锁骨的胸骨关节面的上缘和后缘相接,下方与第1肋软骨相连,周缘与关节囊愈合。其将关节腔分为外上和内下两个部分,有使关节面之间更为适应、防止锁骨向内上方脱位和缓冲振荡的作用。

(三)胸锁关节的运动

胸锁关节可沿三个运动轴进行运动。

(1)沿锁骨胸骨端的矢状轴可作上下运动,在锁骨与关节盘上面之间,运动范围约$60°$。向上运动受关节囊的下部和肋锁韧带限制,向下运动则受胸锁前、后韧带和锁骨间韧带限制。

(2)沿胸骨锁切迹的垂直轴可作前后运动,在关节盘与胸骨之间,运动范围为$20°\sim30°$。

当肩部向前运动时,锁骨和关节盘沿胸骨向后滑动,向后运动则滑动方向相反。向前运动受肋锁韧带后层和胸锁前韧带限制,向后运动受肋锁韧带前层和胸锁后韧带限制。

(3)沿冠状轴仅作轻微旋转和环转运动。环转运动时,锁骨的胸骨端在原位活动,锁骨的肩峰端作圆周运动。

(四)胸锁关节的血管及神经

(1)动脉:包括胸廓内动脉、胸最上动脉和肩胛上动脉分支。

(2)神经支配:锁骨上神经分支和分布于锁骨下肌的神经分支。

二、肩锁关节

肩锁关节由锁骨的肩峰端和肩胛骨肩峰关节面构成。关节囊松弛,其上部因有韧带加强而较厚。

(一)肩锁关节的韧带

1.肩锁韧带 呈长方形,为关节囊上部增厚部分,连结于肩峰上面和锁骨肩峰端之间。

2.喙锁韧带 强韧的纤维束,连结于肩胛骨的喙突和锁骨下面的喙突粗隆之间,可固定关节,防止锁骨滑脱,分为内、外侧部。

(1)斜方韧带:为外侧部,呈斜方形且较薄,连结于喙突和锁骨的喙突粗隆之间。前缘游离,底部与喙肩韧带相接;后缘较短,与锥状韧带的后外侧部相邻。可防止锁骨肩峰端向前方移动。

(2)锥状韧带:为内侧部,呈锥状且较肥厚。底部与锁骨下面的后缘相接,尖端在喙突根部的内侧缘与后缘相连,且部分纤维与肩胛上横韧带相愈合。可限制锁骨肩峰端向后方移动。

(二)关节盘

关节盘位于关节腔上部,其中央部略薄,边缘部较厚。可部分地分隔关节腔,有时关节盘中央有孔,此时关节腔上、下部相通。

(三)肩锁关节的运动

肩锁关节属平面关节,是肩胛骨活动的支点,只能作轻微的上下、前后及旋转运动。锁骨与喙突之间,形成喙锁关节,亦属于平面关节。其与胸锁关节和肩锁关节共同形成联合关节。

(四)肩锁关节的血管及神经

1.动脉 包括肩胛上动脉和胸肩峰动脉。

2.神经支配 肩胛上神经、胸前神经和腋神经分支。

三、肩胛骨固有韧带

(一)喙肩韧带

喙肩韧带呈三角形,较扁,连结肩峰尖部的前缘和喙突外侧缘。与肩峰、喙突共同构成"喙肩弓",有防止肱骨头向内上方脱位的作用。

（二）肩胛上横韧带

肩胛上横韧带呈三角形，较小，连结喙突根部和肩胛骨背侧面上缘，横跨肩胛切迹上方，将切迹围成一孔，其内有肩胛上神经通过。

（三）肩胛下横韧带

肩胛下横韧带呈膜状，较薄，连结关节盂的周缘和肩胛冈的外侧缘，其与骨面之间围成一孔，其内有肩胛上神经和肩胛上动脉通过。

第二节　自由上肢骨连结

一、肩关节

肩关节由肱骨头与肩胛骨关节盂构成，亦称盂肱关节，是上肢最大的关节。关节头表面被覆透明软骨，关节盂周缘有纤维软骨，构成盂唇，以加深关节窝，其能容纳关节头的 $1/4 \sim 1/3$，在增加运动幅度的同时，也相对减少了关节的稳固性。

（一）关节囊

关节囊薄而松弛，其肩胛骨端附于关节盂周缘，肱骨端附于肱骨解剖颈，在内侧附于肱骨外科颈。关节囊的滑膜层可膨出，形成滑液鞘或滑膜囊，以利于肌腱的活动。肱二头肌长头腱就在结节间滑液鞘内穿过关节。关节囊的纤维层由斜行、纵行及环行的纤维构成，关节囊的上壁有喙肱韧带，从喙突根部至肱骨大结节前面，与冈上肌腱交织在一起并融入其纤维层。关节囊的前壁和后壁也有多条肌腱的纤维加入，可增加关节的稳固性。关节囊的下壁则相对薄弱，故常在此处发生肩关节前下方脱位。

（二）相关韧带

1. 喙肱韧带　宽而强韧，起自喙突根部的背外侧缘，斜向外下方，止于肱骨大、小结节的前面，与冈上肌腱相愈合。其前、上缘游离，后、下缘与关节囊相愈合，之间有黏液囊相隔。喙肱韧带有加强关节囊上部，限制肱骨向外侧旋转，防止肱骨头向上方脱位的作用。

2. 盂肱韧带　在关节囊前壁的内面，盂肱韧带分为上、中、下三部。其上部起自喙突根部附近的关节盂边缘，斜向外下方，止于肱骨小结节上方；中部连结肱骨小结节和关节盂前缘，该部缺如则会导致关节囊前下壁薄弱，此处易发生肩关节脱位；下部起自关节盂下缘，斜向外下方，止于肱骨解剖颈下部。盂肱韧带有加强关节囊前壁的作用。

3. 肱骨横韧带　连结肱骨大、小结节，是肱骨的固有韧带，与结节间沟共同围成骨性纤维管，有肱二头肌长头肌腱通过。其部分纤维与关节囊相愈合。

（三）盂唇

盂唇附着于关节盂周缘，上部和肱二头肌长头肌腱相移行。盂唇为纤维软骨环，其横切面呈三角形，尖端锐薄而游离，底部与关节盂周缘相连。其略加深关节盂，似弹性垫，能缓冲运动时对关节头的撞击。盂唇前缘脱落或边缘撕破，均易导致肩关节习惯性脱位。

(四)肩关节的运动

肩关节属于典型的多轴球窝关节,其运动范围较大,是人体中活动度较大的关节之一。主要沿下列三个运动轴进行运动。

(1)沿冠状轴可作屈伸运动。前屈运动范围约70°,后伸运动范围较小,约60°,受到喙突与肱骨头及关节囊前壁相互接触的限制。

(2)沿矢状轴可作内收、外展运动。内收、外展运动时肩胛骨固定不动,肱骨头在关节窝内上下滑动。外展时肱骨头向内下方滑动,运动范围为100°～120°;内收时肱骨头向上方滑动,因其受到躯干限制,运动范围约20°。

(3)沿垂直轴可作旋内、旋外运动。旋内运动时,肱骨头向后滑动,肱骨体和肱骨大结节向前方转动;旋外运动时,肱骨头向前滑动,肱骨体和肱骨大结节向后方转动。上肢下垂时,旋转范围最大约170°。上肢垂直上举时,运动范围最小,通常女性旋转运动范围比男性略大。

(4)肩关节还可作环转运动。

(五)肩关节的血管、淋巴管及神经

(1)动脉:包括旋肱前、后动脉,肩胛上、下动脉,旋肩胛动脉等。

(2)肩关节的淋巴管:关节囊的滑膜层和纤维层的深浅层,均有淋巴管网,且相互吻合。自淋巴管网发出输出管,汇聚到关节内淋巴输出管,而后汇入上肢的集合管,伴随上肢的血管与神经,汇入锁骨下淋巴结。

(3)神经支配:腋神经支配关节囊前壁和下壁;肩胛上神经支配关节囊上壁和后壁;胸前神经的外侧支支配关节囊前壁和上壁。

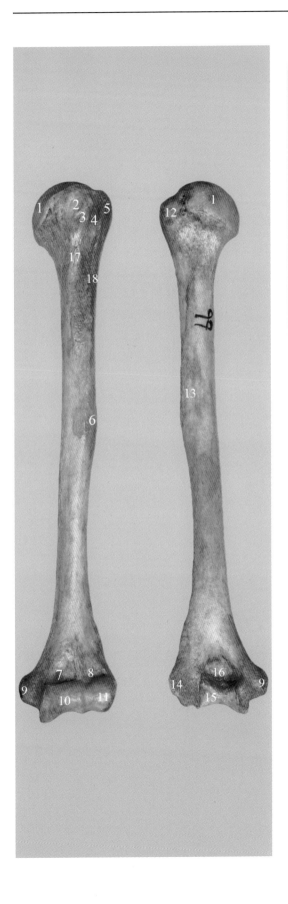

1. 肱骨头（head of humerus）;
2. 肩胛下肌附着处（attachment of the subscapularis muscle）;
3. 肱骨小结节（lesser tubercle of humerus）;
4. 结节间沟（intertubercular sulcus）;
5. 肱骨大结节（greater tubercle of humerus）;
6. 三角肌粗隆（deltoid tuberosity）;
7. 冠突窝（coronoid fossa）;
8. 桡窝（radial fossa）;
9. 内上髁（medial epicondyle）;
10. 肱骨滑车（trochlea of humerus）;
11. 肱骨小头（capitulum of humerus）;
12. 冈下肌和小圆肌附着处（attachment of infraspinatus and teres minor）;
13. 桡神经沟（groove for radial nerve）;
14. 外上髁（lateral epicondyle）;
15. 肱骨滑车（trochlea of humerus）;
16. 尺骨鹰嘴窝（olecranon fossa of the ulna）;
17. 小结节嵴（crest of lesser tubercle）;
18. 大结节嵴（crest of greater tubercle）

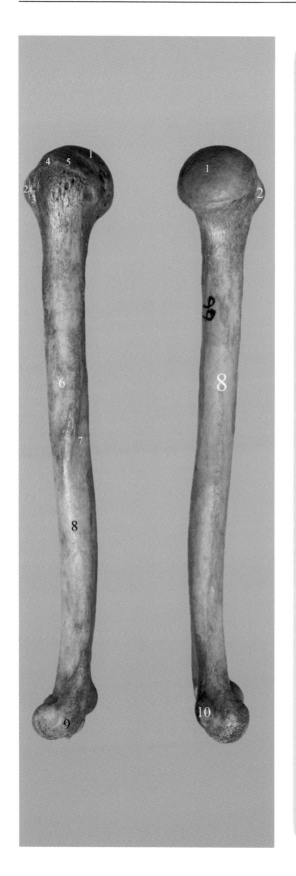

1. 肱骨头（head of humerus）；
2. 肱骨小结节（lesser tubercle of humerus）；
3. 结节间沟（intertubercular sulcus）；
4. 肱骨大结节（greater tubercle of humerus）；
5. 冈下肌和小圆肌附着处（attachment of infraspinatus and teres minor）；
6. 三角肌粗隆（deltoid tuberosity）；
7. 桡神经沟（groove of radial nerve）；
8. 肱骨体（body of humerus）；
9. 外上髁（lateral epicondyle）；
10. 内上髁（medial epicondyle）

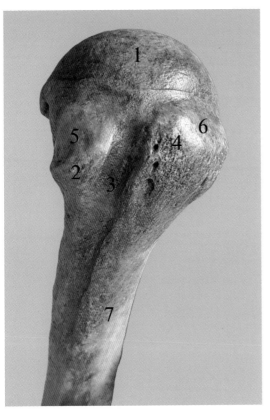

1. 肱骨头（head of humerus）；
2. 肱骨小结节（lesser tubercle of humerus）；
3. 结节间沟（intertubercular sulcus）；
4. 肱骨大结节（greater tubercle of humerus）；
5. 肩胛下肌附着处（attachment of the subscapularis muscle）；
6. 冈上肌附着处（attachment of the supraspinatus muscle）；
7. 肱骨（humerus）

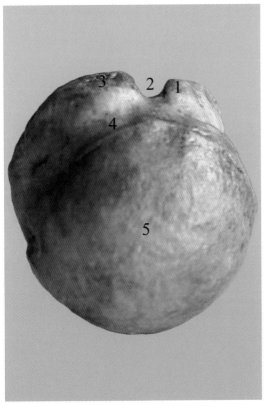

1. 肱骨小结节（lesser tubercle of humerus）；
2. 结节间沟（intertubercular sulcus）；
3. 肱骨大结节（greater tubercle of humerus）；
4. 肱骨解剖颈（anatomical neck of humerus）；
5. 肱骨头（head of humerus）

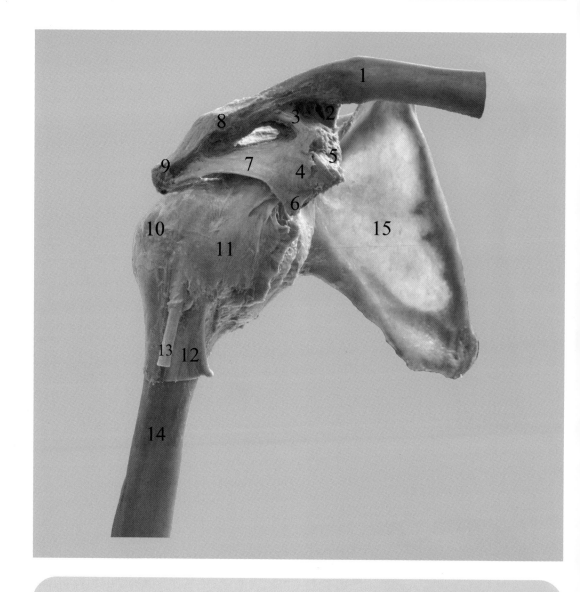

1.锁骨(clavicle);2.锥状韧带(conoid ligament);3.斜方韧带(trapezoid ligament);4.喙突(coracoid process);5.胸小肌(pectoralis minor muscle);6.肱二头肌短头和喙肱肌(short head of biceps brachii and coracobrachialis);7.喙肩韧带(coracoacromial ligament);8.肩锁关节(acromioclavicular joint);9.肩峰(acromion);10.肱骨大结节(greater tubercle of humerus);11.肱骨小结节(lesser tubercle of humerus);12.背阔肌(latissimus dorsi);13.肱二头肌腱(biceps tendon of the humerus);14.肱骨(humerus);15.肩胛骨(scapula)

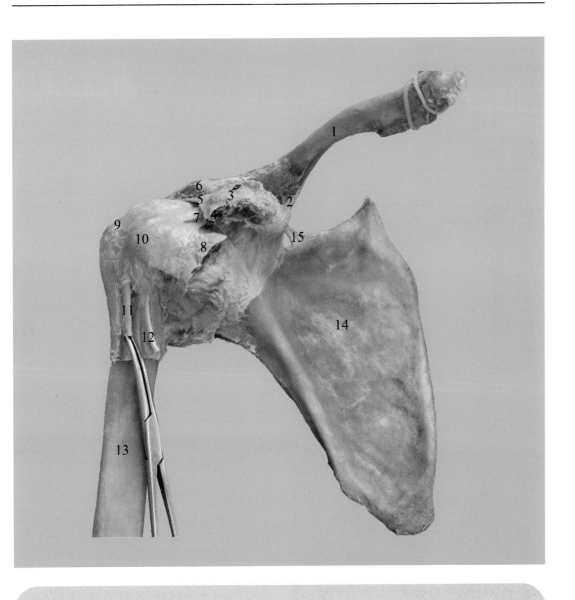

1. 锁骨（clavicle）；2. 锥状韧带（conoid ligament）；3. 喙突（coracoid process）；4. 肱二头肌短头（short head of biceps brachii）；5. 喙肩韧带（coracoacromial ligament）；6. 肩锁关节（acromioclavicular joint）；7. 喙肱韧带（coracohumeral ligament）；8. 肩胛下肌（subscapularis）；9. 肱骨大结节（greater tubercle of humerus）；10. 肱骨小结节（lesser tubercle of humerus）；11. 肱二头肌长头腱（long head of biceps tendon）；12. 背阔肌腱（tendon of latissimus dorsi）；13. 肱骨（humerus）；14. 肩胛骨（scapula）；15. 肩胛上横韧带（superior transverse scapular ligament）

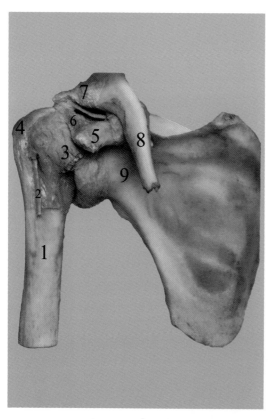

1. 肱骨（humerus）；
2. 肱二头肌腱（biceps tendon of the humerus）；
3. 肩胛下肌腱（the subscapularis tendon）；
4. 肱骨大结节（greater tubercle of humerus）；
5. 喙突（coracoid process）；
6. 喙肩韧带（coracoacromial ligament）；
7. 肩锁关节（acromioclavicular joint）；
8. 锁骨（clavicle）；
9. 肩胛骨（scapula）

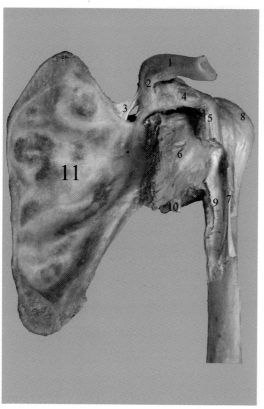

1. 锁骨（clavicle）；
2. 锥状韧带（conoid ligament）；
3. 肩胛上横韧带（superior transverse scapular ligament）；
4. 喙突（coracoid process）；
5. 肱二头肌短头和喙肱肌（short head of biceps brachii and coracobrachialis）；
6. 肩胛下肌（subscapularis）；
7. 肱二头肌长头腱（long head of biceps tendon）；
8. 肱骨大结节（greater tubercle of humerus）；
9. 背阔肌腱（tendon of latissimus dorsi）；
10. 肱三头肌长头（long head of triceps brachii）；
11. 肩胛骨（scapula）

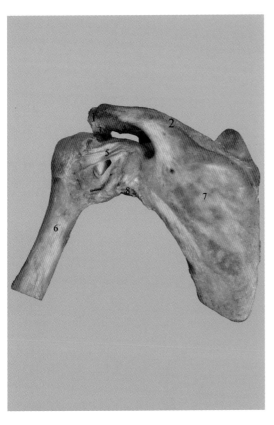

1. 肩峰（acromion）；
2. 肩胛冈（spine of scapula）；
3. 喙肩韧带（coracoacromial ligament）；
4. 肩锁关节（acromioclavicular joint）；
5. 关节囊（articular capsule）；
6. 肱骨（humerus）；
7. 肩胛骨（scapula）；
8. 肱三头肌长头腱（long head of triceps tendon）

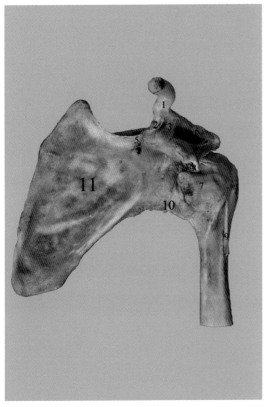

1. 锁骨（clavicle）；
2. 锥状韧带（conoid ligament）；
3. 斜方韧带（trapezoid ligament）；
4. 喙肩韧带（coracoacromial ligament）；
5. 肩胛上横韧带（superior transverse scapular ligament）（骨化）；
6. 肩锁关节（acromioclavicular joint）；
7. 肩胛下肌（subscapularis）；
8. 肱二头肌短头和喙肱肌（short head of biceps brachii and coracobrachialis）；
9. 肱二头肌长头（long head of biceps brachii）；
10. 关节囊（articular capsule）；
11. 肩胛骨（scapula）

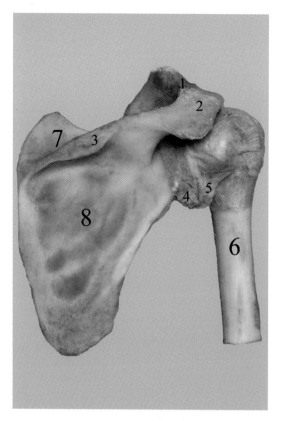

1. 肩锁关节(acromioclavicular joint)；
2. 肩峰(acromion)；
3. 肩胛冈(spine of scapula)；
4. 肱三头肌长头腱（long head of the triceps tendon）；
5. 关节囊(articular capsule)；
6. 肱骨(humerus)；
7. 冈上窝(supraspinous fossa)；
8. 冈下窝(infraspinous fossa)

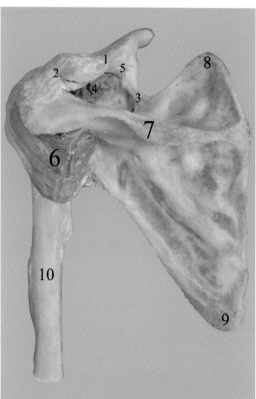

1. 锁骨(clavicle)；
2. 肩锁关节(acromioclavicular joint)；
3. 肩胛上横韧带（superior transverse scapular ligament）；
4. 冈上肌(supraspinatus)；
5. 喙锁韧带（coracoclavicular ligament）；
6. 冈下肌(infraspinatus)；
7. 肩胛冈(spine of scapula)；
8. 肩胛上角（angulus superior scapulae）；
9. 肩胛下角（angulus inferior scapulae）；
10. 肱骨(humerus)

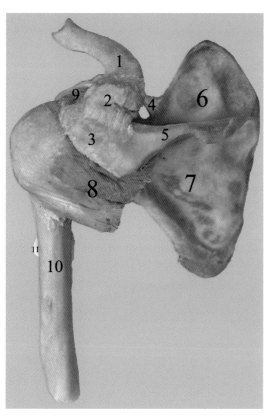

1. 锁骨（clavicle）；
2. 肩锁韧带（acromioclavicular ligament）；
3. 肩峰（acromion）；
4. 肩胛上横韧带（superior transverse scapular ligament）；
5. 肩胛冈（spine of scapula）；
6. 冈上窝（supraspinous fossa）；
7. 冈下窝（infraspinous fossa）；
8. 冈下肌（infraspinatus）；
9. 喙肩韧带（coracoacromial ligament）；
10. 肱骨（humerus）；
11. 肱二头肌长头腱（long head of biceps tendon）

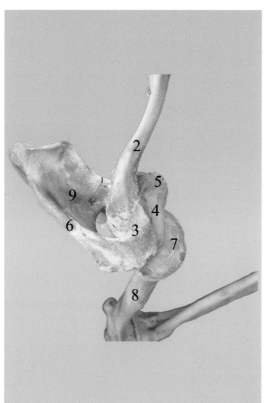

1. 肩胛上横韧带（superior transverse scapular ligament）；
2. 锁骨（clavicle）；
3. 肩锁关节（acromioclavicular joint）；
4. 喙肩韧带（coracoacromial ligament）；
5. 喙突（coracoid process）；
6. 肩胛冈（spine of scapula）；
7. 肱骨大结节（greater tubercle of humerus）；
8. 肱骨（humerus）；
9. 冈上窝（supraspinous fossa）

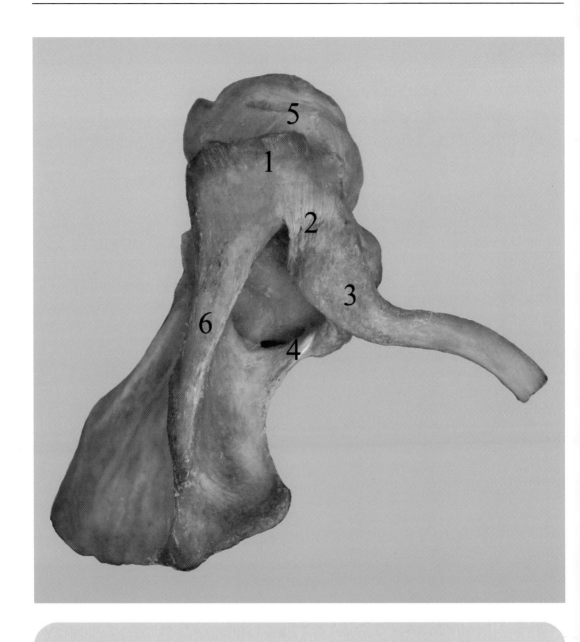

1. 肩峰（acromion）；2. 肩锁关节（acromioclavicular joint）；3. 锁骨（clavicle）；4. 肩胛上横韧带（superior transverse scapular ligament）；5. 肱骨大结节（greater tubercle of humerus）；6. 肩胛冈（spine of scapula）

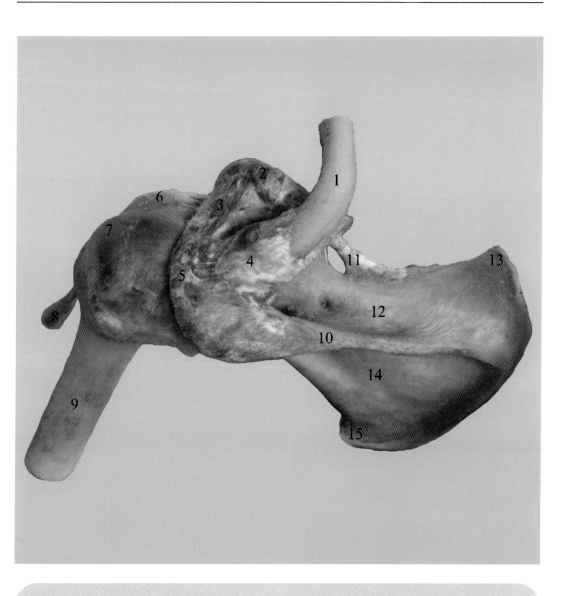

1. 锁骨（clavicle）；2. 喙突（coracoid process）；3. 喙肩韧带（cora-coacromial ligament）；4. 肩锁关节（acromioclavicular joint）；5. 肩峰（acromion）；6. 肱骨小结节（lesser tubercle of humerus）；7. 肱骨大结节（greater tubercle of humerus）；8. 肱二头肌长头（long head of biceps brachii）；9. 肱骨（humerus）；10. 肩胛冈（spine of scapula）；11. 肩胛上横韧带（superior transverse scapular ligament）；12. 冈上窝（supraspinous fossa）；13. 肩胛上角（angulus superior scapulae）；14. 冈下窝（infraspinous fossa）；15. 肩胛下角（angulus inferior scapulae）

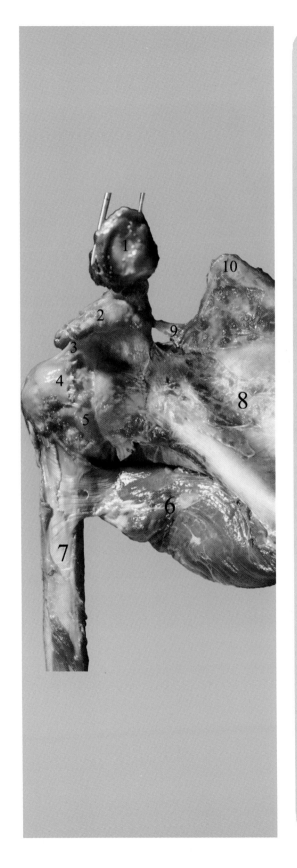

1. 锁骨胸骨端（extremitas sterna-lis of clavicle）；
2. 喙突（coracoid process）；
3. 喙肱韧带（coracohumeral liga-ment）；
4. 肩胛下肌（subscapularis）；
5. 关节囊（articular capsule）；
6. 大圆肌（teres major）；
7. 肱骨（humerus）；
8. 肩胛骨（scapula）；
9. 肩胛上横韧带（superior trans-verse scapular ligament）；
10. 肩胛上角（angulus superior scap-ulae）

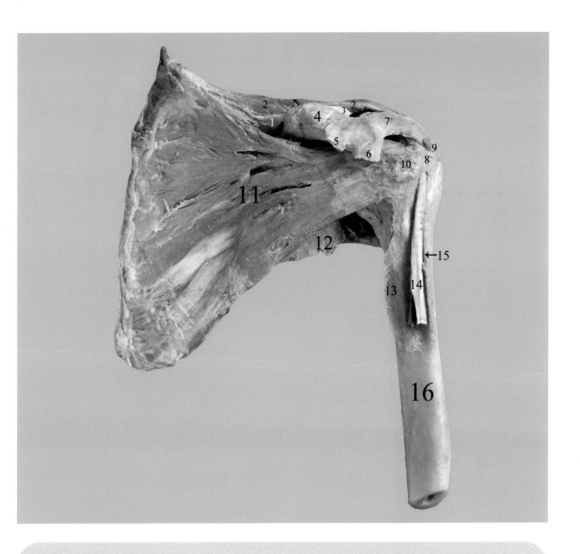

1. 肩胛上横韧带（superior transverse scapular ligament）；2. 冈上肌（supraspinatus）；3. 喙肩韧带（coracoacromial ligament）；4. 喙突（coracoid process）；5. 胸小肌腱（tendon of pectoralis minor）；6. 肱二头肌腱和喙肱肌腱（biceps tendon and coracobrachial tendon）；7. 喙肱韧带（coracohumeral ligament）；8. 肱骨横韧带（transverse humeral ligament）；9. 肱骨大结节（greater tubercle of humerus）；10. 肱骨小结节（lesser tubercle of humerus）；11. 肩胛下肌（subscapularis）；12. 肱三头肌长头腱（long head of triceps tendon）；13. 背阔肌腱（tendon of latissimus dorsi）；14. 肱二头肌腱（biceps tendon of the humerus）；15. 胸大肌腱（tendon of pectoralis major）；16. 肱骨（humerus）

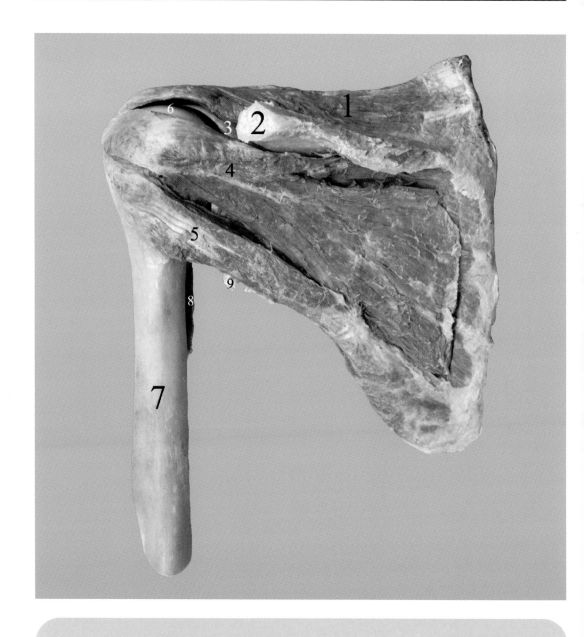

1. 冈上肌（supraspinatus）；2. 肩胛冈（spine of scapula）；3. 肱二头肌腱（biceps tendon of the humerus）；4. 冈下肌（infraspinatus）；5. 小圆肌（teres minor）；6. 肱骨头（head of humerus）；7. 肱骨（humerus）；8. 背阔肌（latissimus dorsi）；9. 肱三头肌长头腱（long head of triceps tendon）

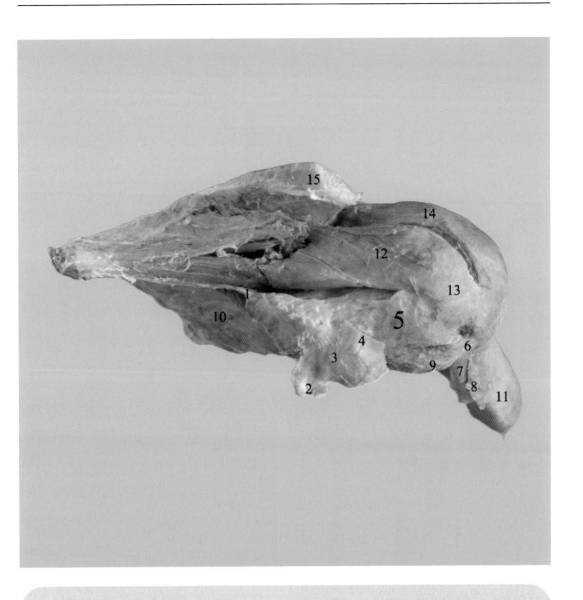

1.肩胛上横韧带（superior transverse scapular ligament）；2.胸小肌腱（tendon of pectoralis minor）；3.喙突（coracoid process）；4.喙肩韧带（coracoacromial ligament）；5.喙肱韧带（coracohumeral ligament）；6.肱骨横韧带（transverse humeral ligament）；7.肱二头肌长头腱（tendon of long head of biceps brachii）；8.胸大肌腱（tendon of pectoralis major）；9.肱骨小结节（lesser tubercle of humerus）；10.肩胛下肌（subscapularis）；11.肱骨（humerus）；12.冈上肌（supraspinatus）；13.肱骨大结节（greater tubercle of humerus）；14.冈下肌（infraspinatus）；15.肩胛冈（spine of scapula）

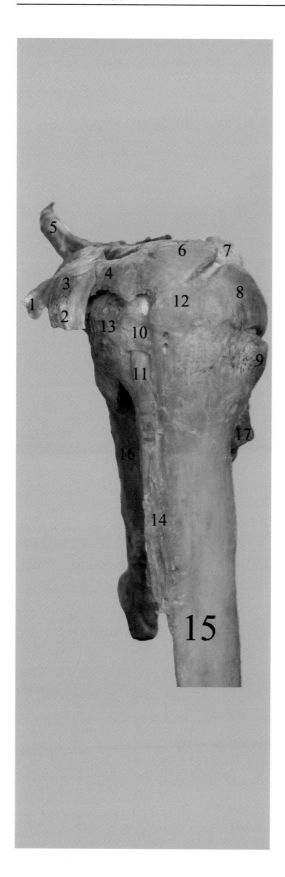

1. 胸小肌腱（tendon of pectoralis minor）;
2. 肱二头肌短头腱和喙肱肌腱（short head of biceps tendon and coracobrachial tendon）;
3. 喙突（coracoid process）;
4. 喙肱韧带（coracohumeral ligament）;
5. 肩胛上角（angulus superior scapulae）;
6. 冈上肌腱（supraspinatus tendon）;
7. 肩胛冈（spine of scapula）;
8. 冈下肌腱（infraspinatus tendon）;
9. 小圆肌腱（tendon of teres minor）;
10. 肱骨横韧带（transverse humeral ligament）;
11. 肱二头肌长头腱（long head of biceps tendon）;
12. 肱骨大结节（greater tubercle of humerus）;
13. 肱骨小结节（lesser tubercle of humerus）;
14. 胸大肌腱（tendon of pectoralis major）;
15. 肱骨（humerus）;
16. 肩胛下肌（subscapularis）;
17. 肱三头肌腱（triceps tendon of the humerus）

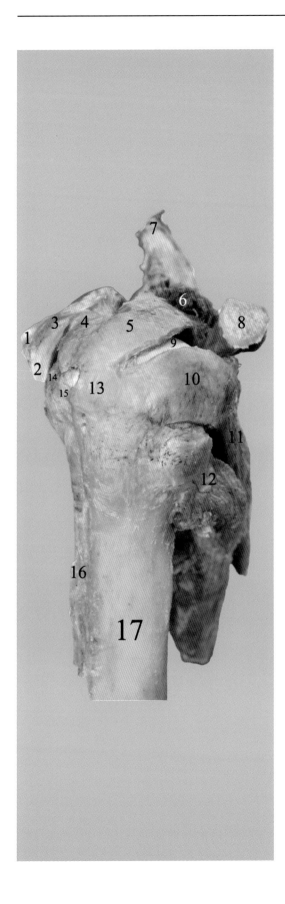

1. 胸小肌腱（tendon of pectoralis minor）;
2. 肱二头肌腱和喙肱肌腱（biceps tendon and coracobrachial tendon）;
3. 喙突（coracoid process）;
4. 喙肱韧带（coracohumeral ligament）;
5. 冈上肌腱（supraspinatus tendon）;
6. 冈上肌（supraspinatus）;
7. 肩胛上角（angulus superior scapulae）;
8. 肩胛冈（spine of scapula）;
9. 肱骨头（head of humerus）;
10. 冈下肌腱（infraspinatus tendon）;
11. 冈下肌（infraspinatus）;
12. 小圆肌（teres minor）;
13. 肱骨大结节（greater tubercle of humerus）;
14. 肱骨小结节（lesser tubercle of humerus）;
15. 肱骨横韧带（transverse humeral ligament）;
16. 胸大肌腱（tendon of pectoralis major）;
17. 肱骨（humerus）

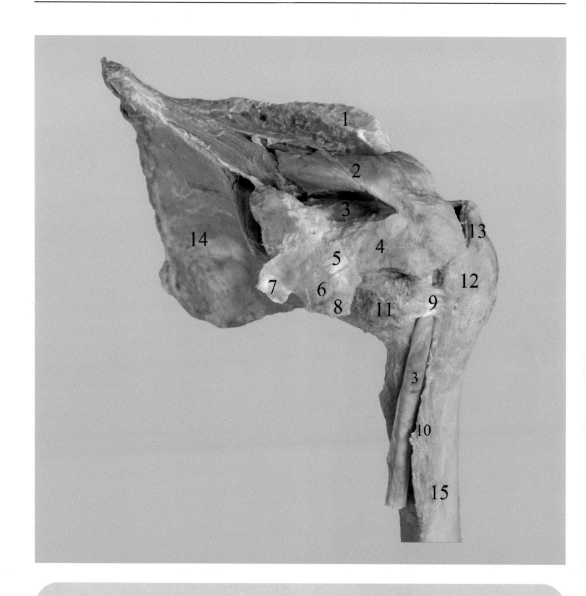

1. 肩胛冈(spine of scapula)；2. 冈上肌(supraspinatus)；3. 肱二头肌长头腱 (long head of biceps tendon)；4. 喙肱韧带(coracohumeral ligament)；5. 喙肩韧带(coracoacromial ligament)；6. 喙突(coracoid process)；7. 胸小肌腱(tendon of pectoralis minor)；8. 肱二头肌短头和喙肱肌(short head of biceps brachii and coracobrachialis)；9. 肱骨横韧带(transverse humeral ligament)；10. 胸大肌腱(tendon of pectoralis major)；11. 肱骨小结节(lesser tubercle of humerus)；12. 肱骨大结节(greater tubercle of humerus)；13. 冈下肌腱(infraspinatus tendon)；14. 肩胛下肌(subscapularis muscle)；15. 肱骨(humerus)

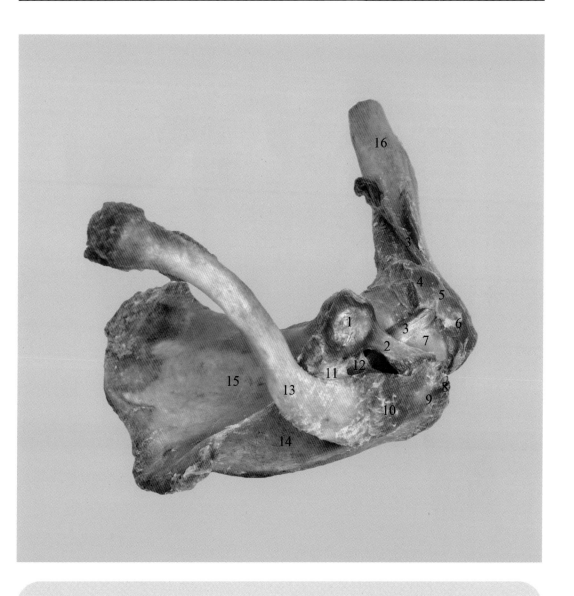

1.喙突(coracoid process);2.喙肩韧带(coracoacromial ligament);
3.肱二头肌长头腱（long head of biceps tendon);4.肱骨小结节
(lesser tubercle of humerus);5.肱骨横韧带(transverse humeral
ligament);6.肱骨大结节(greater tubercle of humerus);7.肱骨头
(head of humerus);8.三角肌(deltoid);9.肩峰(acromion);10.肩
锁关节(acromioclavicular joint);11.锥状韧带(conoid ligament);
12.斜方韧带(trapezoid ligament);13.锁骨(clavicle);14.冈上窝
(supraspinous fossa);15.肩胛下窝（subscapular fossa);16.肱骨
(humerus)

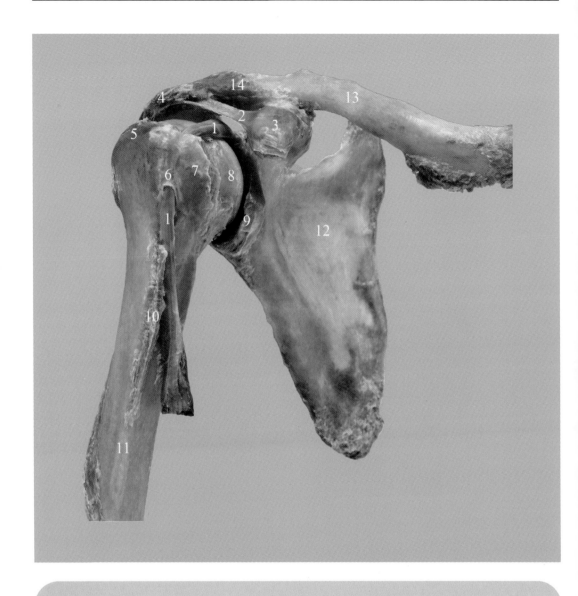

1.肱二头肌长头腱（long head of biceps tendon）；2.喙肩韧带（coracoacromial ligament）；3.喙突（coracoid process）；4.肩峰（acromion）；5.肱骨大结节（greater tubercle of humerus）；6.肱骨横韧带（transverse humeral ligament）；7.肱骨小结节（lesser tubercle of humerus）；8.肱骨头（head of humerus）；9.关节唇（articular labrum）；10.胸大肌腱（tendon of pectoralis major）；11.肱骨（humerus）；12.肩胛下窝（subscapular fossa）；13.锁骨（clavicle）；14.肩锁关节（acromioclavicular joint）

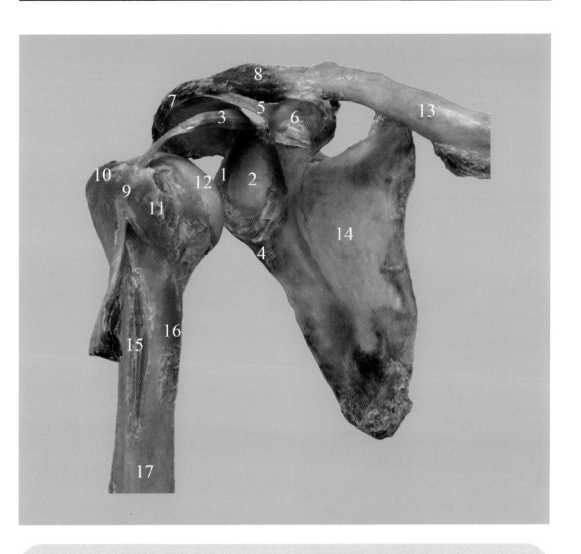

1. 关节唇（articular labrum）；2. 关节盂（glenoid cavity）；3. 肱二头肌长头腱（long head of biceps tendon）；4. 肱三头肌长头附着处（attachment of the long head of triceps brachii）；5. 喙肩韧带（coracoacromial ligament）；6. 喙突（coracoid process）；7. 肩峰（acromion）；8. 肩锁关节（acromioclavicular joint）；9. 肱骨横韧带（transverse humeral ligament）；10. 肱骨大结节（greater tubercle of humerus）；11. 肱骨小结节（lesser tubercle of humerus）；12. 肱骨头（head of humerus）；13. 锁骨（clavicle）；14. 肩胛下窝（subscapular fossa）；15. 胸大肌附着处（attachment of the pectoralis major）；16. 背阔肌附着处（attachment of the latissimus dorsi）；17. 肱骨（humerus）

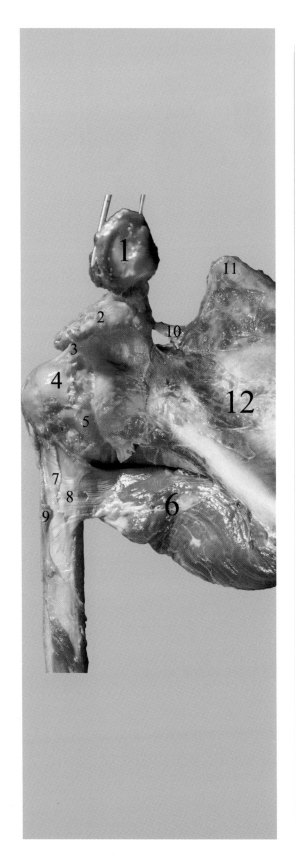

1. 锁骨胸骨端（extremitas sterna-lis of clavicle）；
2. 喙突（coracoid process）；
3. 喙肱韧带（coracohumeral liga-ment）；
4. 肩胛下肌腱（the subscapularis tendon）；
5. 关节囊（articular capsule）；
6. 大圆肌（teres major）；
7. 背阔肌腱（tendon of latissimus dorsi）；
8. 大圆肌腱（tendon of teres ma-jor）；
9. 胸大肌腱（tendon of pectoralis major）；
10. 肩胛上横韧带（superior trans-verse scapular ligament）；
11. 肩胛上角（angulus superior scapulae）；
12. 肩胛下窝（subscapular fossa）

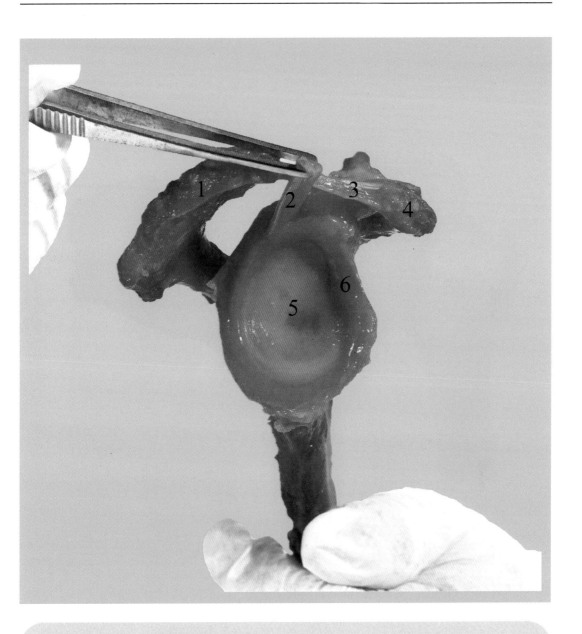

1.肩峰(acromion);2.肱二头肌长头腱 (long head of biceps tendon);3.喙肩韧带(coracoacromial ligament);4.喙突(coracoid process);5.关节盂(glenoid cavity);6.关节唇(articular labrum)

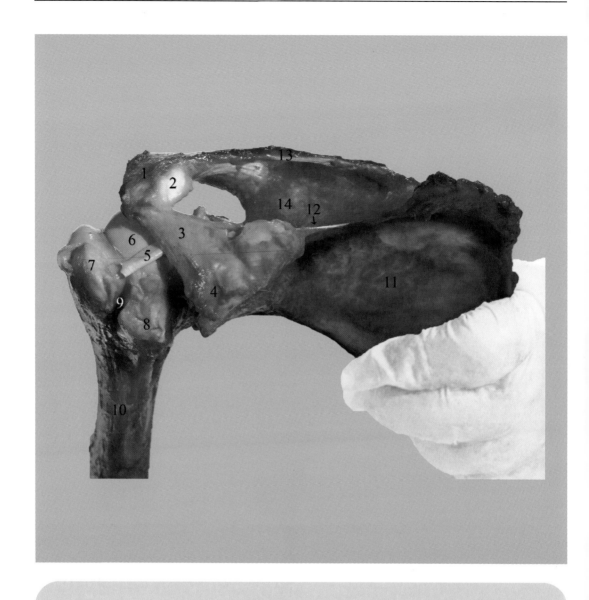

1.肩峰（acromion）；2.肩胛骨关节面（articular surface of scapula）；3.喙肩韧带（coracoacromial ligament）；4.喙突（coracoid process）；5.肱二头肌长头腱（long head of biceps tendon）；6.肱骨头关节面（articular surface of humeral head）；7.肱骨大结节（greater tubercle of humerus）；8.肱骨小结节（lesser tubercle of humerus）；9.结节间沟（intertubercular sulcus）；10.肱骨（humerus）；11.肩胛骨（scapula）；12.肩胛上横韧带（superior transverse scapular ligament）；13.肩胛冈（spine of scapula）；14.冈上窝（supraspinous fossa）

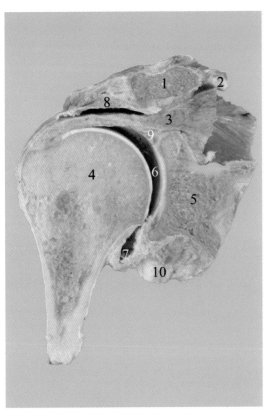

1. 肩峰（acromion）;

2. 锁骨（clavicle）;

3. 冈上肌（supraspinatus）;

4. 肱骨头（head of humerus）;

5. 肩胛骨颈部（neck of scapula）;

6. 肩关节腔（the shoulder joint cavity）;

7. 肩关节囊（capsula articularis humeri）;

8. 喙肩韧带（coracoacromial ligament）;

9. 肱二头肌长头腱（long head of biceps tendon）;

10. 肱三头肌长头腱（long head of triceps tendon）

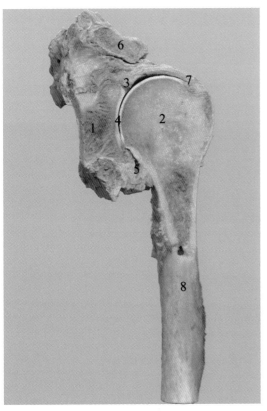

1. 肩胛骨颈部（neck of scapula）;

2. 肱骨头（head of humerus）;

3. 肱二头肌腱（biceps tendon of the humerus）;

4. 软骨面（cartilage surface）;

5. 关节囊（articular capsule）;

6. 锁骨（clavicle）;

7. 冈上肌腱（supraspinatus tendon）;

8. 肱骨（humerus）

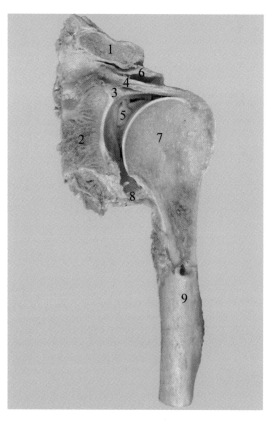

1. 肩峰（acromion）；
2. 肩胛骨颈部（neck of scapula）；
3. 肱二头肌长头腱（long head of biceps tendon）；
4. 冈上肌腱（supraspinatus tendon）；
5. 肩胛下肌腱（the subscapularis tendon）；
6. 喙肩韧带（coracoacromial ligament）；
7. 肱骨头（head of humerus）；
8. 关节囊（articular capsule）；
9. 肱骨（humerus）

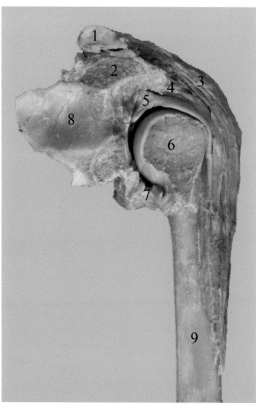

1. 锁骨（clavicle）；
2. 喙突根部（the root of the coronoid process）；
3. 三角肌（deltoid）；
4. 冈上肌腱（supraspinatus tendon）；
5. 肱二头肌长头腱（long head of biceps tendon）；
6. 肱骨头（head of humerus）；
7. 关节囊（articular capsule）；
8. 肩胛骨（scapula）；
9. 肱骨（humerus）

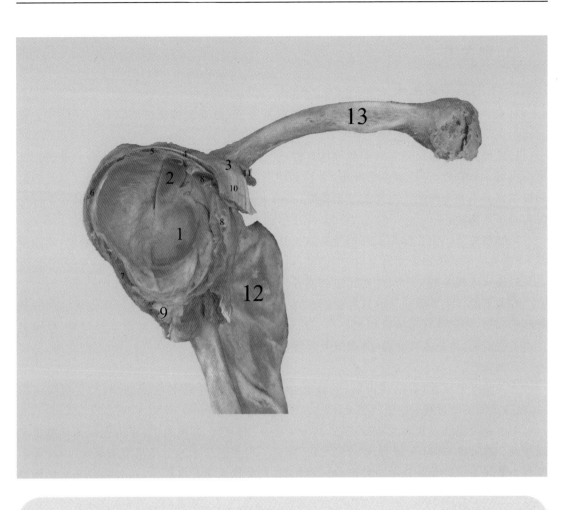

1. 关节盂（glenoid cavity）；2. 肱二头肌长头腱（long head of biceps tendon）；3. 喙突（coracoid process）；4. 喙肩韧带（coracoacromial ligament）；5. 冈上肌腱（supraspinatus tendon）；6. 冈下肌腱（infraspinatus tendon）；7. 小圆肌腱（tendon of teres minor）；8. 肩胛下肌腱（the subscapularis tendon）；9. 肱三头肌长头（long head of triceps brachii）；10. 肱二头肌短头（short head of biceps brachii）；11. 喙肱肌腱（coracobrachial tendon）；12. 肩胛骨（scapula）；13. 锁骨（clavicle）

（陈美雄　刘高峰　刘天明　胡兴斌　徐育　侯金鑫　李沁宸）

二、肘关节

（一）肘关节的组成

肘关节是由桡尺骨近端和肱骨远端构成的复关节，关节面被覆透明软骨。在结构上被共同包在一个关节囊内，包括三个关节。

1. 肱尺关节 由尺骨半月切迹和肱骨滑车构成。尺骨半月切迹由一横沟分为前、后部。横沟内无关节软骨，仅被覆一层纤维、滑膜和脂肪组织。肱骨滑车并非标准滑车，半月切迹和滑车也并不完全匹配。当肘关节全伸时，其内上部与肱骨滑车不接触，前屈时其外上部与肱骨滑车不接触。

2. 肱桡关节 由肱骨小头和桡骨头的关节凹构成。肱骨小头的软骨，中部较厚，周缘略薄，而桡骨头的关节凹表层软骨，中部较薄，周缘略厚。

3. 桡尺近侧关节 由尺骨桡切迹和桡骨环状关节面共同构成。

4. 关节囊 关节囊前壁起自肱骨的前面、桡窝和冠突窝的上方，止于尺骨冠突前面和桡骨环状韧带，两侧移行为桡尺侧副韧带。后壁起自肱骨小头后面、肱骨滑车外侧缘、鹰嘴窝及内上髁后面，止于鹰嘴上缘、外侧缘及尺骨桡切迹后面、桡骨环状韧带。两侧壁肥厚，形成桡尺侧副韧带。

关节囊纤维层前、后壁较薄弱，受到暴力作用时，肱骨下端易向前移位，尺骨鹰嘴向后移，易造成肘关节后脱位。

关节囊滑膜起自肱骨关节面周缘，衬附于桡窝、冠突窝、鹰嘴窝、滑车内侧面和纤维膜内面等处。在后面，其自后向尺、桡骨间突入，形成一内含脂肪垫的半月状滑膜皱襞，可将关节腔分为肱尺关节腔和肱桡关节腔两部。在外侧，其呈囊状向下方膨出，达到桡骨环状韧带的下方，并包绕桡骨颈。

在关节囊的纤维层和滑膜层之间，有三个脂肪垫，其中最大的一个位于鹰嘴窝处，伸肘关节时此垫被肱三头肌挤入鹰嘴窝；其余两个分别位于桡窝和冠突窝处，屈肘关节时，被肱肌挤入各自窝内。

在关节囊纤维层和肱三头肌腱之间，存在小滑膜囊，即鹰嘴囊。当其受到摩擦和压迫时，可变大、发生炎症。

（二）肘关节的韧带

1. 桡侧副韧带 呈三角形，较肥厚，自肱骨外上髁向下拓展，止于桡骨环状韧带，其后部的部分纤维经桡骨环状韧带止于尺骨旋后肌嵴。桡侧副韧带有加强关节囊的外侧壁、防止桡骨头向外脱位的作用。

2. 尺侧副韧带 呈三角形，较肥厚，自肱骨内上髁向下呈扇形拓展，可分为前、中、后三部。前部止于尺骨冠突尺缘；中部薄，止于鹰嘴与冠突之间的骨嵴上；后部止于鹰嘴内侧面。桡、尺侧副韧带有防止肘关节侧屈的作用。

3. 桡骨环状韧带 位于桡骨环状关节面的周缘，两端附着于尺骨桡切迹的前、后缘，与尺骨桡切迹共同构成一个上口大、下口小，形似漏斗的骨纤维环，能容纳桡骨头，防止桡骨头脱出。幼儿时期，桡骨头尚处于发育之中，其环状韧带较松弛，若在肘关节伸直位前臂被猛力牵拉，此时桡骨头易与环状韧带相互卡住，易发生桡骨小头半脱位。

4.方形韧带 呈方形,薄而松弛,连结桡骨颈和尺骨桡切迹下缘,被覆关节下端滑膜表面,有支撑滑膜的作用。

(三)肘关节的运动

肘关节为蜗状关节,主要由肱桡关节和肱尺关节共同完成屈伸运动。

1.肱桡关节 属球窝关节,但因受到尺骨限制,只能沿两个轴进行运动。在垂直轴上,桡骨可作旋前和旋后运动。在冠状轴上,桡尺骨可作屈伸运动。

2.肱尺关节 属屈戌关节,沿冠状轴可作屈伸运动。

3.桡尺近侧关节 属车轴关节,需要与桡尺远侧关节共同参与运动。

肘关节屈伸运动范围约140°,后伸受到关节前部关节囊和肌肉的限制,屈曲受到上臂的限制。当肘关节伸直且前臂旋后时,前臂略偏向外侧,与臂部不在一条直线上,二者之间形成一个向外开放的钝角,称为提携角,男性约163°,女性约173°。前臂旋前时,此角不明显,屈肘时,此角消失。

(四)肘关节的血管、淋巴管及神经

(1)动脉:包括关节周围的动脉网、肱动脉和肱肌的分支。

(2)淋巴管:关节囊有三层淋巴管网,分别位于滑膜和纤维膜的深、浅层。关节的初级输出淋巴管,形成血管周围的淋巴管丛,汇聚到上肢的集合淋巴管。

(3)神经支配:桡神经分支(支配关节囊后壁和前外侧壁);尺神经分支(支配尺侧副韧带);正中神经分支(支配关节囊的前内侧壁和前壁);肌皮神经分支(支配关节囊的前壁)。

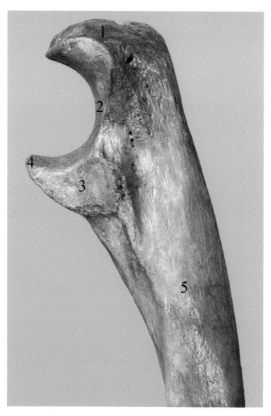

1. 尺骨鹰嘴（olecranon of ulna）；
2. 滑车切迹（trochlear notch）；
3. 尺骨桡切迹（radial notch of ulna）；
4. 冠突（coronoid process）；
5. 肱骨（humerus）

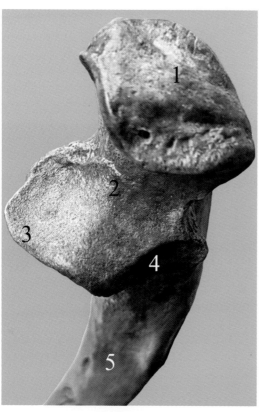

1. 尺骨鹰嘴（olecranon of ulna）；
2. 滑车切迹（trochlear notch）；
3. 冠突（coronoid process）；
4. 尺骨桡切迹（radial notch of ulna）；
5. 尺骨（ulna）

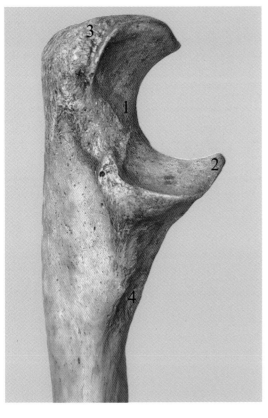

1. 滑车切迹(trochlear notch)；
2. 冠突(coronoid process)；
3. 尺骨鹰嘴(olecranon of ulna)；
4. 尺骨粗隆（tuberosity of ulna）

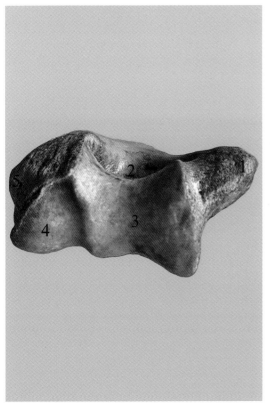

1. 内上髁(medial epicondyle)；
2. 尺骨鹰嘴窝(olecranon fossa of the ulna)；
3. 肱骨滑车（trochlea of humerus）；
4. 肱骨小头（capitulum of humerus）；
5. 外上髁(lateral epicondyle)

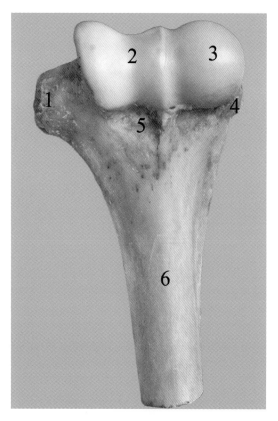

1. 内上髁（medial epicondyle）；
2. 肱骨滑车（trochlea of humerus）；
3. 肱骨小头（capitulum of humerus）；
4. 外上髁（lateral epicondyle）；
5. 冠突窝（coronoid fossa）；
6. 肱骨（humerus）

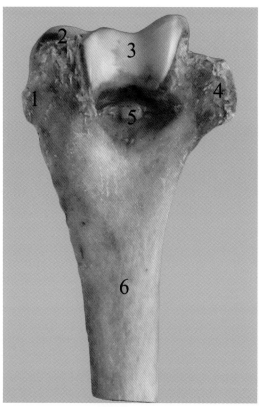

1. 外上髁（lateral epicondyle）；
2. 肱骨小头（capitulum of humerus）；
3. 肱骨滑车（trochlea of humerus）；
4. 内上髁（medial epicondyle）；
5. 尺骨鹰嘴窝（olecranon fossa of the ulna）；
6. 肱骨（humerus）

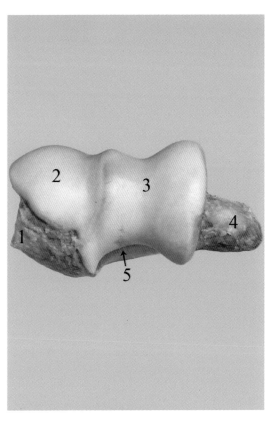

1. 外上髁（lateral epicondyle）；
2. 肱骨小头（capitulum of humerus）；
3. 肱骨滑车（trochlea of humerus）；
4. 内上髁（medial epicondyle）；
5. 尺骨鹰嘴窝（olecranon fossa of the ulna）

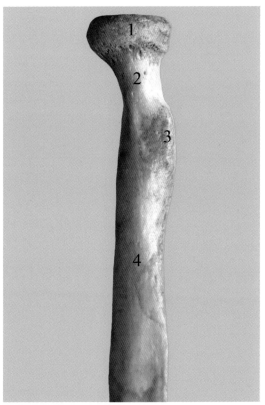

1. 桡骨头（head of radius）；
2. 桡骨颈（neck of radius）；
3. 桡骨粗隆（tuberosity of radius）；
4. 桡骨（radius）

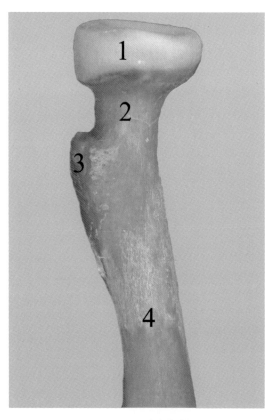

1. 桡骨头（head of radius）；
2. 桡骨颈（neck of radius）；
3. 桡骨粗隆（tuberosity of radius）；
4. 桡骨（radius）

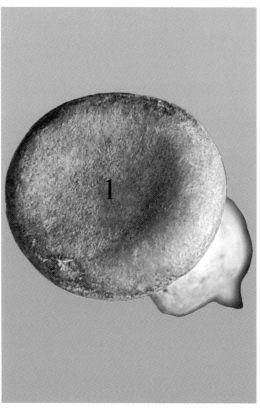

1. 桡骨头关节面（articular surface of the radial head）

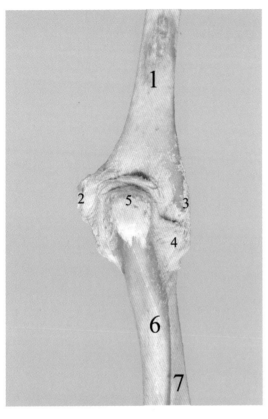

1. 肱骨（humerus）；
2. 内上髁（medial epicondyle）；
3. 外上髁（lateral epicondyle）；
4. 环状韧带（annular ligament）；
5. 尺骨鹰嘴（olecranon of ulna）；
6. 尺骨（ulna）；
7. 桡骨（radius）

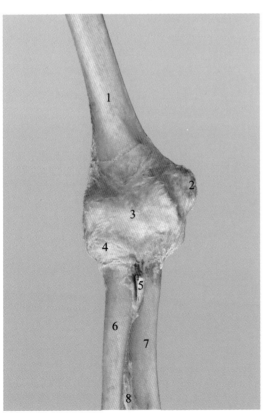

1. 肱骨（humerus）；
2. 内上髁（medial epicondyle）；
3. 关节囊（articular capsule）；
4. 环状韧带（annular ligament）；
5. 肱二头肌腱（biceps tendon of the humerus）；
6. 桡骨（radius）；
7. 尺骨（ulna）；
8. 骨间膜（interosseous membrane）

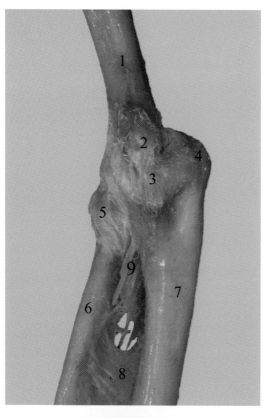

1. 肱骨（humerus）；
2. 内上髁（medial epicondyle）；
3. 尺侧副韧带（ulnar collateral ligament）；
4. 尺骨鹰嘴（olecranon of ulna）；
5. 环状韧带（annular ligament）；
6. 桡骨（radius）；
7. 尺骨（ulna）；
8. 骨间膜（interosseous membrane）；
9. 斜索（oblique cord）

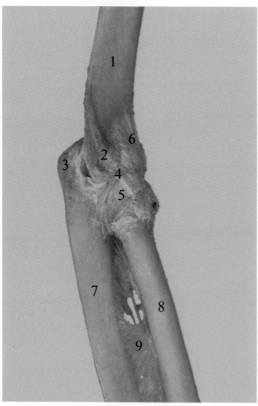

1. 肱骨（humerus）；
2. 外上髁（lateral epicondyle）；
3. 尺骨鹰嘴（olecranon of ulna）；
4. 桡侧副韧带（radial collateral ligament）；
5. 环状韧带（annular ligament）；
6. 关节囊（articular capsule）；
7. 尺骨（ulna）；
8. 桡骨（radius）；
9. 骨间膜（interosseous membrane）

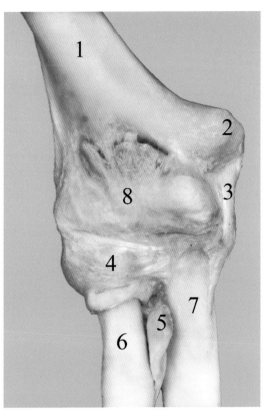

1. 肱骨（humerus）；
2. 内上髁（medial epicondyle）；
3. 尺侧副韧带（ulnar collateral ligament）；
4. 环状韧带（annular ligament）；
5. 肱二头肌腱（biceps tendon of the humerus）；
6. 桡骨颈（neck of radius）；
7. 尺骨（ulna）；
8. 关节囊（articular capsule）

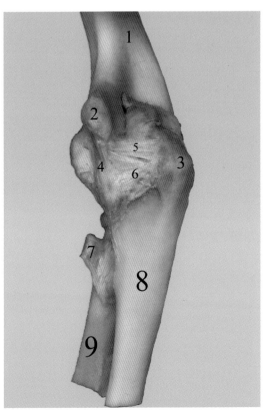

1. 肱骨（humerus）；
2. 内上髁（medial epicondyle）；
3. 尺骨鹰嘴（olecranon of ulna）；
4. 前束（anterior band）；
5. 后束（posterior band）；
6. 斜束（oblique band）；
7. 肱二头肌腱（biceps tendon of the humerus）；
8. 尺骨（ulna）；
9. 桡骨（radius）

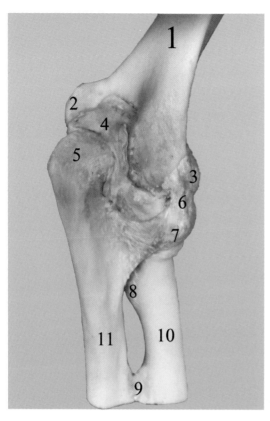

1. 肱骨（humerus）；
2. 内上髁（medial epicondyle）；
3. 外上髁（lateral epicondyle）；
4. 关节囊（articular capsule）；
5. 尺骨鹰嘴（olecranon of ulna）；
6. 桡侧副韧带（radial collateral ligament）；
7. 环状韧带（annular ligament）；
8. 桡骨粗隆（tuberosity of radius）；
9. 骨间膜（interosseous membrane）；
10. 桡骨（radius）；
11. 尺骨（ulna）

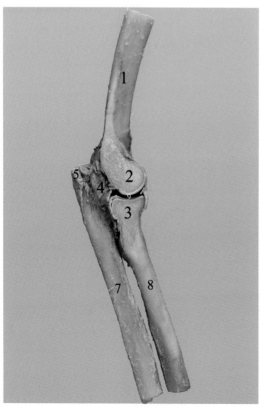

1. 肱骨（humerus）；
2. 肱骨小头（capitulum of humerus）；
3. 桡骨头（head of radius）；
4. 关节囊（articular capsule）；
5. 尺骨鹰嘴（olecranon of ulna）；
6. 桡骨粗隆（tuberosity of radius）；
7. 尺骨（ulna）；
8. 桡骨（radius）

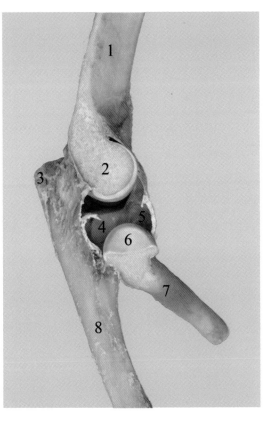

1. 肱骨（humerus）；
2. 肱骨小头（capitulum of humerus）；
3. 尺骨鹰嘴（olecranon of ulna）；
4. 尺骨桡切迹（radial notch of ulna）；
5. 环状韧带（annular ligament）；
6. 桡骨头关节面（articular surface of the radial head）；
7. 桡骨（radius）；
8. 尺骨（ulna）

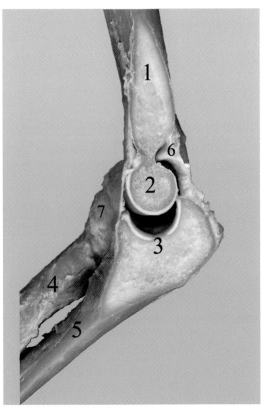

1. 肱骨（humerus）；
2. 肱骨滑车（trochlea of humerus）；
3. 滑车切迹（trochlear notch）；
4. 桡骨（radius）；
5. 尺骨（ulna）；
6. 关节囊（articular capsule）；
7. 环状韧带（annular ligament）

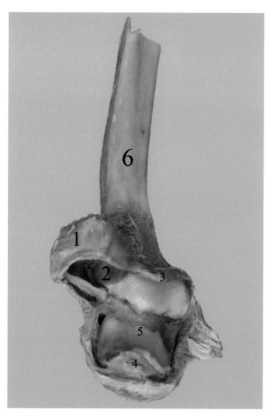

1. 环状韧带(annular ligament);
2. 尺骨桡切迹(radial notch of ulna);
3. 冠突(coronoid process);
4. 尺骨鹰嘴(olecranon of ulna);
5. 滑车切迹(trochlear notch);
6. 尺骨(ulna)

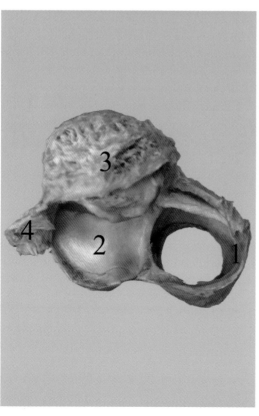

1. 环状韧带(annular ligament);
2. 滑车切迹(trochlear notch);
3. 尺骨鹰嘴(olecranon of ulna);
4. 尺侧副韧带(ulnar collateral ligament)

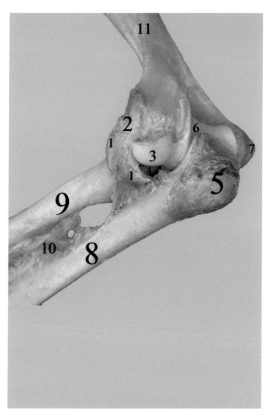

1. 环状韧带(annular ligament);
2. 桡侧副韧带(radial collateral ligament);
3. 肱骨小头(capitulum of humerus);
4. 桡骨头(head of radius);
5. 尺骨鹰嘴(olecranon of ulna);
6. 肱骨滑车(trochlea of humerus);
7. 内上髁(medial epicondyle);
8. 尺骨(ulna);
9. 桡骨(radius);
10. 骨间膜(interosseous membrane);
11. 肱骨(humerus)

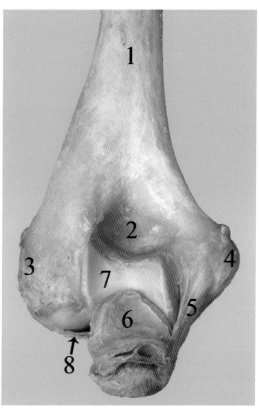

1. 肱骨(humerus);
2. 尺骨鹰嘴窝(olecranon fossa of ulna);
3. 外上髁(lateral epicondyle);
4. 内上髁(medial epicondyle);
5. 尺侧副韧带(ulnar collateral ligament);
6. 尺骨鹰嘴(olecranon of ulna);
7. 肱骨滑车(trochlea of humerus);
8. 环状韧带(annular ligament)

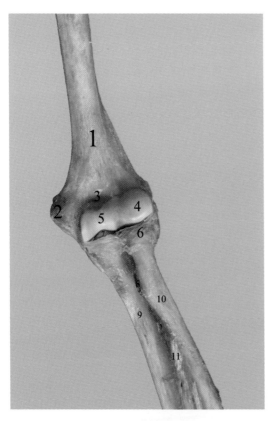

1. 肱骨（humerus）；

2. 内上髁（medial epicondyle）；

3. 冠突窝（coronoid fossa）；

4. 肱骨小头（capitulum of humerus）；

5. 肱骨滑车（trochlea of humerus）；

6. 环状韧带（annular ligament）；

7. 冠突（coronoid process）；

8. 桡骨粗隆（tuberosity of radius）；

9. 尺骨（ulna）；

10. 桡骨（radius）；

11. 骨间膜（interosseous membrane）

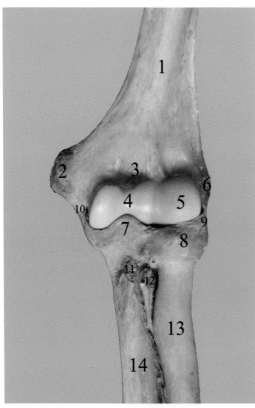

1. 肱骨（humerus）；

2. 内上髁（medial epicondyle）；

3. 冠突窝（coronoid fossa）；

4. 肱骨滑车（trochlea of humerus）；

5. 肱骨小头（capitulum of humerus）；

6. 外上髁（lateral epicondyle）；

7. 冠突（coronoid process）；

8. 环状韧带（annular ligament）；

9. 桡侧副韧带（radial collateral ligament）；

10. 尺侧副韧带（ulnar collateral ligament）；

11. 肱肌腱（tendon of brachialis）；

12. 肱二头肌腱（biceps tendon of the humerus）；

13. 桡骨（radius）；

14. 尺骨（ulna）

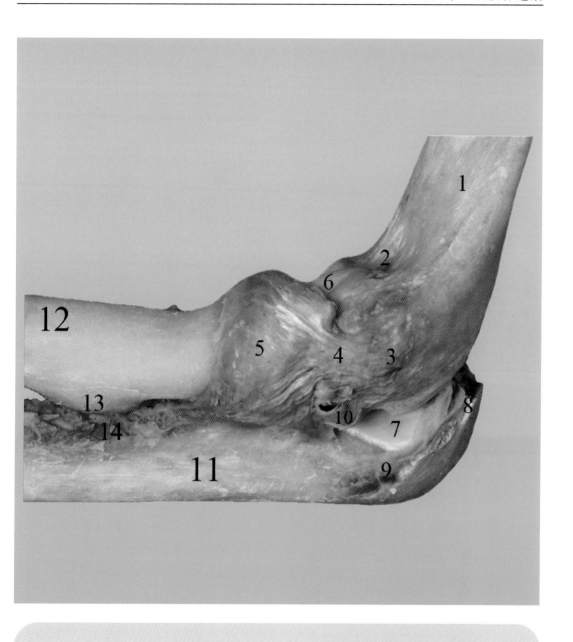

1.肱骨(humerus);2.冠突窝(coronoid fossa);3.外上髁(lateral epicondyle);4.桡侧副韧带(radial collateral ligament);5.环状韧带(annular ligament);6.肱骨小头(capitulum of humerus);7.滑车切迹(trochlear notch);8.肱三头肌腱(triceps tendon of the humerus);9.尺骨鹰嘴(olecranon of ulna);10.关节囊(articular capsule);11.尺骨(ulna);12.桡骨(radius);13.桡骨粗隆(tuberosity of radius);14.旋后肌(supinator)

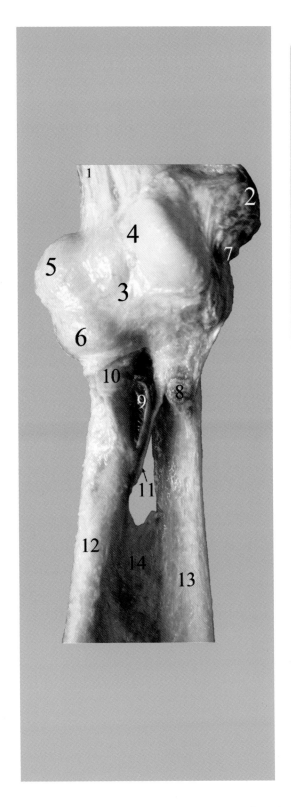

1. 肱骨(humerus);
2. 内上髁(medial epicondyle);
3. 关节囊(articular capsule);
4. 肱骨滑车(trochlea of humerus);
5. 肱骨小头(capitulum of humerus);
6. 环状韧带(annular ligament);
7. 尺侧副韧带(ulnar collateral ligament);
8. 尺骨粗隆(tuberosity of ulna);
9. 肱二头肌腱(biceps tendon of the humerus);
10. 桡骨颈(neck of radius);
11. 斜索(oblique cord);
12. 桡骨(radius);
13. 尺骨(ulna);
14. 骨间膜(interosseous membrane)

（廖立青　贺善礼　覃国忠　武凯　赵思思　邓彦君）

三、桡骨与尺骨的连结

桡骨与尺骨的连结可分为桡尺近侧关节、前臂骨间膜和桡尺远侧关节。

(一)桡尺近侧关节

桡尺近侧关节由桡骨环状关节面与尺骨桡切迹和桡骨环状韧带构成,三者共同围成纤维骨环。

(二)前臂骨间膜

前臂骨间膜为连结于桡骨和尺骨的骨间缘之间的坚韧纤维膜,中部较厚;上、下两端则较薄,起自桡骨粗隆下 2～3 cm 至桡骨的尺切迹之间。前部纤维斜向内下方,止于尺骨;后部纤维从下方斜向内上方,止于尺骨;下部纤维横行连结桡、尺骨。

前臂骨间膜上缘有一呈扁带状的纤维索,起自尺骨粗隆外侧缘,斜向外下方,止于桡骨粗隆稍下方,称为斜索。斜索上缘有一卵圆形间隙,有骨间后血管通过。前臂骨间膜下缘有类似的纤维束,称为下斜韧带,起自尺骨下端稍上方,斜向外下方,止于桡骨尺切迹后上方的骨间嵴。此韧带稍上方,亦有一卵圆形裂孔,有骨间前动脉通过。

前臂旋前或旋后时,前臂骨间膜松弛。前臂处于半旋前位时,前臂骨间膜最紧张且最宽。因此处理前臂骨折时,应该将前臂置于半旋前位或半旋后位,以防其挛缩,影响愈后旋转功能。

前臂骨间膜的神经:前臂骨间膜前面有骨间前神经分布;前臂骨间膜后面下 1/2,分布有骨间后神经和骨间前神经的分支。

(三)桡尺远侧关节

桡尺远侧关节由尺骨头环状关节面构成关节头,由桡骨的尺切迹及自下缘至尺骨茎突根部的关节盘共同构成关节窝。

1. 关节囊　较松弛,附着在尺、桡骨关节面上方,关节面和关节盘周缘。其滑膜宽而松弛,呈囊状向上方膨出,凸向前臂骨间膜下部前方,形成囊状隐窝。其纤维膜前、后壁较厚。关节腔宽广,可延伸至尺骨头关节面与关节盘上面之间。

2. 关节盘　为三角形纤维软骨板,其将尺骨头和腕骨,桡尺远侧关节腔与桡腕关节腔隔开,中央有穿孔时,则两关节腔相通。其上面光滑而凹陷,并与尺骨头和桡骨尺切迹共同构成桡尺远侧关节;其下面光滑而微凹,与三角骨或月骨的内侧部形成关节,构成桡腕关节的一部分;其周缘较厚,与关节囊相愈合。关节盘有将尺、桡骨紧密连结和限制尺、桡骨运动的作用。

3. 桡尺近、远侧关节的运动　桡尺近、远侧关节为两个独立关节,同时参与运动,属联合关节。前臂可作旋转运动,其旋转轴为通过桡骨头中心至尺骨头中心的连线,运动时,桡骨头在原位自转,而桡骨下端连同关节盘围绕尺骨头旋转,实际上只是桡骨作旋转运动。当桡骨转至尺骨前方并与之交叉时,手背向前,称为旋前;桡骨转回尺骨外侧,则手背向后,称为旋后。旋前旋后的运动范围为 140°～150°,若肱骨与肩胛骨协同旋转,运动范围可增至360°。此外,桡骨头和尺骨头可分别在对方切迹上,作前后运动。

4. 血管及神经

(1)动脉:包括骨间前、后动脉分支,腕掌侧网和腕背侧网分支。

(2)神经支配:骨间前、后神经分支。

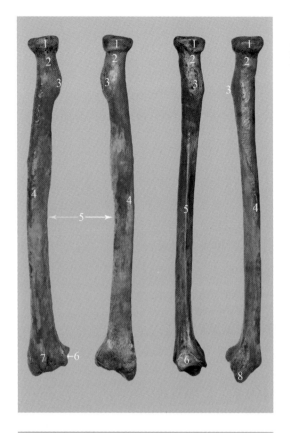

1. 环状关节面(articular circumference);
2. 桡骨颈(neck of radius);
3. 桡骨粗隆(tuberosity of radius);
4. 桡骨体(body of radius);
5. 骨间缘 (interosseous border);
6. 尺切迹(ulnar notch);
7. 桡骨背侧结节 (dorsal tubercle of radius)(Lister 结节);
8. 桡骨茎突(styloid process of radius)

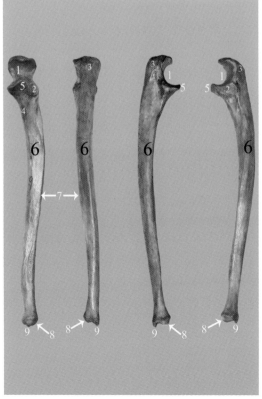

1. 滑车切迹(trochlear notch);
2. 桡切迹 (radial notch);
3. 尺骨鹰嘴(olecranon of ulna);
4. 尺骨粗隆(tuberosity of ulna);
5. 冠突(coronoid process);
6. 尺骨体(shaft of ulna);
7. 骨间缘(interosseous border);
8. 环状关节面(articular circumference);
9. 尺骨茎突(styloid process of ulna)

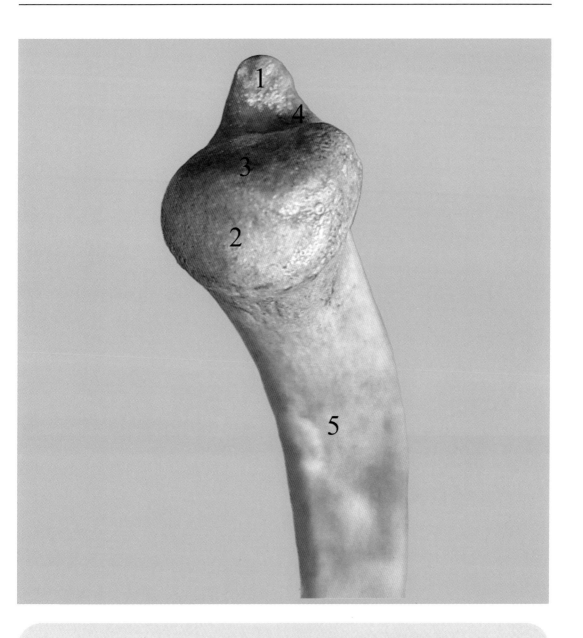

1.尺骨茎突（styloid process of ulna）；2.环状关节面（articular circumference）；3.与关节盘接触处（contact with the articular disc）；4.尺侧腕伸肌腱沟（sulcus for tendon of extensor carpi ulnaris）；5.尺骨（ulna）

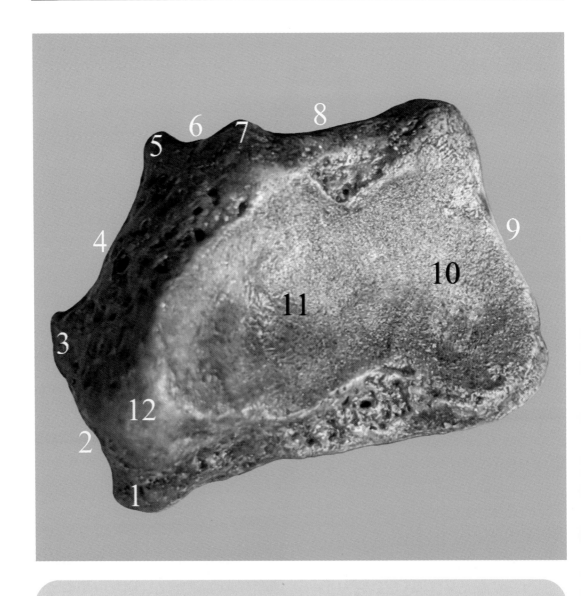

1.桡骨茎突掌侧嵴（palmar crest of the radial styloid process）；
2.拇长展肌和拇短伸肌腱沟（sulcus for tendon of abductor pollicis longus and extensor pollicis brevis）；3.桡骨茎突背侧嵴（dorsal crest of the radial styloid process）；4.桡侧腕长短伸肌腱沟（sulcus for tendon of extensor carpi radialis longus and brevis）；5.桡骨背侧结节（dorsal tubercle of radius）（Lister 结节）；6.拇长伸肌腱沟（sulcus for tendon of extensor pollicis longus）；7.骨嵴（bone crest）；8.示指伸肌和指伸肌腱沟（sulcus for tendon of extensor indicis and extensor digitorum）；9.尺切迹（ulnar notch）；10.月状面（lunate surface）；11.舟状面（facies scaphoidea）；12.桡骨茎突（styloid process of radius）

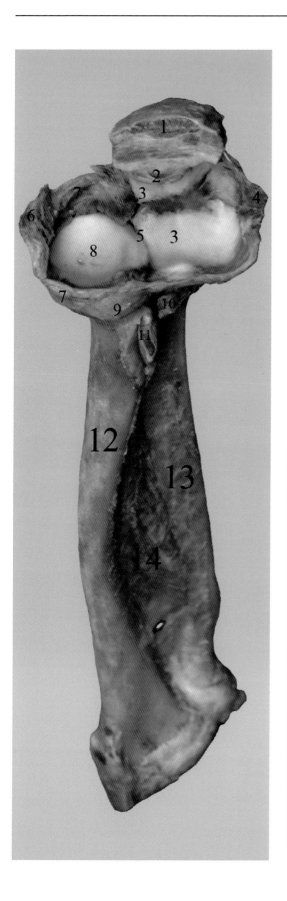

1. 肱三头肌腱（triceps tendon of the humerus）；
2. 尺骨鹰嘴（olecranon of ulna）；
3. 滑车切迹（trochlear notch）；
4. 尺侧副韧带（ulnar collateral ligament）；
5. 桡尺近侧关节（proximal radioulnar joint）；
6. 桡侧副韧带（radial collateral ligament）；
7. 环状韧带（annular ligament）；
8. 桡骨头关节面（articular surface of the radial head）；
9. 冠突（coronoid process）；
10. 肱肌腱（tendon of brachialis）；
11. 肱二头肌腱（biceps tendon of the humerus）；
12. 桡骨（radius）；
13. 尺骨（ulna）；
14. 前臂骨间膜（interosseous membrane of forearm）

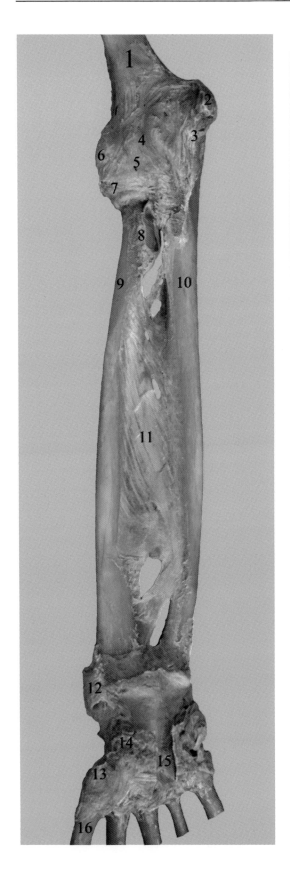

1. 肱骨（humerus）；
2. 内上髁（medial epicondyle）；
3. 尺侧副韧带（ulnar collateral ligament）；
4. 肱骨滑车（trochlea of humerus）；
5. 关节囊（articular capsule）；
6. 肱骨小头（capitulum of humerus）；
7. 环状韧带（annular ligament）；
8. 肱二头肌腱（biceps tendon of the humerus）；
9. 桡骨（radius）；
10. 尺骨（ulna）；
11. 前臂骨间膜（interosseous membrane of forearm）；
12. 拇短伸肌腱和拇长展肌腱骨性纤维管（bony fibrous tube of extensor pollicis brevis tendon and abductor pollicis longus tendon）；
13. 拇长展肌腱（abductor pollicis longus tendon）；
14. 桡侧腕屈肌腱和腱鞘（flexor carpi radialis tendon and tendon sheath）；
15. 腕管（carpal canal）；
16. 第 1 掌骨（the first metacarpal bone）

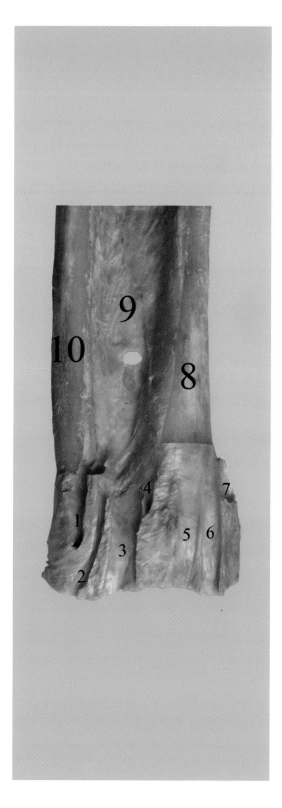

1. 尺侧腕伸肌腱纤维管道（fibrous tube of extensor carpi ulnaris tendon）；

2. 小指伸肌腱纤维管道（fibrous tube of extensor digiti minimi tendon）；

3. 指伸肌腱和示指伸肌腱纤维管道（fibrous tube of extensor digitorum tendon and extensor indicis tendon）；

4. 拇长伸肌腱纤维管道（fibrous tube of extensor pollicis longus tendon）；

5. 桡侧腕短伸肌腱纤维管道（fibrous tube of extensor carpi radialis brevis tendon）；

6. 桡侧腕长伸肌腱纤维管道（fibrous tube of extensor carpi radialis longus tendon）；

7. 拇长展肌腱和拇短伸肌腱纤维管道（fibrous tube of abductor pollicis longus tendon and extensor pollicis brevis tendon）；

8. 桡骨（radius）；

9. 前臂骨间膜（interosseous membrane of forearm）；

10. 尺骨（ulna）

（杨晗　霍少川　王爱国　古瑞宾　彭玉坤　叶旋）

四、手关节

手关节包括腕关节、腕骨间关节、腕掌关节、掌骨间关节、掌指关节和指骨间关节。

(一)腕关节

腕关节又称桡腕关节,由手舟骨、月骨和三角骨近侧关节面构成光滑隆凸的关节头,由桡骨腕关节面和尺骨头下面的关节盘构成光滑凹陷的关节窝。腕关节处于中间位时,手舟骨、月骨和桡骨的腕关节面与关节盘接触;当其完全内收时三角骨与关节盘接触。

1.关节囊 薄而松弛。关节腔位于桡尺远侧关节和腕骨间关节之间,分别有关节盘及骨间韧带相隔,彼此互不相通。

2.桡腕关节的韧带

(1)桡腕掌侧韧带:最为坚韧且宽阔,在关节囊前外侧部,起自桡骨下端前缘掌骨背侧韧带和茎突,斜向内下方,止于手舟骨、月骨、三角骨和头状骨掌侧面。有限制腕后伸运动的作用。

(2)桡腕背侧韧带:在关节囊后面,起自桡骨下端后缘,斜向内下方,止于手舟骨、月骨和三角骨,并与腕骨间背侧韧带相移行。

(3)腕桡侧副韧带:起自桡骨茎突尖部前面,呈放射状,止于手舟骨、头状骨和大多角骨。

(4)腕尺侧副韧带:起自尺骨茎突,与关节盘的尖部相愈合,呈扇形,向下分为两个部分。一部分向前外侧方,止于豌豆骨和腕横韧带上缘内侧部;另一部分与三角骨背侧面和内侧面相连。

3.桡腕关节的运动 桡腕关节是典型的椭圆关节,手部的运动需要桡腕关节和腕骨间关节共同参与。两个关节可沿两个运动轴共同进行屈、伸、收、展运动。

4.桡腕关节的血管、淋巴管及神经

(1)动脉:包括骨间前动脉,桡、尺动脉的腕掌支和腕背支,掌心动脉及掌背动脉等。

(2)淋巴管:关节囊纤维膜的深浅面和滑膜均有淋巴管网,且与骨膜、肌腱、肌肉及筋膜的淋巴管网相吻合。关节的初级淋巴输出管形成血管周围的淋巴管丛,汇合到上肢的淋巴输出管。

(3)神经支配:关节前面有尺神经深支和正中神经的骨间前神经分布,后面有桡神经的骨间后神经和尺神经的手背支分布。

(二)腕骨间关节

腕骨间关节为腕骨之间的连结,可分为近侧列腕骨间关节、远侧列腕骨间关节和腕中关节三种。

1.近侧列腕骨间关节 由手舟骨与月骨,月骨与三角骨构成,由下列韧带连结。

(1)腕骨间掌侧韧带:有两条,在桡腕掌侧韧带深面,连结于手舟骨与月骨、月骨与三角骨之间。

(2)腕骨间背侧韧带:有两条,连结于手舟骨与月骨、月骨与三角骨之间。

(3)腕骨间骨间韧带:有两条,连结于手舟骨与月骨、月骨与三角骨之间,与手舟骨、月骨、三角骨共同构成桡腕关节的关节头,且与腕骨间掌、背侧韧带相愈合。

豌豆骨与三角骨之间的连结,称豌豆骨关节,有独立的关节囊和关节腔。其关节囊松而坚韧,周围有豆掌韧带与豆钩韧带,起自豌豆骨,并分别止于第 5 掌骨底和钩骨钩。其关节腔常与桡腕关节相通。

2. 远侧列腕骨间关节　由大多角骨与小多角骨,小多角骨与头状骨,头状骨与钩骨构成。由下列韧带连结。

(1)腕骨间背侧韧带:有三条,连结于远侧列相邻腕骨之间的背侧。

(2)腕骨间掌侧韧带:有三条,较腕骨间背侧韧带强韧,连结于远侧列相邻腕骨之间的掌侧。

(3)腕骨间韧带:有三条,近侧列腕骨间韧带肥厚,连结远侧列相邻腕骨的骨间隙。

3. 腕中关节　位于近、远侧列腕骨之间,由近侧列腕骨的远侧面与远侧列腕骨的近侧面构成,两关节面呈"～"状弯曲,可分为内、外侧部。内侧部凸向近侧,为变形的椭圆关节,由头状骨与钩骨的近侧面,以及手舟骨、月骨与三角骨的远侧面构成;外侧部凸向远侧,为变形的平面关节,由大、小多角骨和手舟骨构成。

关节囊背侧面较掌侧面松弛,由下列韧带连结。

(1)腕骨间背侧韧带:斜行纤维连结于近、远侧列腕骨之间,内侧部较强韧。

(2)腕辐状韧带:在关节掌侧面,大部分纤维起自头状骨,呈放射状,止于手舟骨、月骨和三角骨,少部分纤维连结于大、小多角骨与手舟骨,以及钩骨与三角骨之间。

4. 腕骨间关节的关节腔　广阔且不规则,其近侧可延伸到手舟骨、月骨和三角骨之间及近、远侧列腕骨之间;其远侧可达远侧列各腕骨之间。若腕骨骨间韧带缺如,其可与桡腕关节或腕掌关节相通。

5. 桡腕关节和腕骨间关节的运动　手部的运动是桡腕关节和腕骨间关节协同运动的结果。两个关节可沿两个运动轴共同运动。

(1)在冠状轴上可作屈伸运动,屈的运动范围为 $60°\sim70°$,伸的运动范围约 $45°$。桡腕关节的屈比伸运动范围大,腕骨间关节的伸比屈运动范围大。

(2)在矢状轴上可作内收与外展运动,内收运动主要为桡腕关节的运动,运动范围为 $35°$ $\sim40°$;外展运动为腕骨间关节运动,运动范围约 $20°$。

因为桡骨茎突较尺骨茎突长,掌侧面韧带较背侧面强韧,所以伸比屈的运动范围小,内收比外展的运动范围小。

(3)桡腕关节和腕骨间关节还可协同作环转运动。

6. 血管及神经

(1)动脉:包括桡、尺动脉的腕掌侧网和腕背侧网,骨间掌侧动脉的腕支,掌深弓的分支,骨间掌、背侧动脉的终支。

(2)神经支配:掌侧面有骨间掌侧神经、正中神经和尺神经的分支分布,背侧面有骨间背侧神经分布。

(三)腕掌关节

腕掌关节由掌骨底和远侧列腕骨的远侧面构成,可分为拇指腕掌关节和第 2 至 5 腕掌关节。

1. 拇指腕掌关节　由第 1 掌骨底与大多角骨构成,两关节面均呈鞍状。其关节囊肥厚而松弛,外侧和背部较厚。其关节腔较宽阔。韧带连结大多角骨、第 1 掌骨底的桡侧缘,以及第 1 掌骨底的尺侧和大多角骨的掌背两面。

(1)关节运动:沿第 1 掌骨底的冠状轴,可作屈伸运动;沿大多角骨的矢状轴,可作内收与外展运动;此外还可作环转和对掌运动。

(2)动脉:包括第 1 掌心动脉、第 1 掌背动脉和桡动脉分支。

(3)神经支配:正中神经分布到拇指的分支。

2. 第 2 至 5 腕掌关节 由第 2 至 5 掌骨底和远侧列腕骨构成,分别为:第 2 掌骨底与大、小多角骨;第 3 掌骨底与头状骨;第 4 掌骨底与头状骨及钩骨;第 5 掌骨底与钩骨。

(1)关节囊及关节腔:除第 5 腕掌关节囊较松弛外,其余均较紧张。关节腔较宽阔,若腕骨骨间韧带缺如,其近侧可与腕中关节相通,其远侧可延伸至第 2 及第 5 掌骨底之间;有时第 4、5 掌骨底与钩骨之间,有独立的关节腔。

(2)相关韧带:

①腕掌背侧韧带:数条坚韧而短的韧带,分别连结于大、小多角骨和第 2 掌骨底,小多角骨、头状骨和第 3 掌骨底,头状骨、钩骨和第 4 掌骨底,钩骨和第 5 掌骨底之间。

②腕掌掌侧韧带:其排列同腕掌背侧韧带,但连结第 3 掌骨底的有三条,分别起自大多角骨、头状骨和钩骨。

③腕掌骨间韧带:两条短而强韧的韧带,分别连结于钩骨、头状骨和第 3、4 掌骨底之间,大多角骨与第 2 掌骨底的外侧缘之间。

(3)运动:第 2 至 4 腕掌关节只能作轻微的滑动;第 5 腕掌关节为鞍状关节,关节囊松弛,运动范围较大,可作屈伸运动,其屈曲运动受钩骨钩限制。

(4)动脉:第 2 腕掌关节的血液供应主要来自桡动脉干的分支与骨间前、后动脉;第 3 掌关节的血液供应来自第 1 掌背动脉与掌深弓的分支;第 4 腕掌关节的血液供应来自掌深弓和第 2 掌背动脉的分支;第 5 腕掌关节的血液供应来自尺动脉的分支与第 2 掌背动脉的分支。

(5)神经支配:主要包括尺神经的掌深支、桡神经的骨间背侧神经及正中神经的骨间掌侧神经。

(四)掌骨间关节

掌骨间关节在第 2 至 5 掌骨底之间,由相邻掌骨底构成,共三个。其关节面覆盖软骨。其关节囊和关节腔均与腕掌关节相通。有下列韧带。

1. 掌骨背侧韧带 横行的短韧带,厚薄不一,连结于第 2 至 5 掌骨底背侧面之间。

2. 掌骨掌侧韧带 连结于第 2 至 5 掌骨底掌侧面之间。

3. 掌骨骨间韧带 在各掌骨底侧面之间,附着并封闭掌骨间关节面的远侧端,其在第 4、5 掌骨底之间较薄弱。

(五)掌指关节

掌指关节由掌骨小头与近节指骨底构成。关节面覆盖软骨,可分为第 1 掌指关节、第 2 至 5 掌指关节。

1. 第 1 掌指关节 其掌骨头的突度较小,关节面较宽,掌侧面的结节显著不规则,两侧各有一籽骨。

(1)相关韧带:

①侧副韧带:短而强韧,起自掌骨头附近,呈放射状,止于第 1 节指骨底及籽骨。

②背侧韧带:连结于第 1 掌骨头两侧副韧带间。

(2)运动:第 1 掌指关节的运动范围较其他的掌指关节小,为屈戍关节,可作屈伸运动,屈曲运动范围较大。当关节微屈时,也可作轻微的侧方运动。拇指对掌时,常伴随轻微的向内侧旋转运动。

(3)动脉:分布到拇指的动脉分支。

(4)神经支配:正中神经和桡神经分支。

2. 第 2 至 5 掌指关节　关节囊松弛,在背侧部薄弱。

(1)相关韧带:

①掌侧韧带:在关节的掌侧面,厚而致密。其与近节指骨连结紧密,与掌骨连结较松弛。其两侧分别与掌骨深横韧带、侧副韧带相愈合。

②掌骨深横韧带:较宽短,有三条,分别连结第 2、3 掌骨头,第 3、4 掌骨头,第 4、5 掌骨头。

③侧副韧带:很强韧,在关节两侧,连结于掌骨头两侧的后结节与指骨底的两侧。

(2)运动:在冠状轴上可作屈伸运动,屈的运动范围较伸的大;在矢状轴上可作内收与外展运动,其运动范围略大于后伸运动,但小于前屈运动。

(3)动脉:掌心动脉或指动脉。

(4)神经支配:分布到手指的分支或尺神经分布到骨间肌的分支。

(六)指骨间关节

指骨间关节由近节指骨滑车与中节指骨、中节指骨与远节指骨构成,共有九个。其关节囊松弛且薄弱,关节腔较宽阔。

1. 相关韧带

(1)掌侧韧带:较强韧,在两侧副韧带间的掌侧面,连结近节指骨远侧端与中节指骨近侧端的掌侧面。

(2)侧副韧带:较强韧,外形圆隆,在指骨间关节的两侧,连结近节指骨远侧端侧面的小窝与中节指骨近侧端侧面的粗糙部,并从后者的远侧端连结远节指骨近侧端侧面的粗糙部。

(3)运动:仅能作屈伸运动,运动范围于近节和中节指骨之间最大,可达 $110°\sim115°$。伸指运动因受掌侧副韧带和屈指肌腱限制,运动范围比屈指运动小。

2. 动脉　分布至手指的动脉分支。

3. 神经支配　分布至手指的神经分支。

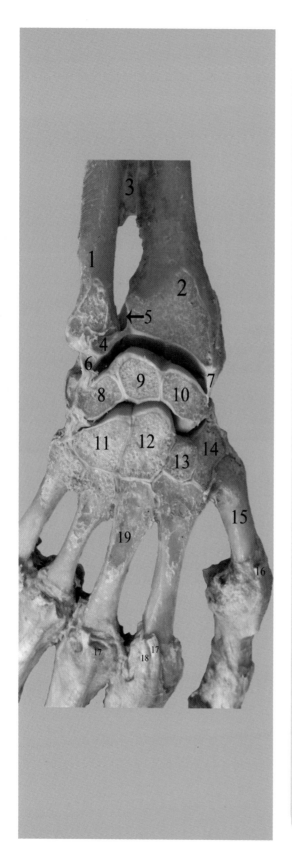

1. 尺骨（ulna）；
2. 桡骨（radius）；
3. 前臂骨间膜（interosseous membrane of forearm）；
4. 腕关节盘（carpal articular disc）；
5. 桡尺远侧关节（distal radioulnar joint）；
6. 尺侧副韧带（ulnar collateral ligament）；
7. 桡侧副韧带（radial collateral ligament）；
8. 三角骨（triangular bone）；
9. 月骨（lunate bone）；
10. 手舟骨（scaphoid bone）；
11. 钩骨（hamate bone）；
12. 头状骨（capitate bone）；
13. 小多角骨（trapezoid bone）；
14. 大多角骨（trapezium bone）；
15. 第 1 掌骨（the first metacarpal bone）；
16. 拇短伸肌腱（extensor pollicis brevis tendon）；
17. 指伸肌腱（extensor tendon）；
18. 示指伸肌腱（extensor indicis tendon）；
19. 第 3 掌骨（the third metacarpal bone）

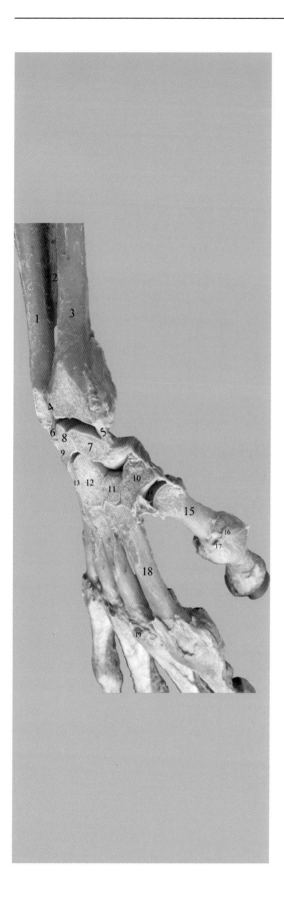

1. 尺骨（ulna）；
2. 前臂骨间膜（interosseous membrane of forearm）；
3. 桡骨（radius）；
4. 桡尺远侧关节（distal radioulnar joint）；
5. 桡侧副韧带（radial collateral ligament）；
6. 尺侧副韧带（ulnar collateral ligament）；
7. 手舟骨（scaphoid bone）；
8. 月骨（lunate bone）；
9. 三角骨（triangular bone）；
10. 大多角骨（trapezium bone）；
11. 小多角骨（trapezoid bone）；
12. 头状骨（capitate bone）；
13. 钩骨（hamate bone）；
14. 拇指腕掌关节（carpometacarpal joint of thumb）；
15. 第 1 掌骨（the first metacarpal bone）；
16. 拇短伸肌腱（extensor pollicis brevis tendon）；
17. 拇长伸肌腱（extensor pollicis longus tendon）；
18. 第 2 掌骨（the second metacarpal bone）；
19. 指伸肌腱（extensor tendon）

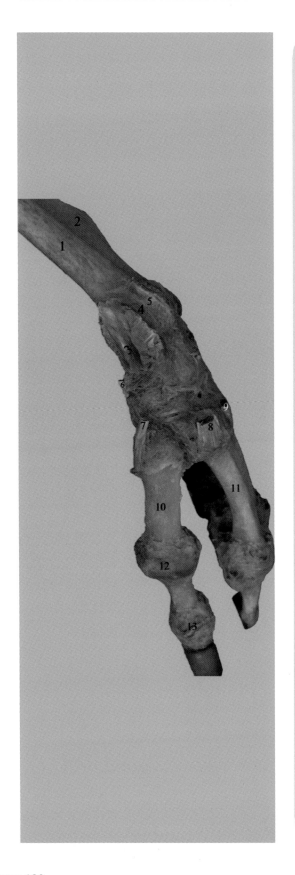

1. 桡骨（radius）；
2. 尺骨（ulna）；
3. 拇长展肌腱和拇短伸肌腱腱沟（abductor pollicis longus tendon and extensor pollicis brevis tendon groove）；
4. 桡侧腕长伸肌腱腱沟（extensor carpi radialis longus tendon groove）；
5. 桡侧腕短伸肌腱腱沟（extensor carpi radialis brevis tendon groove）；
6. 桡侧腕屈肌腱（flexor carpi radialis tendon）；
7. 拇长展肌腱（abductor pollicis longus tendon）；
8. 桡侧腕长伸肌腱（extensor carpi radialis longus tendon）；
9. 桡侧腕短伸肌腱（extensor carpi radialis brevis tendon）；
10. 第1掌骨（the first metacarpal bone）；
11. 第2掌骨（the second metacarpal bone）；
12. 第1掌指关节（the first metacarpophalangeal joint）；
13. 指骨间关节（interphalangeal joint of hand）

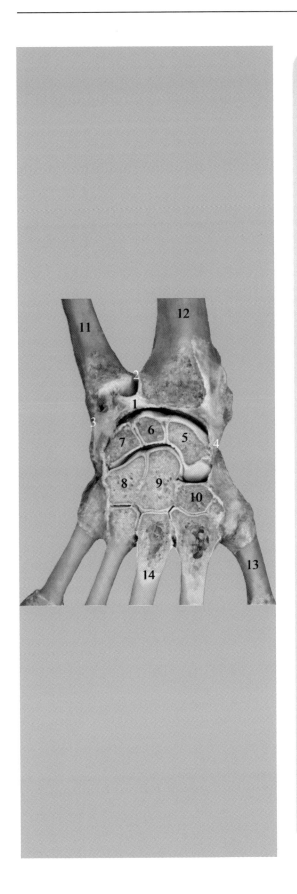

1. 腕关节盘（carpal articular disc）;
2. 桡尺远侧关节（distal radioulnar joint）;
3. 尺侧副韧带（ulnar collateral ligament）;
4. 桡侧副韧带（radial collateral ligament）;
5. 手舟骨（scaphoid bone）;
6. 月骨（lunate bone）;
7. 三角骨（triangular bone）;
8. 钩骨（hamate bone）;
9. 头状骨（capitate bone）;
10. 小多角骨（trapezoid bone）;
11. 尺骨（ulna）;
12. 桡骨（radius）;
13. 第 1 掌骨（the first metacarpal bone）;
14. 第 3 掌骨（the third metacarpal bone）

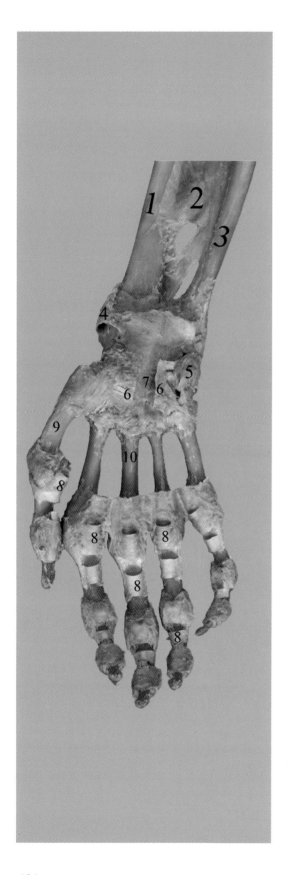

1. 桡骨(radius);
2. 前臂骨间膜(interosseous membrane of forearm);
3. 尺骨(ulna);
4. 拇长展肌和拇短伸肌腱鞘(tendinous sheath of abductor pollicis longus and extensor pollicis brevis);
5. 豌豆骨(pisiform bone);
6. 腕横韧带(transverse carpal ligament);
7. 腕管(carpal canal);
8. 腱鞘(tendinous sheath);
9. 第 1 掌骨(the first metacarpal bone);
10. 第3 掌骨(the third metacarpal bone)

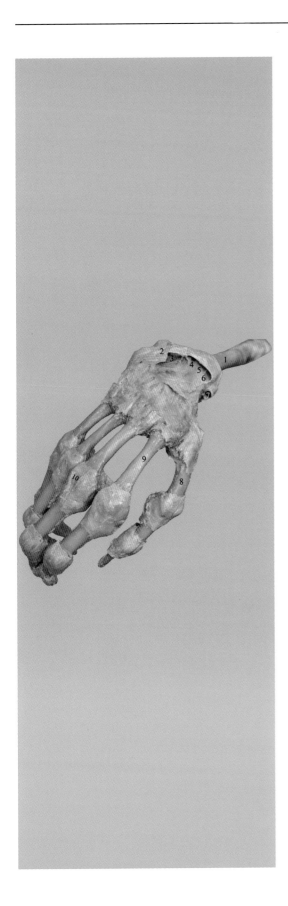

1. 桡骨（radius）；
2. 伸肌支持带（extensor retinaculum）；
3. 指伸肌腱和示指伸肌腱骨性纤维管（bony fibrous tube of extensor digitorum tendon and extensor indicis tendon）；
4. 拇长伸肌腱骨性纤维管（bony fibrous tube of extensor pollicis longus tendon）；
5. 桡侧腕短伸肌腱骨性纤维管（bony fibrous tube of extensor carpi radialis brevis tendon）；
6. 桡侧腕长伸肌腱骨性纤维管（bony fibrous tube of extensor carpi radialis longus tendon）；
7. 拇短伸肌腱骨性纤维管（bony fibrous tube of extensor pollicis brevis tendon）；
8. 第 1 掌骨（the first metacarpal bone）；
9. 第 2 掌骨（the second metacarpal bone）；
10. 掌指关节（metacarpophalangeal joint）

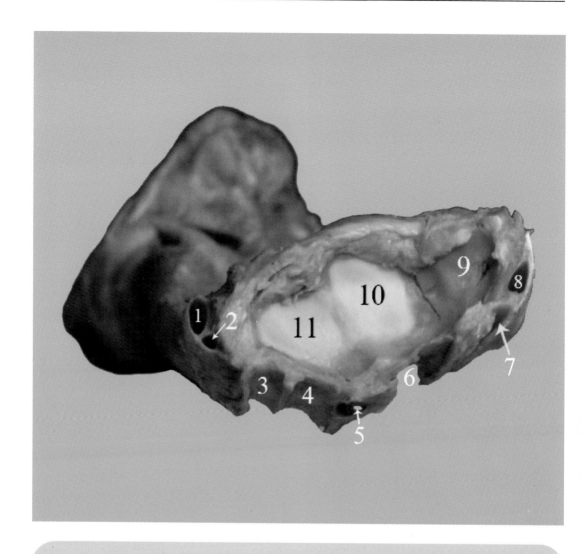

1.拇长展肌腱骨性纤维管(bony fibrous tube of abductor pollicis longus tendon);2.拇短伸肌腱骨性纤维管(bony fibrous tube of extensor pollicis brevis tendon);3.桡侧腕长伸肌腱骨性纤维管(bony fibrous tube of extensor carpi radialis longus tendon);4.桡侧腕短伸肌腱骨性纤维管(bony fibrous tube of extensor carpi radialis brevis tendon);5.拇长伸肌腱骨性纤维管(bony fibrous tube of extensor pollicis longus tendon);6.示指伸肌腱和指伸肌腱骨性纤维管(bony fibrous tube of extensor indicis tendon and extensor digitorum tendon);7.小指伸肌腱(extensor digiti minimi tendon);8.尺侧腕伸肌腱(extensor carpi ulnaris tendon);9.腕关节盘(carpal articular disc);10.月状面(lunate surface);11.舟状面(facies scaphoidea)

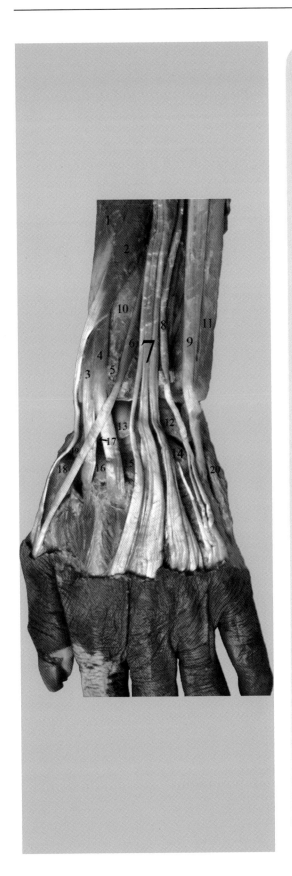

1. 拇长展肌（abductor pollicis longus）;
2. 拇短伸肌（extensor pollicis brevis）;
3. 桡侧腕长伸肌腱（extensor carpi radialis longus tendon）;
4. 桡侧腕短伸肌腱（extensor carpi radialis brevis tendon）;
5. 桡骨背侧结节（dorsal tubercle of radius）（Lister 结节）;
6. 拇长伸肌腱（extensor pollicis longus tendon）;
7. 指伸肌腱（extensor tendon）;
8. 小指伸肌腱（extensor tendon of little finger）;
9. 尺侧腕伸肌腱（extensor carpi ulnaris tendon）;
10. 桡骨（radius）;
11. 尺骨（ulna）;
12. 三角骨（triangular bone）;
13. 月骨（lunate bone）;
14. 钩骨（hamate bone）;
15. 头状骨（capitate bone）;
16. 小多角骨（trapezoid bone）;
17. 手舟骨（scaphoid bone）;
18. 第 1 掌骨（the first metacarpal bone）;
19. 大多角骨（trapezium bone）;
20. 小指展肌（abductor digiti minimi）

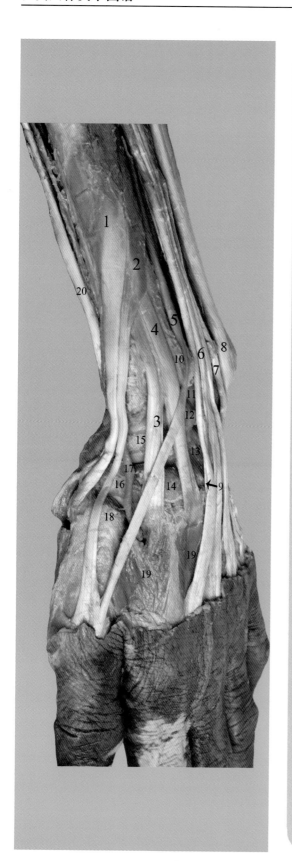

1. 拇长展肌（abductor pollicis longus）；
2. 拇短伸肌（extensor pollicis brevis）；
3. 桡侧腕长伸肌腱（extensor carpi radialis longus tendon）；
4. 桡侧腕短伸肌腱（extensor carpi radialis brevis tendon）；
5. 拇长伸肌腱（extensor pollicis longus tendon）；
6. 指伸肌腱（extensor tendon）；
7. 小指伸肌腱（extensor tendon of little finger）；
8. 尺侧腕伸肌腱（extensor carpi ulnaris tendon）；
9. 示指伸肌腱（extensor indicis tendon）；
10. 桡骨背侧结节（dorsal tubercle of radius）（Lister 结节）；
11. 三角骨（triangular bone）；
12. 月骨（lunate bone）；
13. 头状骨（capitate bone）；
14. 小多角骨（trapezoid bone）；
15. 手舟骨（scaphoid bone）；
16. 大多角骨（trapezium bone）；
17. 桡动脉（radial artery）；
18. 第 1 掌骨（the first metacarpal bone）；
19. 骨间背侧肌（dorsal interossei）；
20. 肱桡肌（brachioradialis）

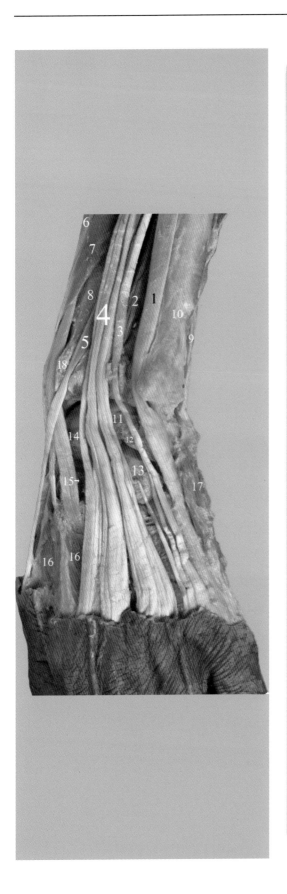

1. 尺侧腕伸肌腱（extensor carpi ulnaris tendon）;
2. 示指伸肌腱（extensor indicis tendon）;
3. 小指伸肌腱（extensor tendon of little finger）;
4. 指伸肌腱（extensor tendon）;
5. 拇长伸肌腱（extensor pollicis longus tendon）;
6. 拇长展肌（abductor pollicis longus）;
7. 拇短伸肌（extensor pollicis brevis）;
8. 桡骨（radius）;
9. 尺侧腕屈肌腱（flexor carpi ulnaris tendon）;
10. 尺骨（ulna）;
11. 月骨（lunate bone）;
12. 三角骨（triangular bone）;
13. 钩骨（hamate bone）;
14. 手舟骨（scaphoid bone）;
15. 小多角骨（trapezoid bone）;
16. 骨间背侧肌（dorsal interossei）;
17. 小指展肌（abductor digiti minimi）;
18. 桡骨背侧结节（dorsal tubercle of radius）

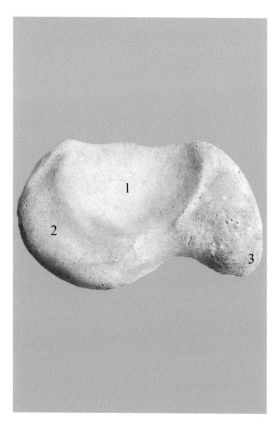

手舟骨(scaphoid bone)：

1. 头状骨面（articular surface of capitate bone）；

2. 月骨面（articular surface of lunate bone）；

3. 舟骨结节（tubercle of scaphoid bone）

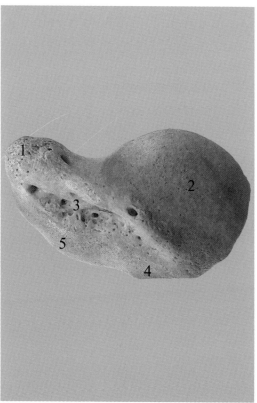

手舟骨（scaphoid bone）：

1. 舟骨结节（tubercle of scaphoid bone）；

2. 桡骨面（radial surface）；

3. 粗糙的背侧面（rough dorsal aspect）；

4. 小多角骨面（articular surface of trapezoid bone）；

5. 大多角骨面（articular surface of trapezium bone）

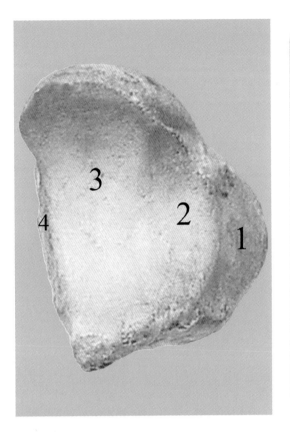

月骨(lunate bone)：
1. 三角骨面(articular surface of triangular bone)；
2. 钩骨面(articular surface of hamate bone)；
3. 头状骨面(articular surface of capitate bone)；
4. 手舟骨面(articular surface of scaphoid bone)

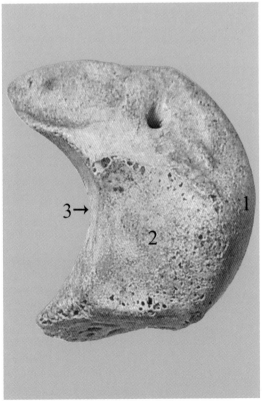

月骨(lunate bone)：
1. 桡骨面(radial surface)；
2. 三角骨面(articular surface of triangular bone)；
3. 头状骨面和钩骨面(articular surface of capitate bone and hamate bone)

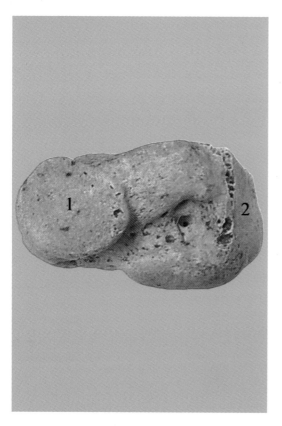

三角骨（triangular bone）：

1. 豌豆骨面（articular surface of pisiform bone）；

2. 月骨面（articular surface of lunate bone）

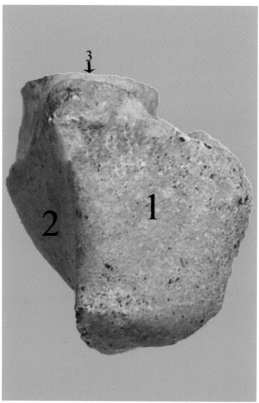

三角骨（triangular bone）：

1. 月骨面（articular surface of lunate bone）；

2. 钩骨面（articular surface of hamate bone）；

3. 豌豆骨面（articular surface of pisiform bone）

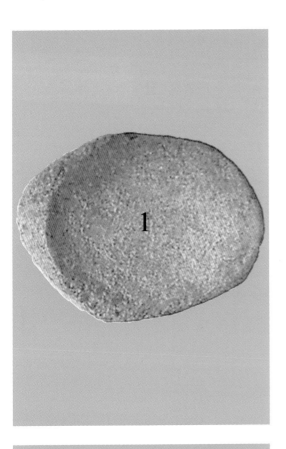

豌豆骨(pisiform bone)：
1. 三角骨面(articular surface of triangular bone)

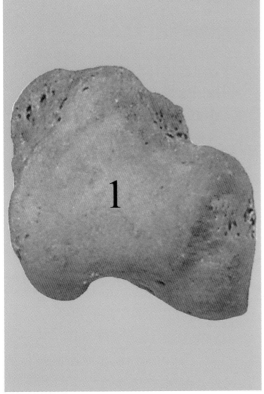

大多角骨(trapezium bone)：
1. 第 1 掌骨面(the first metacarpal surface)

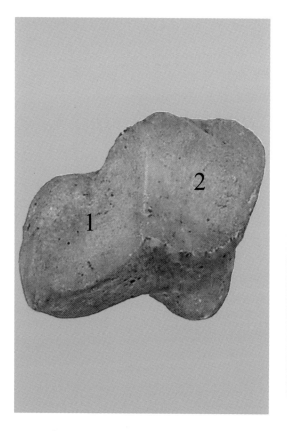

大多角骨（trapezium bone）：
1. 手舟骨面（articular surface of scaphoid bone）；
2. 小多角骨面（articular surface of trapezoid bone）

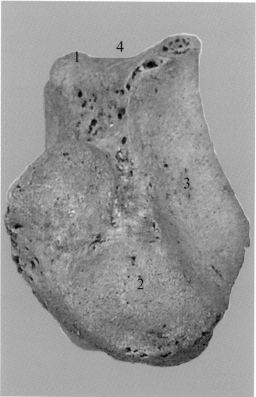

大多角骨（trapezium bone）：
1. 大多角骨结节（tubercle of trapezium bone）；
2. 第 2 掌骨面（the second metacarpal surface）；
3. 小多角骨面（articular surface of trapezoid bone）；
4. 深沟（deep ditch）

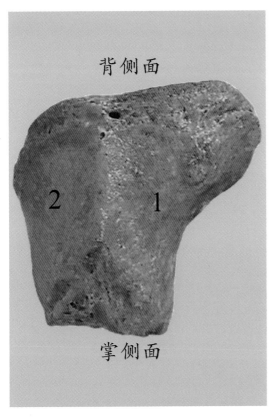

背侧面

掌侧面

小多角骨(trapezoid bone):
1. 第 2 指骨面(the second phalangeal surface);
2. 大多角骨面(articular surface of trapezium bone)

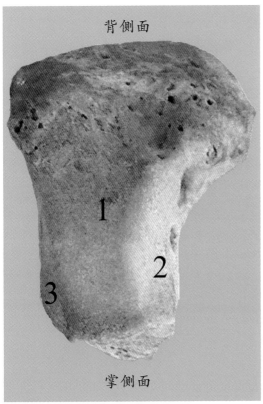

背侧面

掌侧面

小多角骨(trapezoid bone):
1. 手舟骨面（articular surface of scaphoid bone）;
2. 头状骨面（articular surface of capitate bone）;
3. 大多角骨面（articular surface of trapezium bone）

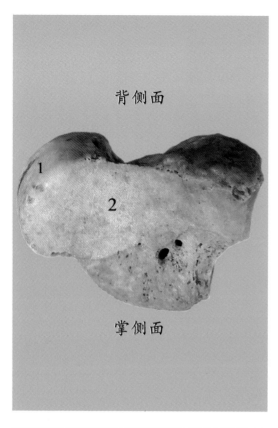

背侧面

掌侧面

头状骨（capitate bone）：
1. 月骨面（articular surface of lunate bone）；
2. 钩骨面（articular surface of hamate bone）

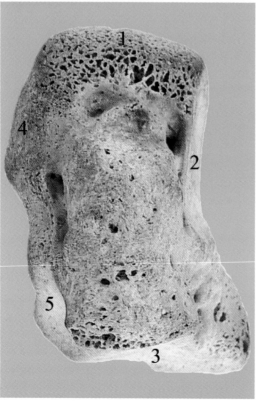

头状骨（capitate bone）：
1. 月骨面（articular surface of lunate bone）；
2. 钩骨面（articular surface of hamate bone）；
3. 第3掌骨面（the third metacarpal surface）；
4. 手舟骨面（articular surface of scaphoid bone）；
5. 小多角骨面（articular surface of trapezoid bone）

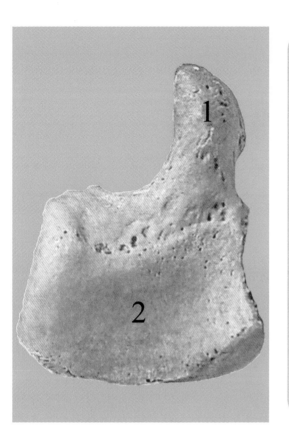

钩骨(hamate bone)：

1. 钩突(hamulus)；
2. 第 4、5 掌骨面(the fourth and fifth metacarpal surface)

（廖立青　杨晗　王爱国　朱嘉婧　尚如国　陈昭）

第五章　下肢骨连结

下肢骨连结属于附肢骨连结的一部分,包括下肢带骨连结和自由下肢骨连结。下肢关节以支持运动的稳定为主。

第一节　下肢带骨连结

下肢带骨连结包括骶髂关节、髋骨与脊柱的韧带连结、耻骨联合及髋骨的固有韧带等。

一、骶髂关节

由髋骨与骶骨耳状面构成。其关节面凹凸不平,表面被覆透明软骨,骶骨上的软骨较厚,且前部厚于后部,髋骨上的软骨较薄。此关节可发生纤维粘连和闭锁,女性常在更年期后发生;而在老年人中,骶髂关节可发生纤维化,甚至骨化。

(一)关节囊

骶髂关节的关节囊较紧密,关节腔较狭小,呈裂隙状。在骶外侧嵴、髂后上棘和髂骨粗隆之间,常有副关节腔。

(二)骶髂关节的韧带

1. 骶髂前韧带　较宽而薄,位于关节前面,连结于骶骨骨盆面的侧缘与髂骨的耳状前沟之间。

2. 骶髂后韧带　包括多条纤维束,可分为骶髂后长、短韧带。长韧带起自第3、4骶椎的关节突,向上至髂后上棘和髂嵴后端的内侧唇,其外侧与骶结节韧带相连,内侧接胸腰筋膜;短韧带起自骶中间嵴和骶外侧嵴,止于髂后上棘和髂嵴后端的内侧唇。

3. 骶髂骨间韧带　由坚韧交错的短纤维构成,被骶髂后韧带覆盖,连结髂骨粗隆与骶骨粗隆,填充于关节囊的上、后方。

(三)骶髂关节的运动

骶髂关节仅可作极轻微的上下和前后运动。妊娠期妇女骶髂关节运动范围可略微增大。步行或跳跃时,此关节可展开,有缓冲由下肢上传的冲击和振荡的作用。前后运动时,伴随关节的旋转运动。

(四)骶髂关节的血管及神经

1. 动脉　包括骶外侧动脉、髂腰动脉和臀上动脉。

2. 神经支配　第5腰神经与第1骶神经前支,分布在骶髂关节前面;第5腰神经与第1

骶神经后支,分布在其后面;臀上神经和第 2 骶神经后支,分布在其下面。

二、髋骨与脊柱的韧带连结

主要连结于骶骨、髂骨、坐骨和腰椎之间的韧带如下。

(一)骶结节韧带

骶结节韧带强韧,呈扇状,位于骨盆的后下部,起自髂后下棘、骶骨下部的外侧缘和尾骨的上部,斜向外下方,经骶棘韧带的后方,止于坐骨结节内侧缘;有一部分纤维呈钩状,继续延伸,至坐骨支,称为镰状突。

(二)骶棘韧带

骶棘韧带较薄,呈三角形,位于骶结节韧带前方,起自骶、尾骨的外侧缘,向外方与骶结节韧带交叉后,止于坐骨棘。

骶结节韧带、骶棘韧带与坐骨大、小切迹围成坐骨大、小孔。

坐骨大孔的前界和上界为坐骨大切迹;后界和内侧界为骶结节韧带;下界由骶棘韧带和坐骨棘构成。孔内有梨状肌通过,并将其分为梨状肌上、下孔,上孔有臀上神经和臀上血管通过;下孔有股后皮神经、坐骨神经、臀下神经、臀下血管、阴部神经和阴部内血管通过。

坐骨小孔的前界为坐骨体;上界为坐骨棘和棘韧带;下界由骶结节韧带构成。孔内有闭孔内肌腱、阴部内动脉、阴部内静脉及阴部神经等通过。

(三)髂腰韧带

髂腰韧带强韧且肥厚,呈三角形,起自第 5 腰椎横突,横行呈放射状,止于髂窝后缘和髂嵴后部的内唇。新生儿期此处为肌肉,后逐渐被韧带代替。

(四)骶腰韧带

骶腰韧带为髂腰韧带的一部分,起自第 5 腰椎体和横突,止于髂窝与骶骨底。

三、耻骨联合

耻骨联合两面均粗糙,位于左、右髋骨的耻骨联合面之间,借耻骨间纤维软骨板相连。

(一)耻骨联合的韧带

1. 耻骨上韧带　位于两侧耻骨之间,中部与耻骨间纤维软骨板愈合,有加强耻骨联合上部的作用。

2. 耻骨前韧带　肥厚且强韧,由相互交错的斜行纤维构成,位于耻骨联合的前面。

3. 耻骨弓状韧带　较肥厚,呈弓状,跨越耻骨联合的下方,连结于两侧的耻骨下支之间。上面与耻骨间纤维软骨板愈合,下面游离,与尿生殖膈之间有一裂隙,其间有血管通过。

(二)耻骨间盘

耻骨间盘由纤维软骨构成,与被覆在耻骨联合面的软骨紧密相连。前部较厚,后部较薄,女性略厚于男性。于软骨板的后上部,有一矢状位的纵向裂隙,称为耻骨联合腔,其通常于 10 岁以后出现,女性较大,孕产妇则更为明显。

(三)动脉供应

耻骨联合的血液供应主要来自腹壁下动脉耻骨支、旋股内侧动脉升支、闭孔动脉耻骨支、阴部内动脉分支和阴部外动脉升支。

四、髋骨的固有韧带

髋骨的固有韧带为薄层纤维膜,封闭闭孔,亦称为闭孔膜,为盆内、外肌肉提供附着。上部与闭孔沟之间围成闭膜管,有血管和神经通过。

五、骨盆

骨盆由髋骨、骶骨和尾骨及骨连结构成,其以环形界线分为上部的大骨盆及下部的小骨盆。此界线自骶岬中部,经弓状线和耻骨梳至耻骨结节。骨盆有传递重力和保护盆腔脏器的作用。

(一)大骨盆

大骨盆亦称为假骨盆,由界线上方的髂骨翼和骶骨构成。由于骨盆向前倾斜,几乎没有前壁,后壁为第5腰椎,两侧壁为髂窝。

(二)小骨盆

小骨盆亦称为真骨盆,为大骨盆向下延伸的骨性狭窄部,位于界线下方,由骶骨、髂骨、耻骨、坐骨、尾骨和骨连结构成,可分为骨盆上口、骨盆腔和骨盆下口。

1.骨盆上口　呈卵圆形,前界为耻骨梳、耻骨结节及耻骨上韧带;后界为骶岬;两侧界为弓状线。

2.骨盆腔　短而弯曲的空腔,位于骨盆上、下口之间。其前壁短,由左、右耻骨和耻骨联合围成;后壁长,为骶骨和尾骨;两侧为髂骨、坐骨和闭孔膜。

小骨盆腔亦称为固有盆腔,腔内有直肠、膀胱和部分生殖器官。此腔为一弯曲通道,前壁较短,侧壁和后壁较长,以骨盆轴为中轴,胎儿循此轴分娩而出。

3.骨盆下口　呈菱形,较骨盆上口狭窄。前界由两侧坐骨下支和耻骨下支及耻骨弓状韧带构成,后界为尾骨尖,两侧界为左、右侧韧带及坐骨结节。两侧坐骨支与耻骨下支连成耻骨弓,其间构成一夹角,称为耻骨下角,男性成$70°\sim75°$的锐角,女性成$90°\sim100°$的钝角。

耻骨上支和坐骨支与耻骨下支的连结处,为骨盆的最薄弱处,当受到压力时,此处易发生双侧骨折。

(三)骨盆倾斜度

骨盆的位置可因人体姿势的不同而发生变动。当人体直立时,骨盆向前倾斜,骨盆上口的平面和水平面构成一个$50°\sim55°$的角,女性有时可达$60°$,称为骨盆倾斜度。骨盆倾斜度的增减和脊柱的弯曲有密切关系,若其增大,则会导致骨盆重心前移,进一步导致腰曲前凸增大;若其减小,腰曲则减小。

(四)骨盆的性别差异

在人体全身骨骼中,骨盆的性别差异最为显著,甚至在胎儿时期,耻骨弓就已显现性别差异。其性别差异与其功能之间有密切关系。女性的骨盆因分娩需要,外形短而宽,骨盆上口呈类圆形,较宽大,骨盆下口和耻骨下角较大,女性耻骨下角可达$90°\sim100°$,男性则较小,为$70°\sim75°$。

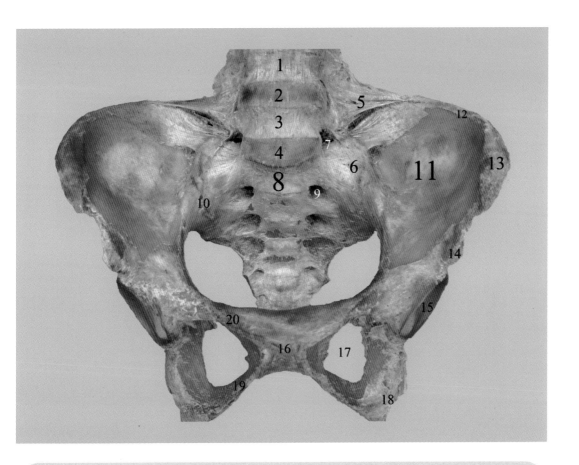

1. 第 4 腰椎（the fourth lumbar vertebra）；2. 第 4～5 腰椎椎间盘（intervertebral disc of the fourth lumbar and the fifth lumbar vertebra）；3. 第 5 腰椎椎体（the fifth lumbar vertebral body）；4. 第 5 腰椎至第 1 骶椎椎间盘（intervertebral disc of the fifth lumbar and the first sacral vertebra）；5. 髂腰韧带（iliolumbar ligament）；6. 骶髂前韧带（anterior sacroiliac ligament）；7. 第 5 腰椎至第 1 骶椎椎间孔（intervertebral foramen of the fifth lumbar and the first sacral vertebra）；8. 第 1 骶椎（the first sacral vertebra）；9. 骶前孔（anterior sacral foramen）；10. 骶髂关节（sacroiliac joint）；11. 髂骨翼（髂窝）（ala of ilium（iliac fossa））；12. 髂嵴（iliac crest）；13. 髂前上棘（anterior superior iliac spine）；14. 髂前下棘（anterior inferior iliac spine）；15. 髋臼（acetabulum）；16. 耻骨联合（pubis symphysis）；17. 闭孔（obturator foramen）；18. 坐骨结节（ischial tuberosity）；19. 耻骨下支（inferior ramus of pubis）；20. 耻骨上支（superior ramus of pubis）

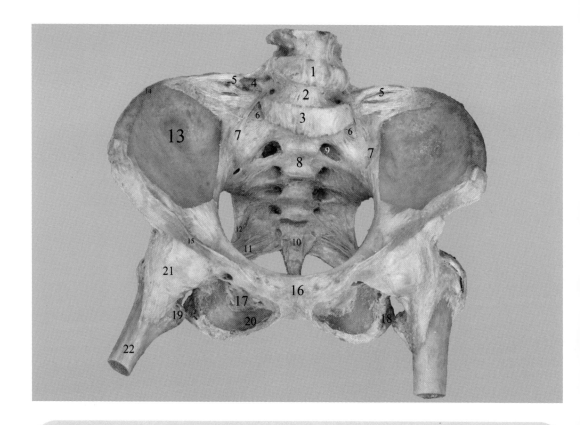

1.第 4～5 腰椎椎间盘(intervertebral disc of the fourth lumbar and the fifth lumbar);2.第 5 腰椎(the fifth lumbar vertebra);3.第5腰椎至第1骶椎椎间盘(intervertebral disc of the fifth lumbar and the first sacral vertebra);4.第 5 腰椎横突(transverse process of the fifth lumbar vertebra);5.髂腰韧带(iliolumbar ligament);6.第 5 腰椎至第 1 骶椎椎间孔(intervertebral foramen of the fifth lumbar and the first sacral vertebra);7.骶髂前韧带(anterior sacroiliac ligament);8.第 2 骶椎(the second sacral vertebra);9.骶前孔(anterior sacral foramen);10.尾骨(coccyx);11.骶棘韧带(sacrospinous ligament);12.骶结节韧带(sacrotuberous ligament);13.髂骨翼(髂窝)(ala of ilium(iliac fossa));14.髂嵴(iliac crest);15.腹股沟韧带(inguinal ligament);16.耻骨联合(pubis symphysis);17.闭孔膜(obturator membrane);18.坐骨结节(ischial tuberosity);19.股骨小转子(lesser trochanter of femur);20.耻骨下支(inferior ramus of pubis);21.髂股韧带(iliofemoral ligament);22.股骨(femur)

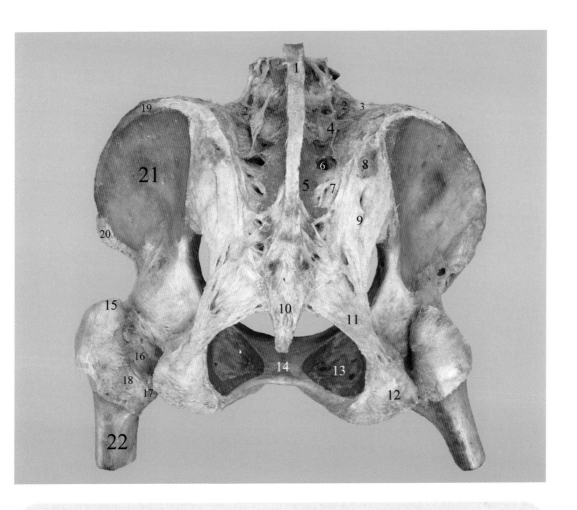

1.棘上韧带(supraspinous ligament);2.第 5 腰椎横突(transverse process of the fifth lumbar vertebra);3.髂腰韧带(iliolumbar ligament);4.关节突关节(zygapophysial joint);5.骶骨(sacrum);6.骶后孔(posterior sacral foramen);7.骶髂后韧带(posterior sacroiliac ligament);8.髂后上棘(posterior superior iliac spine);9.髂后下棘(posterior inferior iliac spine);10.尾骨(coccyx);11.骶结节韧带(sacrotuberous ligament);12.坐骨结节(ischial tuberosity);13.闭孔膜(obturator membrane);14.耻骨联合(pubis symphysis);15.股骨大转子(greater trochanter of femur);16.股骨颈(neck of femur);17.股骨小转子(lesser trochanter of femur);18.转子间嵴(intertrochanteric crest);19.髂嵴(iliac crest);20.髂前上棘(anterior superior iliac spine);21.髂骨翼(ala of ilium);22.股骨(femur)

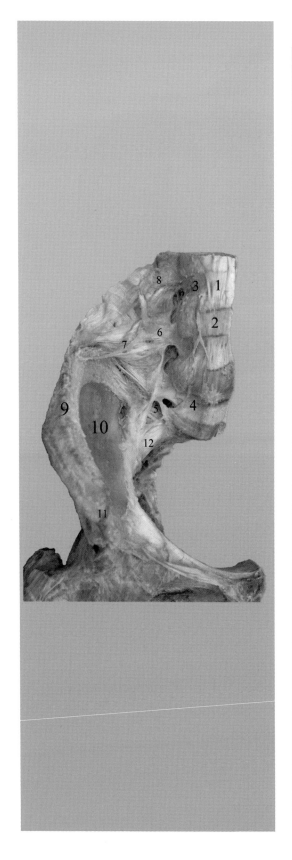

1. 前纵韧带（anterior longitudinal ligament）；
2. 第 3～4 腰椎椎间盘（intervertebral disc of the third lumbar and the fourth lumbar vertebra）；
3. 第 3 腰椎（the third lumbar vertebra）；
4. 第 5 腰椎（the fifth lumbar vertebra）；
5. 第 5 腰椎至第 1 骶椎椎间孔（intervertebral foramen of the fifth lumbar and the first sacral vertebra）；
6. 第 4 腰椎横突（transverse process of the fourth lumbar vertebra）；
7. 髂腰韧带（iliolumbar ligament）；
8. 第 3 腰椎横突（transverse process of the third lumbar vertebra）；
9. 髂嵴（iliac crest）；
10. 髂骨翼（髂窝）（ala of ilium（iliac fossa））；
11. 髂前上棘（anterior superior iliac spine）；
12. 骶髂前韧带（anterior sacroiliac ligament）

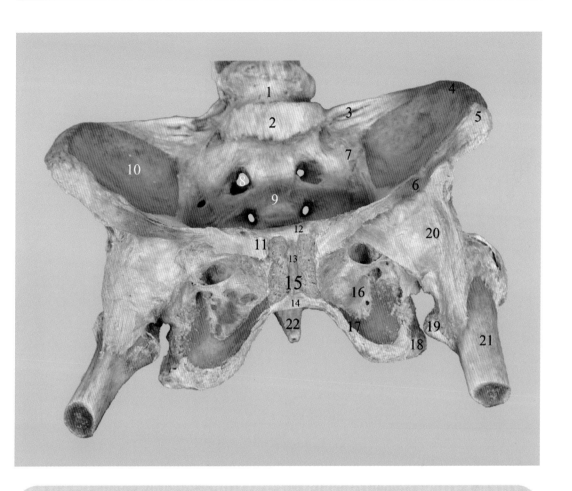

1.第 5 腰椎（the fifth lumbar vertebra）；2.第 5 腰椎至第 1 骶椎椎间盘（intervertebral disc of the fifth lumbar and the first sacral vertebra）；3.髂腰韧带（iliolumbar ligament）；4.髂嵴（iliac crest）；5.髂前上棘（anterior superior iliac spine）；6.腹股沟韧带（inguinal ligament）；7.骶髂前韧带（anterior sacroiliac ligament）；8.骶前孔（anterior sacral foramen）；9.第 2 骶椎（the second sacral vertebra）；10.髂骨翼（髂窝）（ala of ilium（iliac fossa））；11.耻骨结节（pubic tubercle）；12.耻骨上韧带（superior pubic ligament）；13.耻骨联合间盘（pubic symphysis disc）；14.耻骨弓状韧带（arcuate pubic ligament）；15.耻骨联合（pubis symphysis）；16.闭孔膜（obturator membrane）；17.耻骨下支（inferior ramus of pubis）；18.坐骨结节（ischial tuberosity）；19.股骨小转子（lesser trochanter of femur）；20.髂股韧带（iliofemoral ligament）；21.股骨（femur）；22.尾骨（coccyx）

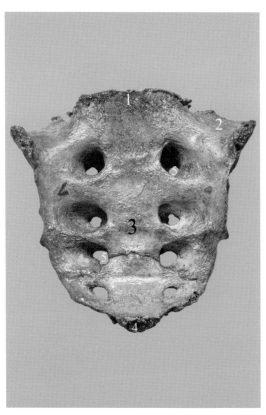

1. 骶岬（promontory of sacrum）；
2. 骶翼（ala of sacrum）；
3. 骶骨横线（lineae transversae ossis sacri）；
4. 骶骨尖（apex of sacrum）；
5. 骶前孔（anterior sacral foramen）

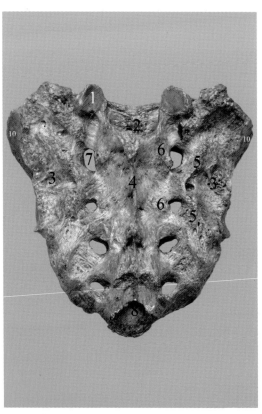

1. 上关节突（superior articular process）；
2. 骶管（sacral canal）；
3. 骶粗隆（sacral tuberosity）；
4. 骶正中嵴（median sacral crest）；
5. 骶外侧嵴（lateral sacral crest）；
6. 骶中间嵴（intermediate sacral crest）；
7. 骶后孔（posterior sacral foramen）；
8. 骶管裂孔（sacral hiatus）；
9. 骶角（sacral cornu）；
10. 耳状面（auricular surface）

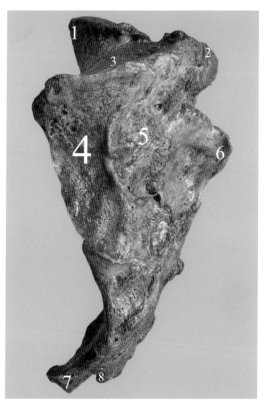

1. 骶岬（promontory of sacrum）；
2. 上关节突（superior articular process）；
3. 骶翼（ala of sacrum）；
4. 耳状面（auricular surface）；
5. 骶粗隆（sacral tuberosity）；
6. 骶正中嵴（median sacral crest）；
7. 骶骨尖（apex of sacrum）；
8. 骶角（sacral cornu）

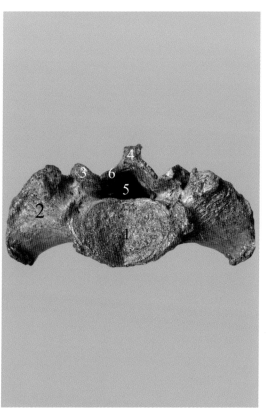

1. 第1骶椎（the first sacral vertebra）；
2. 骶翼（ala of sacrum）；
3. 上关节突（superior articular process）；
4. 骶正中嵴（median sacral crest）；
5. 骶管（sacral canal）；
6. 椎弓板（lamina of vertebral arch）

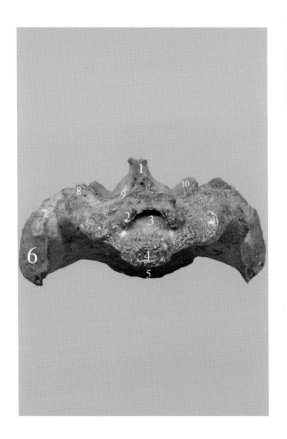

1. 骶正中嵴（median sacral crest）；
2. 骶角（sacral cornu）；
3. 骶管裂孔（sacral hiatus）；
4. 骶骨尖（apex of sacrum）；
5. 骶岬（promontory of sacrum）；
6. 耳状面（auricular surface）；
7. 骶粗隆（sacral tuberosity）；
8. 骶外侧嵴（lateral sacral crest）；
9. 骶中间嵴（intermediate sacral crest）；
10. 上关节突（superior articular process）

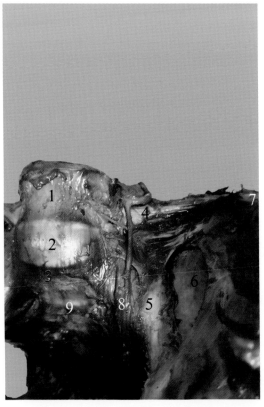

1. 第5腰椎（the fifth lumbar vertebra）；
2. 第5腰椎至第1骶椎椎间盘（intervertebral disc of the fifth lumbar and the first sacral vertebra）；
3. 第1骶椎（the first sacral vertebra）；
4. 髂腰韧带（iliolumbar ligament）；
5. 骶髂前韧带（anterior sacroiliac ligament）；
6. 髂骨翼（髂窝）（ala of ilium（iliac fossa））；
7. 髂嵴（iliac crest）；
8. 腰神经（lumbar nerve）；
9. 骶椎间盘（sacral intervertebral disc）

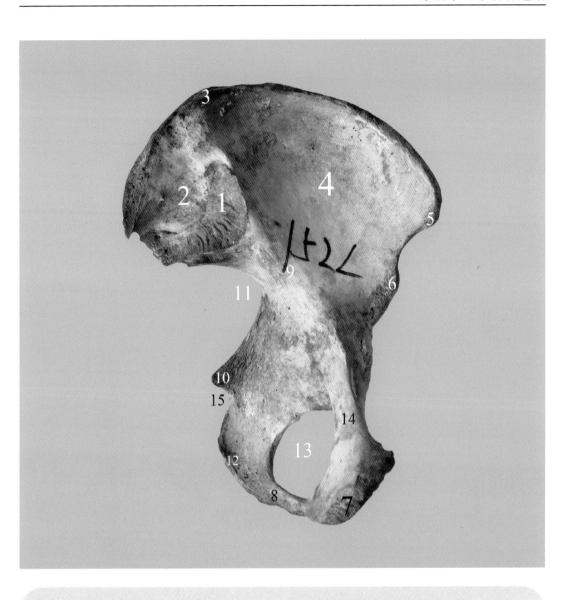

1. C 形耳状面（C-shaped auricular surface）；2. 髂粗隆（iliac tuberosity）；3. 髂嵴（iliac crest）；4. 髂骨翼（髂窝）（ala of ilium（iliac fossa））；5. 髂前上棘（anterior superior iliac spine）；6. 髂前下棘（anterior inferior iliac spine）；7. 耻骨联合面（symphysial surface）；8. 坐骨支（ramus of ischium）；9. 弓状线（arcuate line）；10. 坐骨棘（ischial spine）；11. 坐骨大切迹（greater sciatic notch）；12. 坐骨结节（ischial tuberosity）；13. 闭孔（obturator foramen）；14. 耻骨上支（superior ramus of pubis）；15. 坐骨小切迹（lesser sciatic notch）

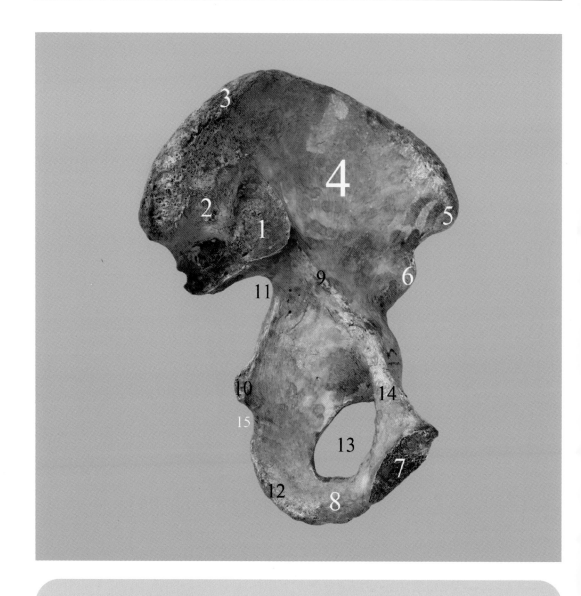

1. L 形耳状面（L-shaped auricular surface）；2. 髂粗隆（iliac tuberosity）；3. 髂嵴（iliac crest）；4. 髂骨翼（髂窝）（ala of ilium（iliac fossa））；5. 髂前上棘（anterior superior iliac spine）；6. 髂前下棘（anterior inferior iliac spine）；7. 耻骨联合面（symphysial surface）；8. 坐骨支（ramus of ischium）；9. 弓状线（arcuate line）；10. 坐骨棘（ischial spine）；11. 坐骨大切迹（greater sciatic notch）；12. 坐骨结节（ischial tuberosity）；13. 闭孔（obturator foramen）；14. 耻骨上支（superior ramus of pubis）；15. 坐骨小切迹（lesser sciatic notch）

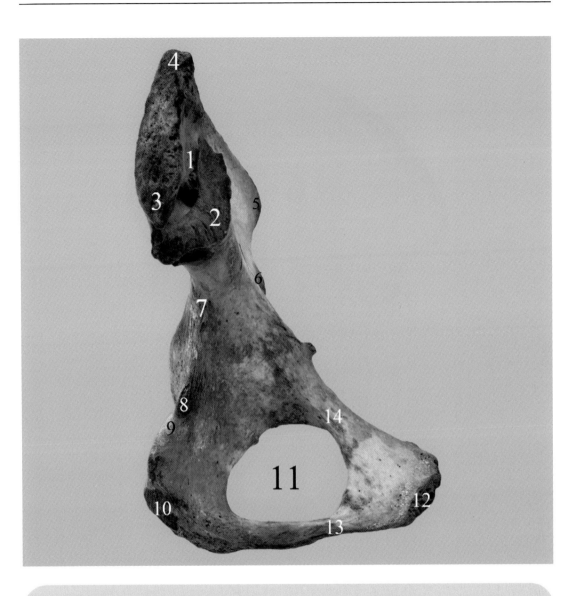

1. 髂粗隆（iliac tuberosity）；2. C 形耳状面（C-shaped auricular surface）；3. 髂后下棘（posterior inferior iliac spine）；4. 髂后上棘（posterior superior iliac spine）；5. 髂前上棘（anterior superior iliac spine）；6. 髂前下棘（anterior inferior iliac spine）；7. 坐骨大切迹（greater sciatic notch）；8. 坐骨棘（ischial spine）；9. 坐骨小切迹（lesser sciatic notch）；10. 坐骨结节（ischial tuberosity）；11. 闭孔（obturator foramen）；12. 耻骨联合面（symphysial surface）；13. 耻骨下支（inferior ramus of pubis）；14. 耻骨上支（superior ramus of pubis）

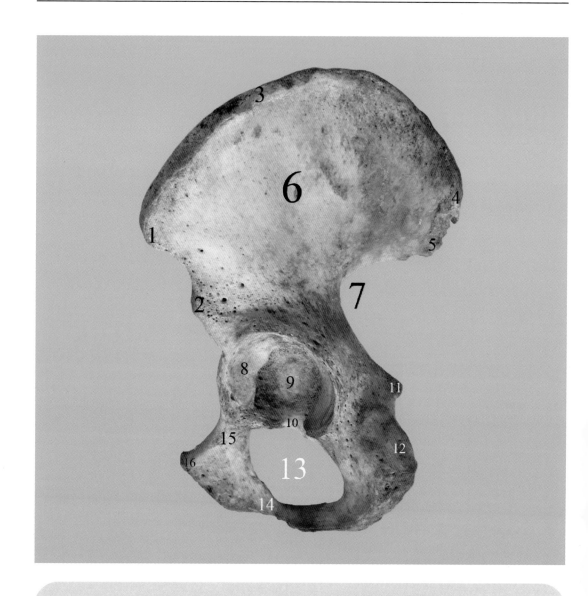

1. 髂前上棘（anterior superior iliac spine）；2. 髂前下棘（anterior inferior iliac spine）；3. 髂嵴（iliac crest）；4. 髂后上棘（posterior superior iliac spine）；5. 髂后下棘（posterior inferior iliac spine）；6. 髂骨翼（髂窝）（ala of ilium（iliac fossa））；7. 坐骨大切迹（greater sciatic notch）；8. 髋臼的月状面（关节）（moon shape（joint）of the acetabulum）；9. 髋臼窝（acetabular fossa）；10. 髋臼切迹（acetabular notch）；11. 坐骨棘（ischial spine）；12. 坐骨结节（ischial tuberosity）；13. 闭孔（obturator foramen）；14. 耻骨下支（inferior ramus of pubis）；15. 耻骨上支（superior ramus of pubis）；16. 耻骨结节（pubic tubercle）

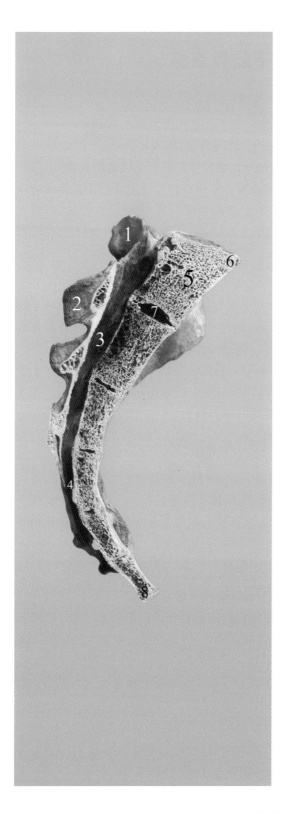

1. 上关节突（superior articular process）；
2. 骶正中嵴（median sacral crest）；
3. 骶管（sacral canal）；
4. 骶管裂孔（sacral hiatus）；
5. 第 1 骶椎（the first sacral verte-bra）；
6. 骶岬（promontory of sacrum）；
7. 椎间盘残余（residual intervertebral disc）；
8. 骶骨尖（apex of sacrum）

（李义凯　谌祖江　尚祎程　祁冀　张兆聪　王宁）

第二节　自由下肢骨连结

一、髋关节

髋关节由股骨头与髋臼构成。股骨头的关节面,中部较厚,周缘较薄,约占球面的 2/3;关节软骨为股骨头的前面,向外侧延伸至头颈相接处。髋臼除月状面覆盖透明软骨(上部较厚,下部较薄)外,其余部分由脂肪填充,称为哈佛森腺。哈佛森腺可随关节内压力的增减而被挤出或吸入,有维持关节内压力平衡的作用。髋臼周缘为髋臼唇,由纤维软骨构成,以增加关节窝的深度。当髋关节完全后伸并伴轻微外展和内旋时,股骨头关节面完全嵌入髋臼中。

(一)关节囊

关节囊致密且坚韧,向上附着于髋臼的周缘和横韧带,向下附着于股骨颈,前达转子间线,后面包绕股骨颈的内侧2/3,即转子间嵴的内侧,距转子间嵴约 1 cm 处。股骨颈骨折分为囊内骨折和囊外骨折。若骨折线通过后外侧部,则可能形成囊内、外混合性骨折。

关节囊纤维膜,可分为浅层纵行层与深层环行层。浅层有部分纤维与坐股韧带及耻股韧带相愈合。纤维膜前部的纵行纤维延至股骨颈,内含分布于股骨头和股骨颈的血管,纤维膜的前上部较厚,后下部较薄,前上部在站立时所受的应力最大。

关节囊的后下方和内下方薄弱,且无韧带与肌肉加固,在遇暴力时形成薄弱点,股骨头易由此处脱出,造成常见的髋关节后脱位。

关节囊的滑膜宽阔,起自股骨头关节面的周缘,向下被覆于股骨颈在囊内的部分,而后反折向上,覆盖于髋臼唇、髋臼窝的脂肪组织,并包绕股骨头韧带的周缘。滑膜在股骨颈反折处,有数条纵行皱襞,内含分布到股骨头、股骨颈的血管。在发生股骨颈骨折,而未损伤滑膜襞内的血管时,骨折愈合较好。

(二)髋关节的韧带

1. 髂股韧带　长而坚韧,呈倒置的"Ｖ"字形,起自髂前下棘下方和髋臼边缘,向外下呈扇形分散,止于股骨的转子间线下部,外侧部的纤维斜行向下至转子间线上部。此纤维可限制大腿过度后伸运动,其内侧部纤维可限制大腿外展运动,外侧部纤维可限制大腿外展和旋外运动,对维持人体直立姿势有重要作用。

2. 耻股韧带　呈三角形,起自耻骨上支,向外下方与关节囊前下壁相愈合。有限制大腿外展及旋外运动的作用。

3. 坐股韧带　起自坐骨体,斜向外上方,经股骨颈后面,部分纤维移行于轮匝带,另一部分附着于股骨大转子根部。有限制大腿内收及旋内运动的作用。

4. 轮匝带　轮匝带为关节囊深层纤维,环绕股骨颈的中部,环形增厚,紧贴于滑膜层外面。有限制股骨头向外脱出的作用。

5. 股骨头韧带　股骨头韧带为关节囊内扁平的纤维韧带,连结于股骨头凹和髋臼横韧带之间,由滑膜包被,内含营养股骨头的血管。当大腿前屈及内收时,此韧带紧张,大腿外展时则松弛。

6.髋臼横韧带　髋臼横韧带为关节囊内扁而坚韧的纤维韧带,横跨于髋臼切迹,并形成一孔,内有神经和血管通过。

(三)髋臼唇

髋臼唇由纤维软骨构成,其横断面呈三角形,基底部附着于髋臼的周缘和髋臼横韧带;内侧面凹陷而光滑,外侧面隆凸;游离缘锐薄而紧缩,该部先天性缺损,常是形成先天性髋关节脱位的原因之一。

(四)髋关节的运动

髋关节属多轴球窝关节,也属杵臼关节,可沿三个运动轴作屈、伸、内收、外展、旋转及环转运动。

1.沿冠状轴　即沿横贯髋臼中心与股骨头中心之间的轴,大腿可作屈伸运动。前屈范围约 114°,屈膝时,前屈的运动范围最大,股前部可达腹前壁;伸膝时,因股后部肌肉紧张而受到限制,大腿只能前屈 80°。后伸范围约 32°,主要受到髂股韧带等限制。

2.沿矢状轴　即沿纵贯股骨头中心轴,大腿可作内收和外展运动,运动范围约 45°。内收运动主要受髂股韧带的外侧部与关节囊上部等限制,大腿前屈时,内收运动范围增加,后伸时减小。外展运动主要受耻股韧带与髂股韧带内侧部等限制。

3.沿垂直轴　即沿垂直贯穿股骨头中心与髁间窝之间的轴,大腿可作旋内、旋外运动,运动范围为 40°～50°。旋内运动范围较小,伸腿时受髂股韧带内侧部的限制;屈腿时受关节囊后部和坐股韧带的限制。旋外运动范围较大,伸腿时受髂股韧带的限制,屈腿时受股骨头韧带和髂股韧带外侧部的限制。

此外,髋关节还可作环转运动。

(五)髋关节的血管及神经

1.动脉　包括闭孔动脉的髋臼支、旋股内侧动脉、旋股外侧动脉、臀上动脉的深支和臀下动脉等。

2.神经支配　股神经和闭孔神经分支分布于关节前面;坐骨神经的股二头肌支分布于后面,有时也有臀上神经分支分布。

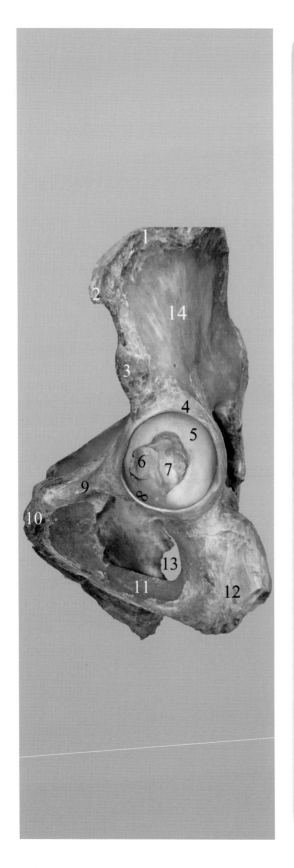

1. 髂嵴（iliac crest）；
2. 髂前上棘（anterior superior iliac spine）；
3. 髂前下棘（anterior inferior iliac spine）；
4. 髋臼唇（纤维软骨）（acetabular labrum（fibrocartilage））；
5. 髋臼的月状面（关节）（moon shape（joint）of the acetabulum）；
6. 股骨头韧带（ligamentum capitis femoris）；
7. 髋臼窝内脂肪（有滑膜覆盖）（fat in the acetabular fossa（covered by synovial membrane））；
8. 髋臼横韧带（transverse acetabular ligament）；
9. 耻骨上支（superior ramus of pubis）；
10. 耻骨结节（pubic tubercle）；
11. 耻骨下支（inferior ramus of pubis）；
12. 坐骨结节（ischial tuberosity）；
13. 闭孔（obturator foramen）；
14. 髂骨翼（ala of ilium）

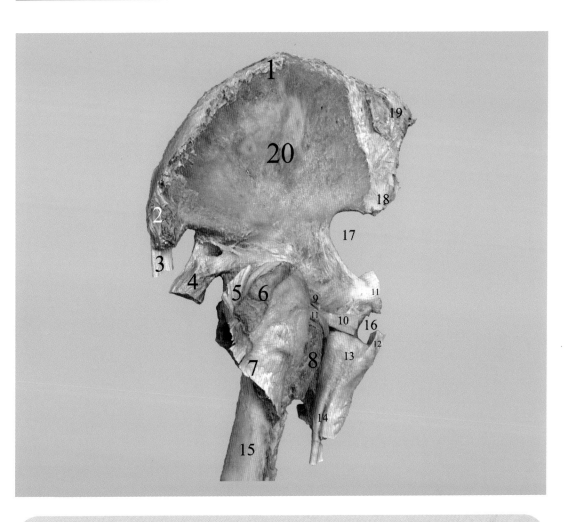

1. 髂嵴（iliac crest）；2. 髂前上棘（anterior superior iliac spine）；3. 缝匠肌腱（sartorius tendon）；4. 股直肌（rectus femoris）；5. 臀小肌腱（gluteus minimus tendon）；6. 臀中肌（gluteus medius）；7. 股外侧肌腱（lateral femoral tendon）；8. 股方肌（quadratus femoris）；9. 上孖肌（superior gemellus）；10. 闭孔肌腱（obturator tendon）；11. 下孖肌（inferior gemellus）；12. 骶结节韧带（sacrotuberous ligament）；13. 坐骨结节（ischial tuberosity）；14. 半腱肌腱、半膜肌腱和股二头肌长头（semitendinosus tendon，semimembranosus tendon and long head of biceps femoris）；15. 股骨（femur）；16. 坐骨小切迹（lesser sciatic notch）；17. 坐骨大切迹（greater sciatic notch）；18. 髂后下棘（posterior inferior iliac spine）；19. 髂后上棘（posterior superior iliac spine）；20. 髂骨翼（ala of ilium）

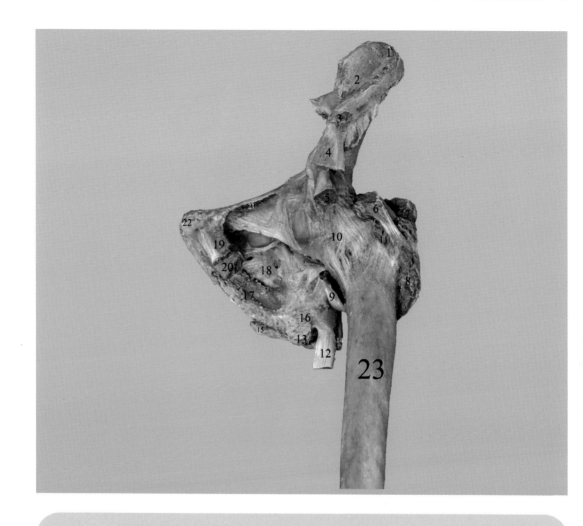

1.髂嵴(iliac crest);2.髂骨翼(髂窝)(ala of ilium(iliac fossa));
3.髂前上棘(anterior superior iliac spine);4.缝匠肌(sartorius);
5.股直肌(rectus femoris);6.臀小肌(gluteus minimus);7.臀中肌
(gluteus medius);8.股骨外侧肌(lateral femoral muscle);9.髂腰
肌腱(iliolumbar tendon);10.髂股韧带(iliofemoral ligament);
11.股中间肌(vastus intermedius);12.半膜肌腱(semimembrano-
sus tendon);13.股二头肌长头(long head of the biceps femoris);
14.半腱肌腱(semitendinosus tendon);15.大收肌腱(adductor
magnus tendon);16.坐骨结节(ischial tuberosity);17.耻骨下支
(inferior ramus of pubis);18.闭孔膜(obturator membrane);
19.长收肌(adductor longus);20.短收肌(adductor brevis);21.耻
骨肌(pectineus);22.耻骨结节(pubic tubercle);23.股骨(femur)

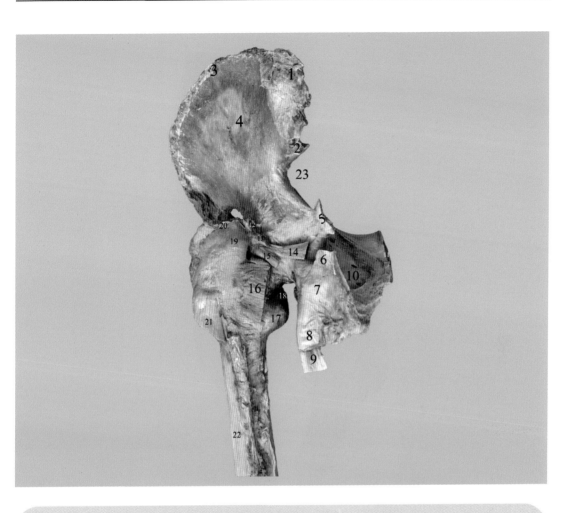

1. 髂后上棘(posterior superior iliac spine)；2. 髂后下棘(posterior inferior iliac spine)；3. 髂嵴(iliac crest)；4. 髂骨翼(ala of ilium)；5. 骶棘韧带(sacrospinous ligament)；6. 骶结节韧带(sacrotuberous ligament)；7. 坐骨结节(ischial tuberosity)；8. 半腱肌腱(semitendinosus tendon)；9. 半膜肌腱(semimembranosus tendon)；10. 闭孔膜(obturator membrane)；11. 耻骨联合(pubis symphysis)；12. 梨状肌腱(piriformis tendon)；13. 上孖肌(superior gemellus)；14. 闭孔外肌(obturator externus)；15. 下孖肌(inferior gemellus)；16. 股方肌(quadratus femoris)；17. 股骨小转子(lesser trochanter of femur)；18. 髂腰肌(iliopsoas)；19. 股骨大转子(greater trochanter of femur)；20. 臀中肌(gluteus medius)；21. 股骨外侧肌(lateral femoral muscle)；22. 股骨(femur)；23. 坐骨大切迹(greater sciatic notch)

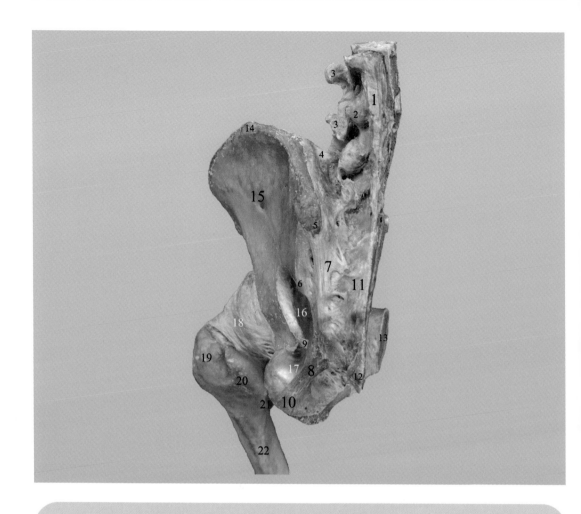

1.棘上韧带(supraspinous ligament);2.关节突关节(zygapophysial joint);3.横突(transverse process);4.髂腰韧带(iliolumbar ligament);5.髂后上棘(posterior superior iliac spine);6.髂后下棘(posterior inferior iliac spine);7.骶髂后韧带(posterior sacroiliac ligament);8.骶结节韧带(sacrotuberous ligament);9.骶棘韧带(sacrospinous ligament);10.坐骨结节(ischial tuberosity);11.骶骨(sacrum);12.尾骨(coccyx);13.耻骨联合(pubis symphysis);14.髂嵴(iliac crest);15.髂骨翼(ala of ilium);16.坐骨大孔(greater sciatic foramen);17.坐骨小孔(lesser sciatic foramen);18.关节囊(articular capsule);19.股骨大转子(greater trochanter of femur);20.转子间嵴(intertrochanteric crest);21.股骨小转子(lesser trochanter of femur);22.股骨(femur)

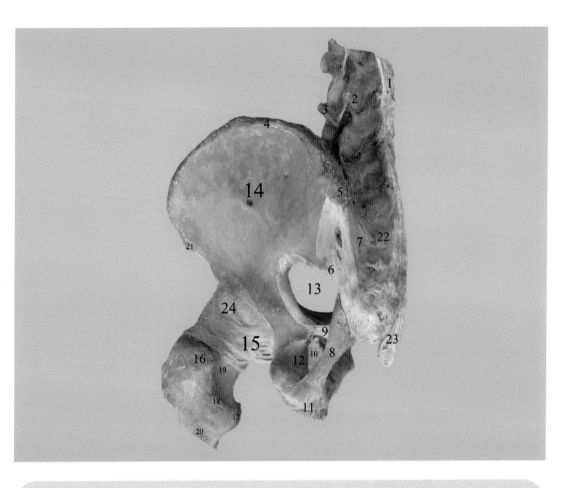

1. 棘上韧带(supraspinous ligament);2. 关节突关节(zygapophysial joints);3. 横突(transverse process);4. 髂嵴(iliac crest);5. 髂后上棘(posterior superior iliac spine);6. 髂后下棘(posterior inferior iliac spine);7. 骶髂后韧带(posterior sacroiliac ligament);8. 骶结节韧带(sacrotuberous ligament);9. 骶棘韧带(sacrospinous ligament);10. 闭孔膜(obturator membrane);11. 坐骨结节(ischial tuberosity);12. 坐骨小孔(lesser sciatic foramen);13. 坐骨大孔(greater sciatic foramen);14. 髂骨翼(ala of ilium);15. 坐股韧带(ischiofemoral ligament);16. 股骨大转子(greater trochanter of femur);17. 股骨小转子(lesser trochanter of femur);18. 转子间嵴(intertrochanteric crest);19. 股骨颈(neck of femur);20. 股骨(femur);21. 髂前上棘(anterior superior iliac spine);22. 骶骨(sacrum);23. 尾骨(coccyx);24. 髂股韧带(iliofemoral ligament)

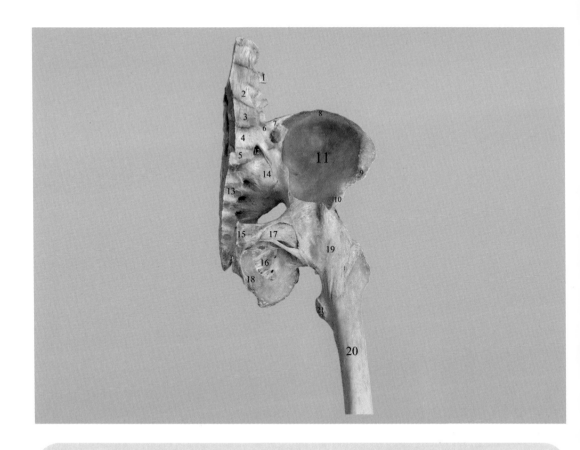

1.第 3 腰椎横突（transverse process of the third lumbar vertebra）；2.第 4 腰椎（the fourth lumbar vertebra）；3.第 4～5 腰椎椎间盘（intervertebral disc of the fourth lumbar and the fifth lumbar vertebra）；4.第 5 腰椎（the fifth lumbar vertebra）；5.第 5 腰椎至第 1 骶椎椎间盘（intervertebral disc of the fifth lumbar and the first sacral vertebra）；6.第 5 腰椎横突（transverse process of the fifth lumbar vertebra）；7.髂腰韧带（iliolumbar ligament）；8.髂嵴（iliac crest）；9.髂前上棘（anterior superior iliac spine）；10.髂前下棘（anterior inferior iliac spine）；11.髂骨翼（髂窝）（ala of ilium（iliac fossa））；12.第 5 腰椎至第 1 骶椎椎间孔（intervertebral foramen of the fifth lumbar and the first sacral vertebra）；13.骶骨（sacrum）；14.骶髂前韧带（anterior sacroiliac ligament）；15.耻骨结节（pubic tubercle）；16.闭孔膜（obturator membrane）；17.耻骨上支（superior ramus of pubis）；18.耻骨下支（inferior ramus of pubis）；19.髂股韧带（iliofemoral ligament）；20.股骨（femur）；21.股骨小转子（lesser trochanter of femur）

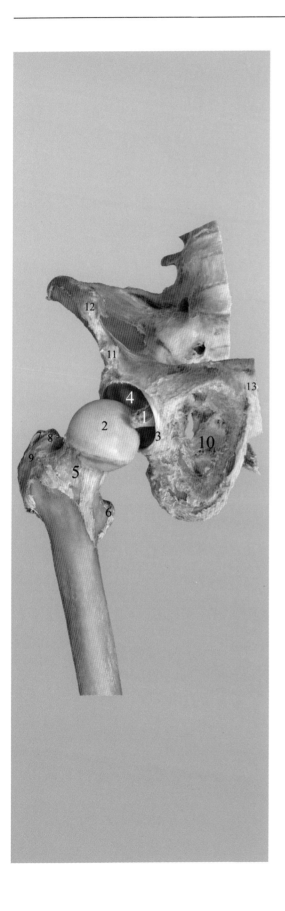

1. 股骨头韧带（ligamentum capitis femoris）；
2. 股骨头关节软骨面（articular cartilage surface of femoral head）；
3. 髋臼唇（纤维软骨）（acetabular labrum（fibrocartilage））；
4. 髋臼的月状面（关节）（moon shape（joint）of the acetabulum）；
5. 股骨颈（neck of femur）；
6. 股骨小转子（lesser trochanter of femur）；
7. 臀中肌腱（gluteus medius tendon）；
8. 臀小肌腱（gluteus minimus tendon）；
9. 股骨大转子（greater trochanter of femur）；
10. 闭孔膜（obturator membrane）；
11. 髂前下棘（anterior inferior iliac spine）；
12. 髂前上棘（anterior superior iliac spine）；
13. 耻骨联合（pubis symphysis）

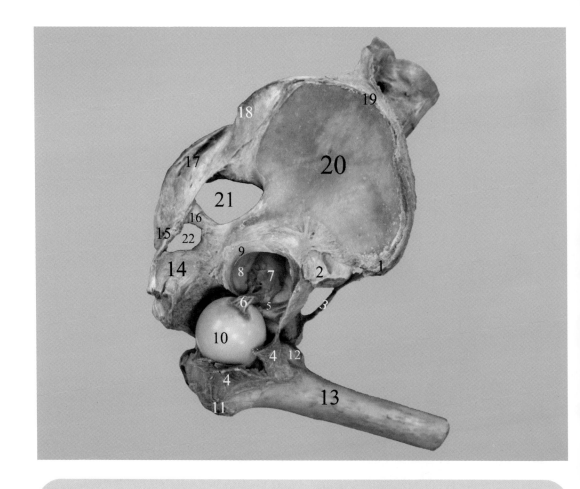

1. 髂前上棘（anterior superior iliac spine）；2. 股直肌腱（rectus femoris tendon）；3. 腹股沟韧带（inguinal ligament）；4. 髂股韧带（iliofemoral ligament）；5. 髋臼横韧带（transverse acetabular ligament）；6. 股骨头韧带（ligamentum capitis femoris）；7. 髋臼窝内脂肪（有滑膜覆盖）（fat in the acetabular fossa（covered by synovial membrane））；8. 髋臼的月状面（关节）（moon shape（joint）of the acetabulum）；9. 髋臼唇（纤维软骨）（acetabular labrum（fibrocartilage））；10. 股骨头关节软骨面（articular cartilage surface of femoral head）；11. 股骨大结节（greater tuberosity of femur）；12. 股骨小结节（lesser tuberosity of femur）；13. 股骨（femur）；14. 坐骨结节（ischial tuberosity）；15. 骶结节韧带（sacrotuberous ligament）；16. 骶棘韧带（sacrospinous ligament）；17. 骶骨（sacrum）；18. 髂后上棘（posterior superior iliac spine）；19. 髂嵴（iliac crest）；20. 髂骨翼（ala of ilium）；21. 坐骨大孔（greater sciatic foramen）；22. 坐骨小孔（lesser sciatic foramen）

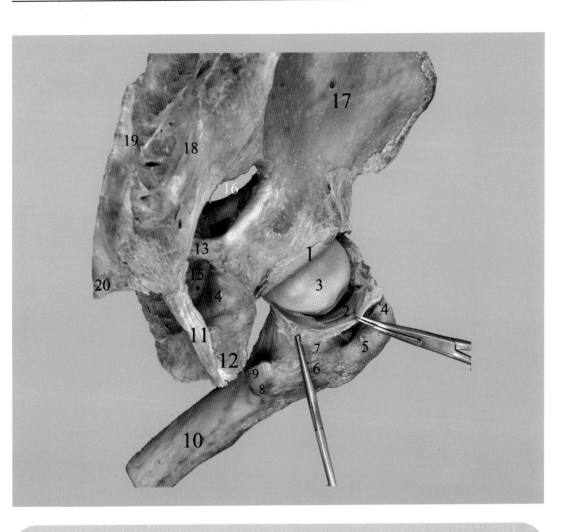

1. 髋臼唇（纤维软骨）（acetabular labrum（fibrocartilage））；2. 轮匝带（zona orbicularis）；3. 股骨头关节软骨面（articular cartilage surface of femoral head）；4. 臀中肌腱（gluteus medius tendon）；5. 股骨大转子（greater trochanter of femur）；6. 转子间嵴（intertrochanteric crest）；7. 股骨颈（neck of femur）；8. 股骨小转子（lesser trochanter of femur）；9. 髂腰肌腱（iliolumbar tendon）；10. 股骨（femur）；11. 骶结节韧带（sacrotuberous ligament）；12. 坐骨结节（ischial tuberosity）；13. 骶棘韧带（sacrospinous ligament）；14. 坐骨小孔（lesser sciatic foramen）；15. 闭孔膜（obturator membrane）；16. 坐骨大孔（greater sciatic foramen）；17. 髂骨翼（ala of ilium）；18. 骶髂后韧带（posterior sacroiliac ligament）；19. 骶骨（sacrum）；20. 尾骨（coccyx）

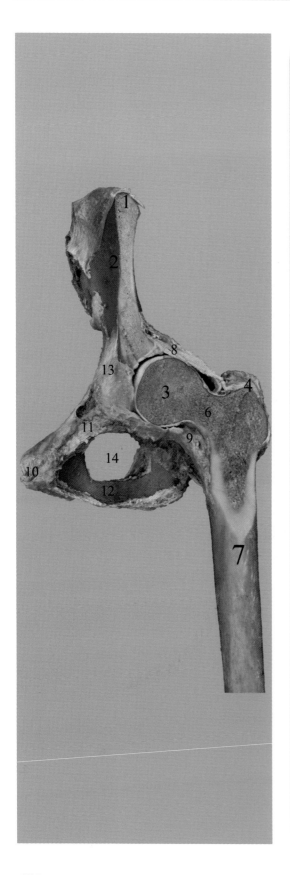

1. 髂嵴（iliac crest）；
2. 髂骨翼（髂窝）（ala of ilium（iliac fossa））；
3. 股骨头（femoral head）；
4. 股骨大转子（greater trochanter of femur）；
5. 股骨小转子（lesser trochanter of femur）；
6. 股骨颈（neck of femur）；
7. 股骨（femur）；
8. 髂股韧带（iliofemoral ligament）；
9. 耻骨韧带（pubic ligament）；
10. 耻骨联合（pubis symphysis）；
11. 耻骨上支（superior ramus of pubis）；
12. 耻骨下支（inferior ramus of pubis）；
13. 弓状线（arcuate line）；
14. 闭孔（obturator foramen）

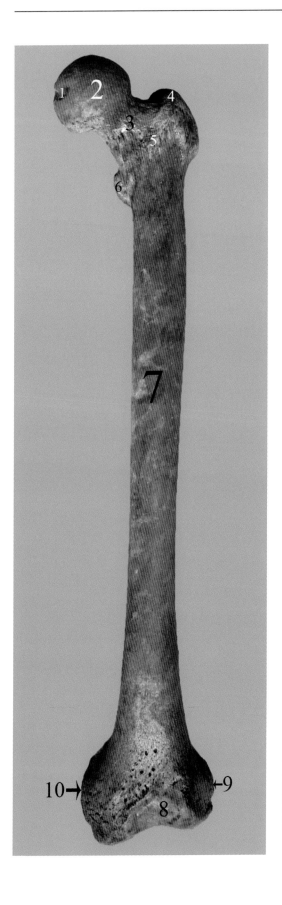

1. 股骨头凹（fovea of femoral head）；
2. 股骨头（femoral head）；
3. 股骨颈（neck of femur）；
4. 股骨大转子（greater trochanter of femur）；
5. 转子间线（intertrochanteric line）；
6. 股骨小转子（lesser trochanter of femur）；
7. 股骨体（shaft of femur）；
8. 髌面（patellar surface）；
9. 股骨外上髁（lateral epicondyle of femur）；
10. 股骨内上髁（medial epicondyle of femur）

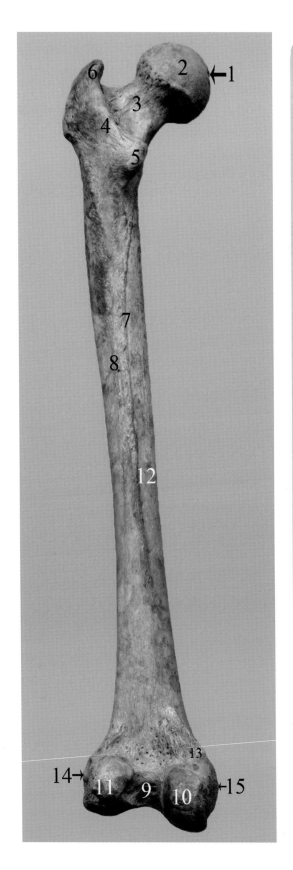

1. 股骨头凹（fovea of femoral head）；
2. 股骨头（femoral head）；
3. 股骨颈（neck of femur）；
4. 转子间嵴（intertrochanteric crest）；
5. 股骨小转子（lesser trochanter of femur）；
6. 股骨大转子（greater trochanter of femur）；
7. 股骨粗线（内侧唇）（linea aspera of femur（medial lip））；
8. 股骨粗线（外侧唇）（linea aspera of femur（lateral lip））；
9. 髁间窝（intercondylar fossa）；
10. 股骨内侧髁（medial condyle of femur）；
11. 股骨外侧髁（lateral condyle of femur）；
12. 股骨体（shaft of femur）；
13. 大收肌结节（tubercle of adductor magnus）；
14. 股骨外上髁（lateral epicondyle of femur）；
15. 股骨内上髁（medial epicondyle of femur）

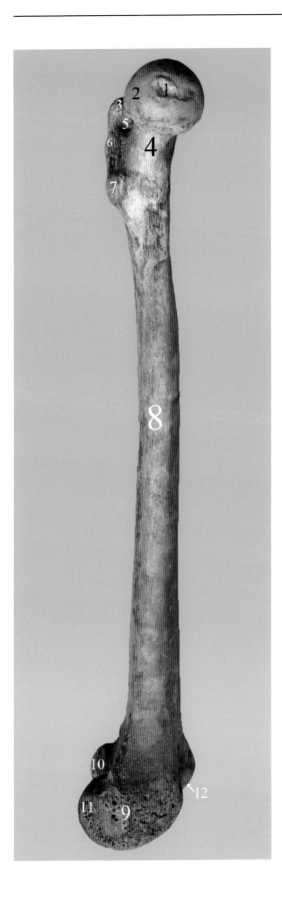

1. 股骨头凹（fovea of femoral head）；
2. 股骨头（femoral head）；
3. 股骨大转子（greater trochanter of femur）；
4. 股骨颈（neck of femur）；
5. 转子窝（trochanteric fossa）；
6. 转子间嵴（intertrochanteric crest）；
7. 股骨小转子（lesser trochanter of femur）；
8. 股骨（femur）；
9. 股骨内上髁（medial epicondyle of femur）；
10. 股骨外侧髁（lateral condyle of femur）；
11. 股骨内侧髁（medial condyle of femur）；
12. 髌面（patellar surface）

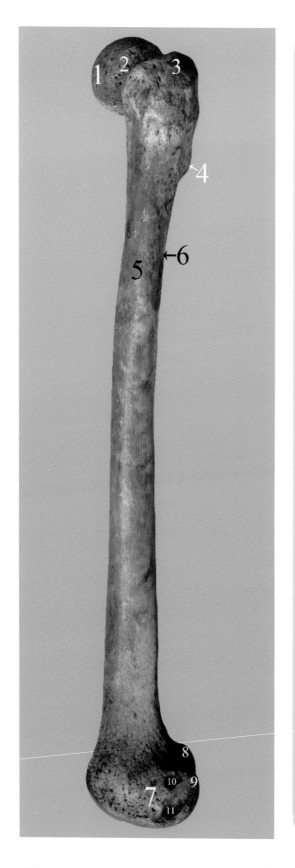

1. 股骨头（femoral head）；
2. 股骨颈（neck of femur）；
3. 股骨大转子（greater trochanter of femur）；
4. 股骨小转子（lesser trochanter of femur）；
5. 股骨体（shaft of femur）；
6. 股骨粗线（linea aspera of femur）；
7. 股骨外上髁（lateral epicondyle of femur）；
8. 股骨内侧髁（medial condyle of femur）；
9. 股骨外侧髁（lateral condyle of femur）；
10. 腓肠肌外侧头附着区（attachment area of lateral head of gastrocnemius）；
11. 腘肌腱附着区（attachment area of popliteal tendon）

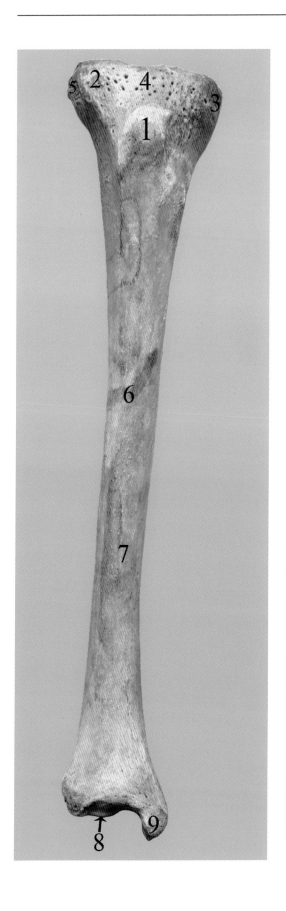

1. 胫骨粗隆(tibial tuberosity)；
2. Gerdy 结节（髂胫束的止点）
   （Gerdy's tubercle（terminating point of iliotibial tract））；
3. 胫骨内侧髁(medial condyle of tibia)；
4. 胫骨平台(tibial plateau)；
5. 胫骨外侧髁(lateral condyle of tibia)；
6. 胫骨前缘(anterior border of tibia)；
7. 胫骨体(shaft of tibia)；
8. 胫骨下关节面(inferior articular surface of tibia)；
9. 内踝(medial malleolus)

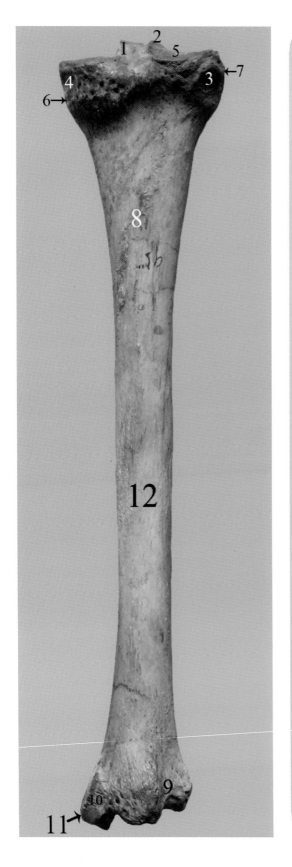

1. 内侧髁间结节（medial intercondylar tubercle）；
2. 外侧髁间结节（lateral intercondylar tubercle）；
3. 关节面（与腓骨形成关节）（articular surface（fibula associated segment））；
4. 半膜肌腱附着区（attachment area of semimembranosus tendon）；
5. 上关节面（内侧关节面）（superior articular surface（medial articular surface））；
6. 胫骨内侧髁（medial condyle of tibia）；
7. 胫骨外侧髁（lateral condyle of tibia）；
8. 比目鱼肌线（soleal line）；
9. 腓切迹（fibular notch）；
10. 胫骨后肌腱沟（sulcus for tendon of tibialis posterior）；
11. 内踝（medial malleolus）；
12. 胫骨体（shaft of tibia）

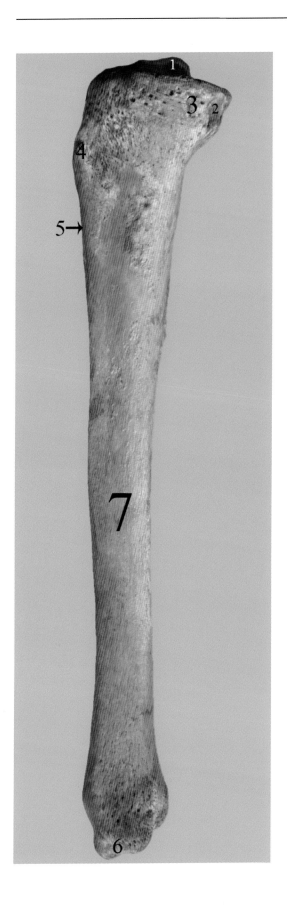

1. 髁间隆起（intercondylar eminence）；
2. 半膜肌腱附着区（attachment area of semimembranosus tendon）；
3. 胫骨内侧髁（medial condyle of tibia）；
4. 胫骨粗隆（tibial tuberosity）；
5. 胫骨前缘（anterior border of tibia）；
6. 内踝（medial malleolus）；
7. 胫骨体（shaft of tibia）

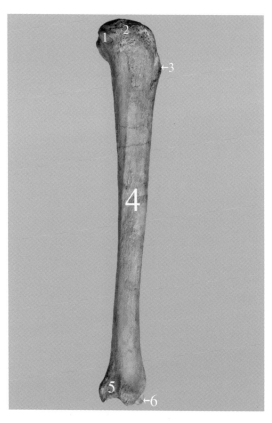

1. 关节面(与腓骨形成关节)(articular surface (fibula associated segment));
2. 胫骨外侧髁(lateral condyle of tibia);
3. 胫骨粗隆(tibial tuberosity);
4. 胫骨体(shaft of tibia);
5. 腓切迹(fibular notch);
6. 内踝(medial malleolus)

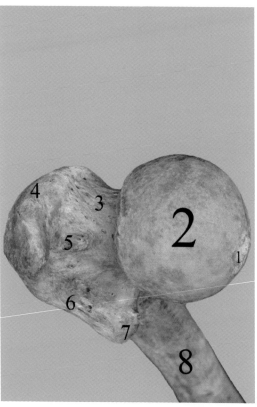

1. 股骨头凹(fovea of femoral head);
2. 股骨头(femoral head);
3. 股骨颈(neck of femur);
4. 股骨大转子(greater trochanter of femur);
5. 转子窝(trochanteric fossa);
6. 转子间嵴(intertrochanteric crest);
7. 股骨小转子(lesser trochanter of femur);
8. 股骨(femur)

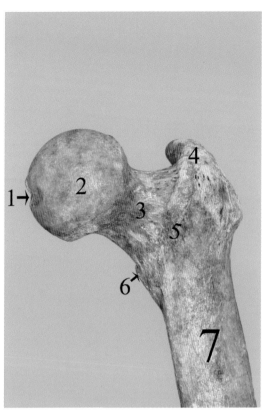

1. 股骨头凹（fovea of femoral head）；
2. 股骨头（femoral head）；
3. 股骨颈（neck of femur）；
4. 股骨大转子（greater trochanter of femur）；
5. 转子间线（intertrochanteric line）；
6. 股骨小转子（lesser trochanter of femur）；
7. 股骨（femur）

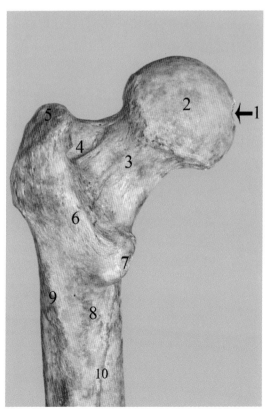

1. 股骨头凹（fovea of femoral head）；
2. 股骨头（femoral head）；
3. 股骨颈（neck of femur）；
4. 转子窝（trochanteric fossa）；
5. 股骨大转子（greater trochanter of femur）；
6. 转子间嵴（intertrochanteric crest）；
7. 股骨小转子（lesser trochanter of femur）；
8. 耻骨肌线（pectineal line）；
9. 臀肌粗隆（gluteal tuberosity）；
10. 股骨粗线（内侧唇）（linea aspera of femur（medial lip））

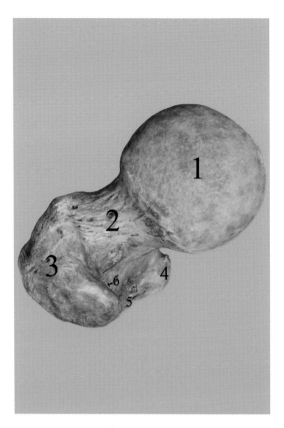

1. 股骨头(femoral head)；
2. 股骨颈(neck of femur)；
3. 股骨大转子（greater trochanter of femur)；
4. 股骨小转子(lesser trochanter of femur)；
5. 转子间嵴(intertrochanteric crest)；
6. 转子窝(trochanteric fossa)

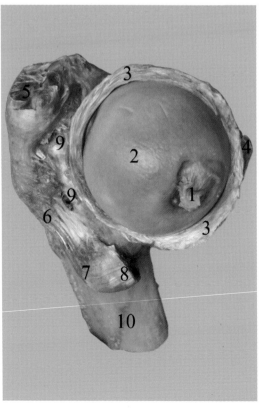

1. 股骨头韧带(ligamentum capitis femoris)；
2. 股骨头关节软骨面（articular cartilage surface of femoral head)；
3. 轮匝带(zona orbicularis)；
4. 髂股韧带(iliofemoral ligament)；
5. 臀中肌腱（gluteus medius tendon)；
6. 转子间嵴(intertrochanteric crest)；
7. 股骨小转子(lesser trochanter of femur)；
8. 髂腰肌腱(iliolumbar tendon)；
9. 股骨颈(neck of femur)；
10. 股骨(femur)

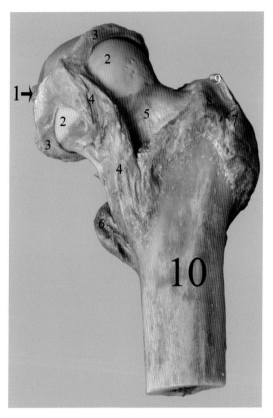

1. 股骨头韧带（ligamentum capitis femoris）；
2. 股骨头关节软骨面（articular cartilage surface of femoral head）；
3. 轮匝带（zona orbicularis）；
4. 髂股韧带（iliofemoral ligament）；
5. 股骨颈（neck of femur）；
6. 髂腰肌腱（iliolumbar tendon）；
7. 臀小肌腱（gluteus minimus tendon）；
8. 股骨大转子（greater trochanter of femur）；
9. 臀中肌腱（gluteus medius tendon）；
10. 股骨（femur）

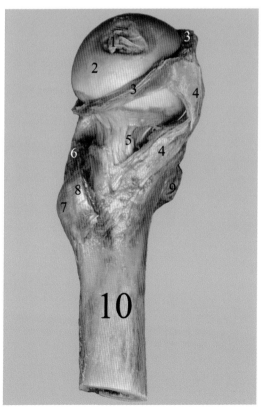

1. 股骨头韧带（ligamentum capitis femoris）；
2. 股骨头关节软骨面（articular cartilage surface of femoral head）；
3. 轮匝带（zona orbicularis）；
4. 髂股韧带（iliofemoral ligament）；
5. 股骨颈（neck of femur）；
6. 转子间嵴（intertrochanteric crest）；
7. 股骨小转子（lesser trochanter of femur）；
8. 髂腰肌腱（iliolumbar tendon）；
9. 臀小肌腱（gluteus minimus tendon）；
10. 股骨（femur）

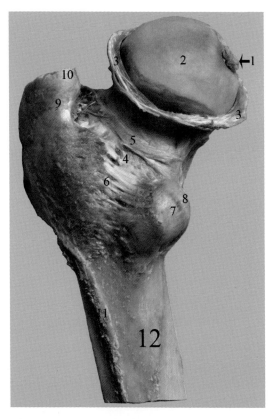

1. 股骨头韧带（ligamentum capitis femoris）；
2. 股骨头关节软骨面（articular cartilage surface of femoral head）；
3. 轮匝带（zona orbicularis）；
4. 股骨颈（neck of femur）；
5. 关节囊附着处（attachment of the joint capsule）；
6. 转子间嵴（intertrochanteric crest）；
7. 股骨小转子（lesser trochanter of femur）；
8. 髂腰肌腱（iliolumbar tendon）；
9. 股骨大转子（greater trochanter of femur）；
10. 臀中肌腱（gluteus medius tendon）；
11. 臀肌粗隆（gluteal tuberosity）；
12. 股骨（femur）

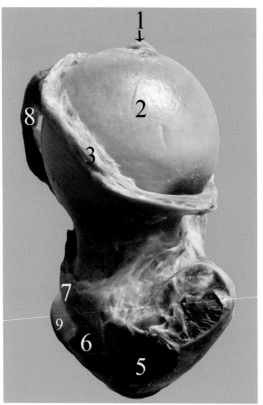

1. 股骨头韧带（ligamentum capitis femoris）；
2. 股骨头关节软骨面（articular cartilage surface of femoral head）；
3. 轮匝带（zona orbicularis）；
4. 股骨颈（neck of femur）；
5. 臀中肌腱（gluteus medius tendon）；
6. 臀小肌腱（gluteus minimus tendon）；
7. 股骨小转子（lesser trochanter of femur）；
8. 髂股韧带（iliofemoral ligament）；
9. 股骨（femur）

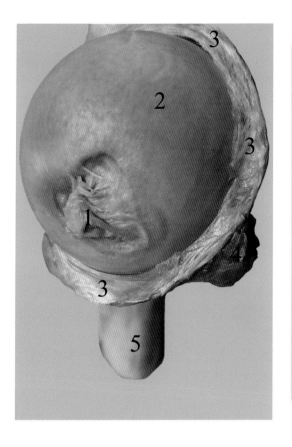

1. 股骨头韧带(ligamentum capitis femoris);
2. 股骨头关节软骨面(articular cartilage surface of femoral head);
3. 轮匝带(zona orbicularis);
4. 髂腰肌腱(iliolumbar tendon);
5. 股骨(femur)

（李义凯　赵允　霍少川　杨晗　李晋玉　黄健）

二、膝关节

膝关节由股骨下端、胫骨上端和髌骨构成,是人体最大且最复杂的关节。股骨的内、外侧髁分别与胫骨的内、外侧髁相对,股骨髌面与髌骨的关节面相接。关节软骨在股骨两髁处最厚,在胫骨外侧较厚,在胫骨内侧较薄,在髌骨关节面中部较厚,周缘较薄。

（一）关节囊

关节囊的纤维膜,薄而松弛,但很坚韧,起自股骨关节面周缘与髁间窝后缘,向下包绕髌骨上面和内外侧缘,向下延伸至胫骨两侧前缘;内侧与胫侧副韧带愈合;外侧与腘肌腱相连。纤维膜深面的部分纤维,与半月板的周缘及邻近的胫骨两髁边缘相连,称为冠状韧带。

关节囊滑膜较宽阔,覆盖于纤维膜的内面、交叉韧带、髁间窝和髁间隆起等处。前上部附着于股骨的髌关节面的周缘,在股四头肌和股骨下端的前部之间,向上方呈囊状膨出至髌骨上方,称为髌上囊;后上部附着于股骨两髁关节面的周缘;下部与半月板的周缘和胫骨两髁的关节面周缘相连;两侧部附于纤维膜的内面,于髌下部的两侧凸入关节腔内,形成滑膜皱襞,称为翼状襞。其向上方逐渐愈合成一条带状的髌滑膜襞,自关节腔斜达股骨间窝的前缘。在关节囊的后部,滑膜向后形成左、右两个囊状突起,分别位于股骨两髁和腓肠肌的内、外侧头之间。关节腔宽广,由交叉韧带及髌滑膜襞分为内、外两部,并由半月板分为上、下两层,彼此间互相交通,其与周围的一些滑膜囊也相通。

(二)半月板

股骨的内、外侧髁和胫骨的内、外侧髁关节面之间的两块半月形纤维软骨板,称为内、外侧半月板。根据形态可分为极窄型、窄型、中等型、宽型、极宽型和盘型。

1. 内侧半月板 呈"C"形,较大、较薄,前端窄后端宽。前端在前交叉韧带的前方,附着于胫骨髁间前区;后端在外侧半月板和后交叉韧带附着部之间,与胫骨髁间后区相连;周缘与关节囊的纤维膜及胫侧副韧带相愈合。

2. 外侧半月板 近似"O"形,较小较厚,前后窄中部宽。前端在前交叉韧带的后外侧,附着于胫骨髁间外侧结节的前方,部分与前交叉韧带愈合;后端与胫骨髁间外侧结节的后方相连,且与后交叉韧带愈合。

3. 半月板的功能与运动 半月板的上面光滑凹陷,与股骨两髁相接;下面平坦,与胫骨两髁相接。其内侧区内缘锐薄且凹陷,相对无血管;外侧缘肥厚且隆凸,有来自关节囊的毛细血管祥分布,称为血管区,借冠状韧带与胫骨周缘相连。当屈膝而胫骨固定时,骤然过度的旋内或旋外并伸直,可分别引起内、外侧半月板的撕裂。半月板撕裂伤多数发生在相对无血管区,治疗上多采用手术切除;若发生在血管区,因半月板血供相对较好,半月板撕裂修复和治愈的可能性相对较大。

半月板外 1/3 的较粗大胶原纤维束呈环形排列,内 2/3 的胶原纤维束呈放射状排列。半月板表面有较细的纤维束与关节面平行排列,排列与其受力一致,其中部主要承受压力,外周主要承受张力。

半月板有一定的弹性,其表面光滑且含有滑液,故有润滑作用,能减少关节面之间的摩擦,起缓冲和保护关节面的作用。半月板随膝关节的屈伸和小腿的旋转,可作前后和内外侧移动,屈膝时,半月板向后移,伸膝时向前移。其充填于胫、股两关节面之间,使两关节面更为适应,可增加其稳固性,限制关节移位;连同副韧带,可限制关节的旋转运动。内侧半月板可随着压力变化而调节移动,当压力减小时,向内移动;当压力增大时,向外移动,有调节、平衡关节内压力的作用。

(三)膝关节的韧带

1. 髌韧带 扁平而坚韧,为股四头肌腱中央纤维索延续的部分,起自髌尖和髌关节面的下方,向下止于胫骨粗隆及上部;其浅层纤维越过髌骨连于股四头肌腱。其与关节囊的滑膜之间有膝脂体;与胫骨之间则以髌下深囊相隔。髌韧带伸膝时松弛,屈膝时紧张。其内、外侧分别移行于髌内、外侧支持带。

2. 髌内侧支持带 股内侧肌腱的一部分,起自髌底和股内侧肌腱,沿髌韧带的内侧向下,止于胫骨上端的内侧面。

3. 髌外侧支持带 股外侧肌腱的一部分,起自髌底和股外侧肌腱,沿髌韧带的外侧向下,止于胫骨上端的外侧面。

髌内、外侧支持带(尤其是髌内侧支持带),有限制髌骨向外脱位的作用。

4. 腘斜韧带 由半膜肌腱延续而来,起自胫骨内侧髁后部,斜向外上方,止于股骨外上髁。部分纤维与关节囊后部的纤维层相愈合。有防止膝关节过伸的作用。

5. 腘弓状韧带 位于关节后外侧,起自腓骨头后面,斜向后上方,分为前、后两部,前部与腓肠肌的外侧头相愈合,后部附着于胫骨髁间后区的后缘。

6. 胫侧副韧带　呈扁宽束状,位于关节内侧,起自股骨内上髁,止于胫骨内侧和胫骨体的内侧面。其前部与髌内侧支持带相愈合,与关节囊之间有滑膜囊相隔;其后部与关节囊和内侧半月板相愈合。

7. 腓侧副韧带　坚韧呈索状,位于关节外侧,起自股骨外上髁,止于腓骨头外侧面的中部。其与关节囊之间有疏松结缔组织相隔。与外侧半月板之间相隔于腘肌腱,不直接相连。

胫、腓侧副韧带在屈膝及小腿旋内时松弛,半屈膝位时最松弛,此时若遇暴力,则膝关节过度外展和内收,可致韧带损伤;两侧韧带在伸膝及小腿旋外时紧张,有限制膝关节过伸及旋外的作用,膝关节轻度旋外时,易致胫侧副韧带损伤。

8. 膝交叉韧带　质地坚韧,位于膝关节中央稍后方和关节囊内,连结股骨与胫骨,有滑膜衬覆,可分为前、后交叉韧带。

(1)前交叉韧带:起自胫骨髁间前方内侧,与内、外侧半月板的前端相愈合,斜向后外上方,呈扇形止于股骨外侧髁内侧面的上部。

(2)后交叉韧带:较前交叉韧带短而强韧,并较垂直,在前交叉韧带的后内侧,起自胫骨髁间后方和外侧半月板的后端,斜向内上方,止于股骨内侧髁的外侧面。

膝交叉韧带能紧密连结胫骨和股骨,有防止胫骨沿股骨下端向前、后方移位的作用。其中前交叉韧带在伸膝时紧张,能限制胫骨前移,后交叉韧带在屈膝时紧张,能限制胫骨后移。

9. 膝横韧带　呈圆索状,横行连结两个半月板的前端。

10. 板股前韧带　起自外侧半月板的后方,沿后交叉韧带的前方,斜向内上方,止于股骨内侧髁。

11. 板股后韧带　起自外侧半月板的后方,沿后交叉韧带的后方,斜向内上方,止于股骨内侧髁。

当足部固定而屈膝时,板股前、后韧带可推动外侧半月板的后端,向前内方移动,能减少外侧半月板受股骨外侧髁的压迫,并有防止因腘肌收缩而向后方牵拉外侧半月板的作用。

(四)周围滑膜囊

膝关节周围的滑膜囊在全身关节的滑膜囊中较为宽阔且复杂,包括以下几种。

1. 髌前皮下囊　较大,位于髌骨前面皮下,与关节腔不相通。此囊可因膝前部受摩擦刺激过度而肿大。

2. 髌前筋膜下囊　位于阔筋膜和股四头肌腱之间。

3. 髌前腱下囊　位于股四头肌腱和髌骨的骨膜之间,与关节腔不相通,有无不定。

4. 髌下深囊　位于髌韧带内面与胫骨之间,胎儿时期即已出现。

5. 髌下皮下囊　有无不定,在胫骨粗隆的下部与皮肤之间,与关节腔不相通。

6. 髌上囊　膝关节周围最大的滑膜囊,位于髌底的上方和股四头肌腱的内面。胎童时期,通常为独立的滑膜囊,与关节腔不通;成年后,其与关节腔之间相通,并构成关节腔的一部分,腔的上部可向上伸延至髌上方 7~8 cm 处,因此在膝前区作切口时,应远离髌骨,以免误入关节腔内。

7. 腓肠肌内侧囊　位于腓肠肌内侧头起始处的深部,与关节腔和半膜肌囊相通。

8. 半膜肌囊　位于腓肠肌内侧头的浅部与半膜肌腱之间,约 1/3 与关节腔相通。

9. 鹅足囊　因形同鹅足而得名,在胎儿期即已出现。在缝匠肌、股薄肌及半腱肌联合腱止点和胫侧副韧带之间,由三个肌腱的致密的纤维膜相连。

10. 半膜肌固有囊 位于半膜肌腱和胫骨内侧髁及腓肠肌内侧头之间,有时可与关节腔相通。

11. 腓肠肌外侧囊 位于腓肠肌外侧头和关节囊之间,有时可与关节腔相通。

12. 股二头肌囊 在新生儿时期即已出现,位于股二头肌腱与腓侧副韧带之间。

13. 腘肌囊 位于腘肌的起始部与关节囊之间。在胎儿时期,腘肌囊与关节腔不相通;成年后可相通。

膝关节周围的滑膜囊,有协助肌腱运动的作用。长期磨损或外力损伤,可导致滑膜囊炎或滑膜囊肿,因有些滑膜囊与关节腔相通,故腔内脓液可进入囊内,蔓延形成关节旁脓肿。

(五)膝关节的运动

膝关节是人体最为牢固的大关节,主要沿两个运动轴作屈伸和旋转运动。

(1)沿冠状轴(即横贯股骨的内、外侧髁之间的轴),可作屈伸运动,运动范围约130°;屈膝运动主要受大腿后部的限制,此时髌韧带和膝交叉韧带紧张,两侧副韧带松弛;伸膝运动主要受膝交叉韧带和副韧带的限制,此时除髌韧带松弛外,其余的韧带均紧张。

(2)沿垂直轴(即通过关节中心内侧的轴),小腿可作旋内和旋外运动,屈膝至90°时,其运动范围最大,可达50°,其中旋内约10°,旋外约40°。旋内运动主要受前交叉韧带的限制,旋外运动主要受副韧带的限制。膝关节的屈伸运动常伴随小腿的旋转运动,屈膝时小腿旋内,伸膝时小腿旋外。

髌骨随膝关节运动而产生移动。膝关节半屈时,髌骨和股骨的髌面相接;强屈膝时,髌骨下移而对着髁间窝;伸膝时,髌骨上移,其下部和股骨的髌面相接;膝关节旋转运动时,髌骨位置一般不变。

半月板也随膝关节的运动而移动。

(六)膝关节的血管、淋巴管及神经

1. 动脉 包括膝降动脉、膝上内动脉、膝下内动脉、膝下外动脉、膝中动脉、旋股外侧动脉的降支、胫前返动脉和胫后返动脉,这些动脉在股骨、胫骨、髌骨、半月板周围和滑膜处形成动脉网。关节囊纤维膜的动脉,呈相对一致的排列;滑膜的毛细血管,常呈球状或祥状。

2. 膝关节的淋巴管 关节囊有毛细淋巴管网,主要分布在纤维膜的深浅层与滑膜,彼此间相交通。滑膜的淋巴回流到纤维膜的淋巴输出管或纤维膜的毛细淋巴管网。

3. 神经支配 关节前面主要分布股神经;关节后面主要分布腓总神经和胫神经;隐神经、股二头肌肌支和闭孔神经在关节前、后面都有分布。半月板周围的神经丛,随血管分布到半月板的中部及前后两端。

三、胫腓骨连结

胫腓骨连结可分为胫腓关节、小腿骨间膜和胫腓连结。

(一)胫腓关节

胫腓关节由胫骨的腓关节面和腓骨头关节面构成,二者不一致,表面均被覆软骨。

1. 关节囊及韧带 关节囊前壁较厚,后壁较薄,囊周围有腓骨头韧带加强,分为前、后

部:前部为腓骨头前韧带,在股二头肌腱深部,起自腓骨头前面,向内上方止于胫骨外侧髁前面;后部为腓骨头后韧带,强韧肥厚,起自腓骨头后面,向上方止于胫骨外侧髁后面。关节腔有时可通过腘肌囊与膝关节相通。

2.动脉 包括膝下外动脉和胫前、后返动脉。

3.神经支配 胫神经分布到腘肌的分支和腓总神经分支。

(二)小腿骨间膜

小腿骨间膜为坚韧的纤维膜,在胫、腓骨缘之间,起自胫骨,斜向外方,止于腓骨。其上端薄而宽,有一卵圆形孔,其间有胫前动脉通过;下端厚而窄,移行于胫、腓骨间韧带,有一小孔,有腓动脉的穿支通过。

小腿骨间膜有加强胫腓骨连结和传递胫、腓骨之间重力的作用。

支配小腿骨间膜的神经主要是小腿骨间神经。

(三)胫腓连结

胫腓连结由胫骨的腓切迹与腓骨下端的内侧面构成,两个接触面均被覆一层骨膜,有多条韧带紧密相连。

1.胫腓前韧带 坚韧,呈三角形,在胫腓骨下端前面,起自胫骨下端踝关节面的边缘,斜向外下方,止于腓骨下端的前缘及周缘骨面上。其前部和距腓前韧带的起始部相移行,后部接有骨间韧带。

2.胫腓后韧带 较胫腓前韧带更为坚韧,位于胫腓骨下端后面,其前部和骨间韧带相连,下部和胫腓横韧带相愈合。

3.骨间韧带 由多条坚韧的短纤维构成,位于胫腓骨下端的相邻面之间,向上移行于小腿骨间膜。

4.胫腓横韧带 强韧呈索状,起自胫骨后面的下缘,向前外下方止于外踝内侧面。有维持踝关节的稳固性,防止胫腓骨沿距骨上面向前脱位的重要作用。

(四)胫腓骨连结的运动

胫腓骨连结的运动度甚小,当足背屈时,腓骨可轻度旋外。

(五)胫腓骨连结的血管和神经

1.动脉 包括胫前动脉或外踝前动脉、腓动脉及其穿支。

2.神经支配 包括胫神经、腓深神经、隐神经和腓肠神经等。

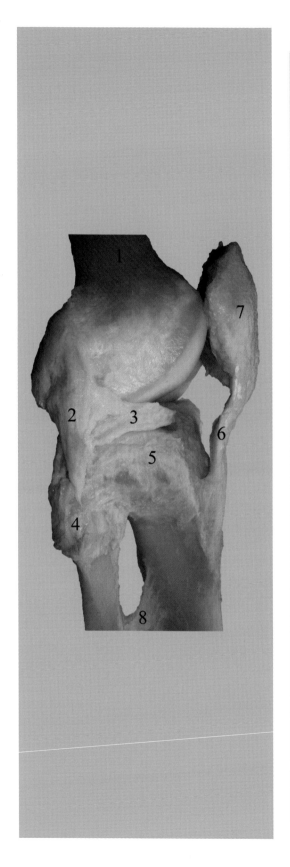

1. 股骨（femur）；
2. 外侧副韧带（lateral collateral ligament）；
3. 半月板（meniscus）；
4. 腓骨头（fibular head）；
5. 胫骨平台（tibial plateau）；
6. 髌韧带（patellar ligament）；
7. 髌骨（patella）；
8. 小腿骨间膜（crural interosseous membrane）

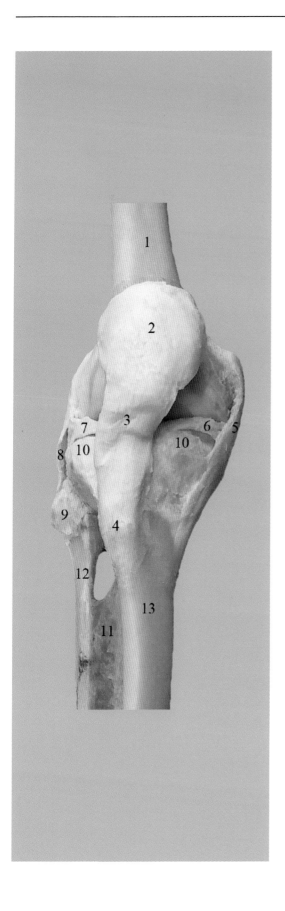

1. 股骨（femur）；
2. 髌骨（patella）；
3. 髌韧带（patellar ligament）；
4. 胫骨粗隆（tibial tuberosity）；
5. 内侧副韧带（medial collateral ligament）；
6. 内侧半月板（medial meniscus）；
7. 外侧半月板（lateral meniscus）；
8. 腓侧副韧带（fibular collateral ligament）；
9. 腓骨头（fibular head）；
10. 胫骨平台（tibial plateau）；
11. 小腿骨间膜（crural interosseous membrane）；
12. 腓骨（fibula）；
13. 胫骨（tibia）

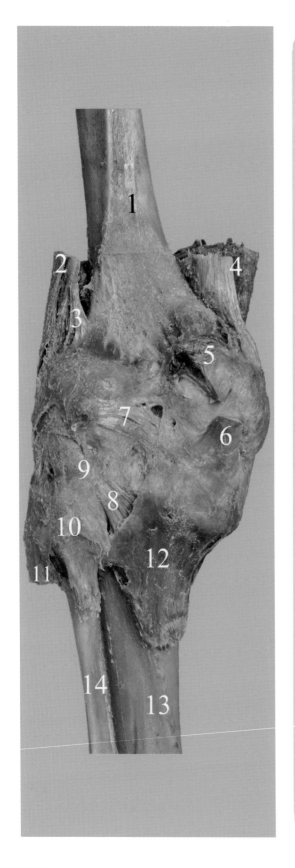

1. 股骨（femur）；
2. 股骨外侧肌（lateral femoral muscle）；
3. 大收肌腱（adductor magnus tendon）；
4. 股骨内侧肌（medial femoral muscle）；
5. 腓肠肌内侧头（medial head of gastrocnemius）；
6. 半膜肌腱（semimembranosus tendon）；
7. 腘斜韧带（oblique popliteal ligament）；
8. 腘肌腱（popliteal tendon）；
9. 腘弓状韧带（arcuate popliteal ligament）；
10. 腓骨头（fibular head）；
11. 腓骨长肌（peroneus longus）；
12. 腘肌（popliteus）；
13. 胫骨（tibia）；
14. 腓骨（fibula）

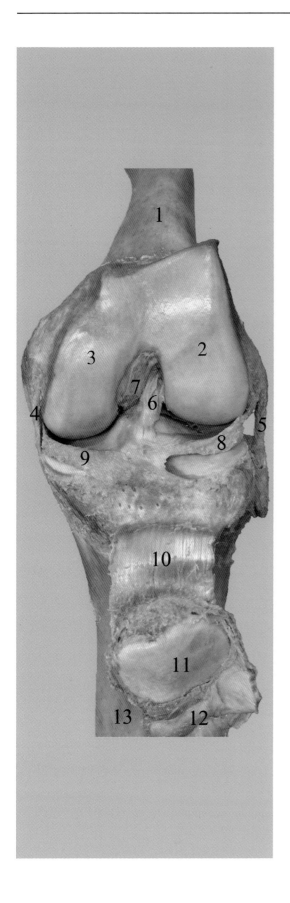

1. 股骨（femur）；
2. 股骨外侧髁（lateral condyle of femur）；
3. 股骨内侧髁（medial condyle of femur）；
4. 内侧副韧带（medial collateral ligament）；
5. 外侧副韧带（lateral collateral ligament）；
6. 前交叉韧带（anterior cruciate ligament）；
7. 后交叉韧带（posterior cruciate ligament）；
8. 外侧半月板（lateral meniscus）；
9. 内侧半月板（medial meniscus）；
10. 髌韧带（patellar ligament）；
11. 髌骨关节面（articular surface of the patella）；
12. 股四头肌腱（quadriceps tendon）；
13. 胫骨（tibia）

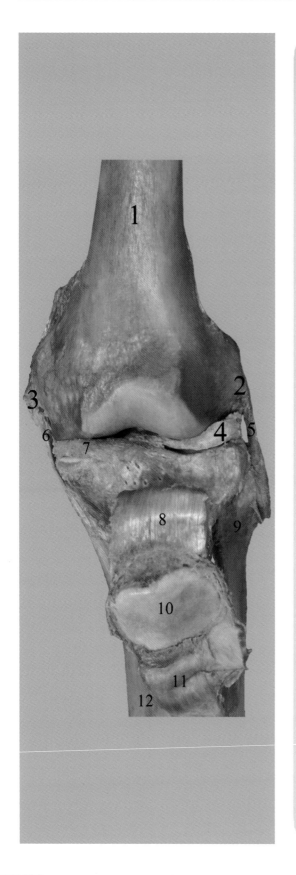

1. 股骨(femur);
2. 股骨外侧髁(lateral condyle of femur);
3. 股骨内侧髁(medial condyle of femur);
4. 外侧半月板(lateral meniscus);
5. 外侧副韧带(lateral collateral ligament);
6. 内侧副韧带(medial collateral ligament);
7. 内侧半月板(medial meniscus);
8. 髌韧带(patellar ligament);
9. 腓骨头(fibular head);
10. 髌骨关节面(articular surface of the patella);
11. 股四头肌腱(quadriceps tendon);
12. 胫骨(tibia)

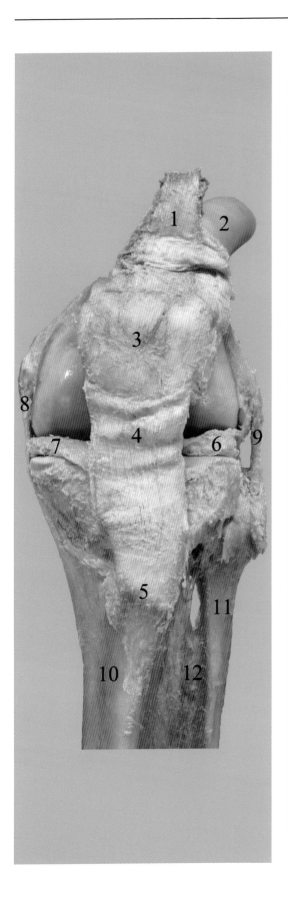

1. 股四头肌腱（quadriceps tendon）；
2. 股骨（femur）；
3. 髌骨（patella）；
4. 髌韧带（patellar ligament）；
5. 胫骨粗隆（tibial tuberosity）；
6. 外侧半月板（lateral meniscus）；
7. 内侧半月板（medial meniscus）；
8. 内侧副韧带（medial collateral ligament）；
9. 外侧副韧带（lateral collateral ligament）；
10. 胫骨（tibia）；
11. 腓骨（fibula）；
12. 小腿骨间膜（crural interosseous membrane）

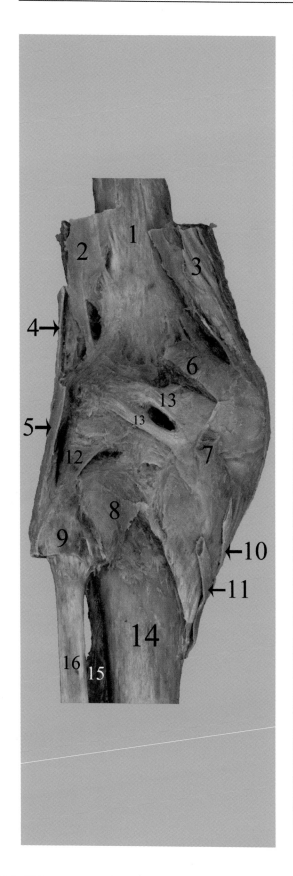

1. 股骨(femur)；
2. 股骨外侧肌（lateral femoral muscle）；
3. 股骨内侧肌（medial femoral muscle）；
4. 髂胫束(iliotibial tract)；
5. 股二头肌腱（biceps femoris tendon）；
6. 腓肠肌内侧头（medial head of gastrocnemius）；
7. 半膜肌腱（semimembranosus tendon）；
8. 腘肌(popliteus)；
9. 腓骨头(fibular head)；
10. 股薄肌腱(gracilis tendon)；
11. 半腱肌腱（semitendinosus tendon）；
12. 腘弓状韧带（arcuate popliteal ligament）；
13. 腘斜韧带(oblique popliteal ligament)；
14. 胫骨(tibia)；
15. 小腿骨间膜（crural interosseous membrane）；
16. 腓骨(fibula)

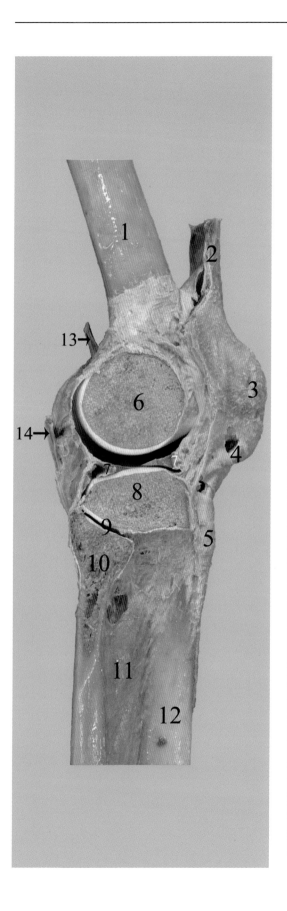

1. 股骨（femur）；
2. 股四头肌腱（quadriceps tendon）；
3. 髌骨（patella）；
4. 髌韧带（patellar ligament）；
5. 胫骨粗隆（tibial tuberosity）；
6. 股骨外侧髁（lateral condyle of femur）；
7. 外侧半月板（lateral meniscus）；
8. 胫骨外侧髁（lateral condyle of tibia）；
9. 胫腓关节（tibiofibular joint）；
10. 腓骨头（fibular head）；
11. 小腿骨间膜（crural interosseous membrane）；
12. 胫骨（tibia）；
13. 大收肌腱（adductor magnus tendon）；
14. 半膜肌腱（semimembranosus tendon）

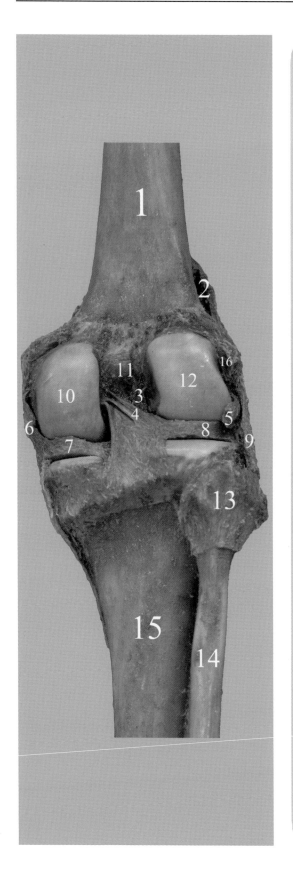

1. 股骨(femur)；
2. 股骨外侧肌（lateral femoral muscle）；
3. 前交叉韧带（anterior cruciate ligament）；
4. 板股后韧带（posterior meniscofemoral ligament）；
5. 腘肌腱（popliteal tendon）；
6. 内侧副韧带（medial collateral ligament）；
7. 内侧半月板（medial meniscus）；
8. 外侧半月板（lateral meniscus）；
9. 外侧副韧带（lateral collateral ligament）；
10. 股骨内侧髁（medial condyle of femur）；
11. 髁间窝（intercondylar fossa）；
12. 股骨外侧髁（lateral condyle of femur）；
13. 腓骨头（fibular head）；
14. 腓骨（fibula）；
15. 胫骨（tibia）；
16. 腓肠肌外侧头腱（tendon of lateral head of gastrocnemius）

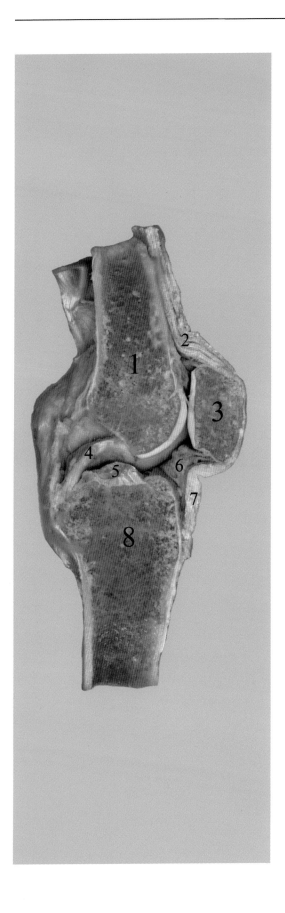

1. 股骨(femur);
2. 股四头肌腱(quadriceps tendon);
3. 髌骨(patella);
4. 后交叉韧带(posterior cruciate ligament);
5. 前交叉韧带(anterior cruciate ligament);
6. 髌下脂肪垫(infrapatellar fat pad);
7. 髌韧带(patellar ligament);
8. 胫骨(tibia)

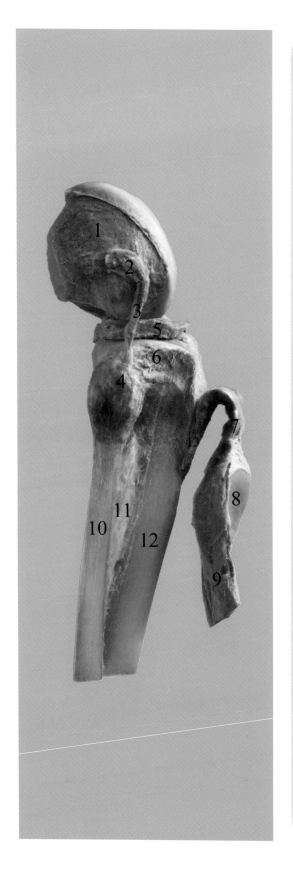

1. 股骨外侧髁（lateral condyle of femur）；
2. 外侧副韧带附着处（attachment of the lateral collateral ligament）；
3. 外侧副韧带（lateral collateral ligament）；
4. 腓骨头（fibular head）；
5. 半月板（meniscus）；
6. 胫骨平台（tibial plateau）；
7. 髌韧带（patellar ligament）；
8. 髌骨关节面（articular surface of the patella）；
9. 股四头肌腱（quadriceps tendon）；
10. 腓骨（fibula）；
11. 小腿骨间膜（crural interosseous membrane）；
12. 胫骨（tibia）；
13. 胫骨粗隆（tibial tuberosity）

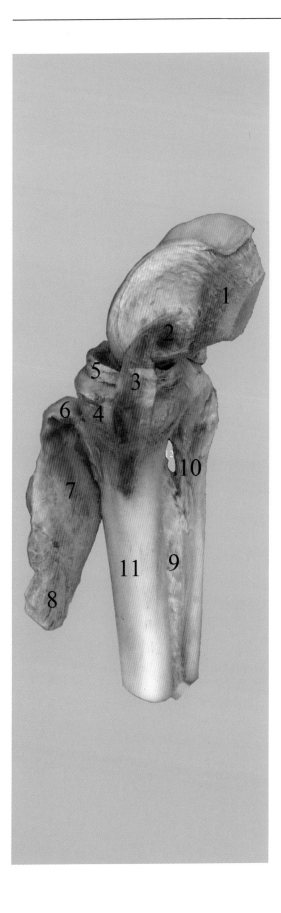

1. 股骨（femur）；
2. 内侧副韧带附着处（attachment of the medial collateral ligament）；
3. 内侧副韧带（medial collateral ligament）；
4. 胫骨平台（tibial plateau）；
5. 内侧半月板（medial meniscus）；
6. 髌韧带（patellar ligament）；
7. 髌骨（patella）；
8. 股四头肌腱（quadriceps tendon）；
9. 小腿骨间膜（crural interosseous membrane）；
10. 腓骨颈（neck of fibula）；
11. 胫骨（tibia）；
12. 胫前血管通过之孔（the foramen through which pretibial vessels pass）

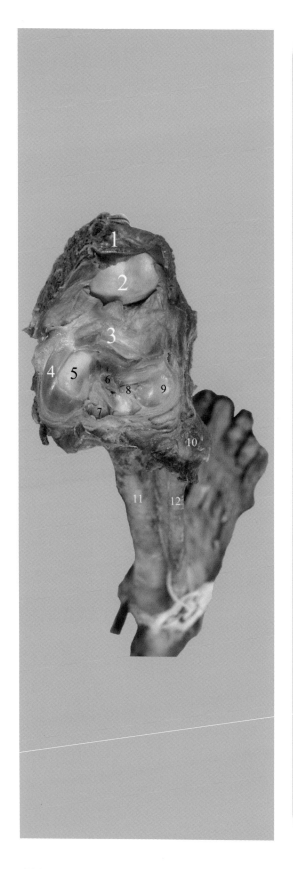

1. 股四头肌(quadriceps femoris)；
2. 髌骨关节面(articular surface of the patella)；
3. 翼状襞(alar fold)；
4. 内侧半月板(medial meniscus)；
5. 胫骨内侧髁关节软骨面(articular cartilage surface of medial tibial condyle)；
6. 前交叉韧带(anterior cruciate ligament)；
7. 后交叉韧带(posterior cruciate ligament)；
8. 胫骨外侧髁关节软骨面(articular cartilage surface of lateral tibial condyle)；
9. 外侧半月板(lateral meniscus)；
10. 腓骨头(fibular head)；
11. 胫骨(tibia)；
12. 腓骨(fibula)

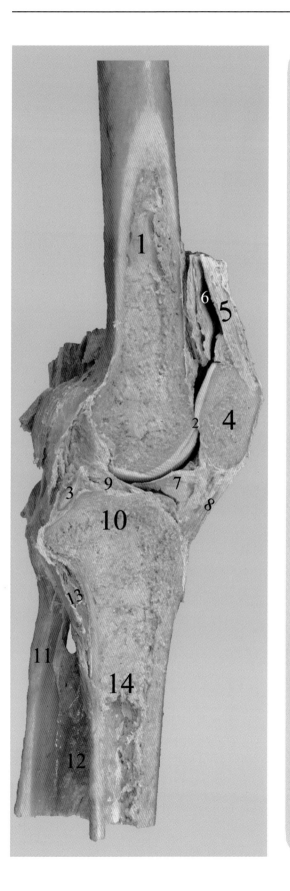

1. 股骨(femur);
2. 髌股关节(patellofemoral joint);
3. 后交叉韧带(posterior cruciate ligament);
4. 髌骨(patella);
5. 股四头肌腱(quadriceps tendon);
6. 髌上囊(suprapatellar bursa);
7. 内侧半月板(medial meniscus);
8. 髌韧带(patellar ligament);
9. 前交叉韧带(anterior cruciate ligament);
10. 胫骨平台(tibial plateau);
11. 腓骨(fibula);
12. 小腿骨间膜(crural interosseous membrane);
13. 腘肌(popliteus);
14. 胫骨(tibia)

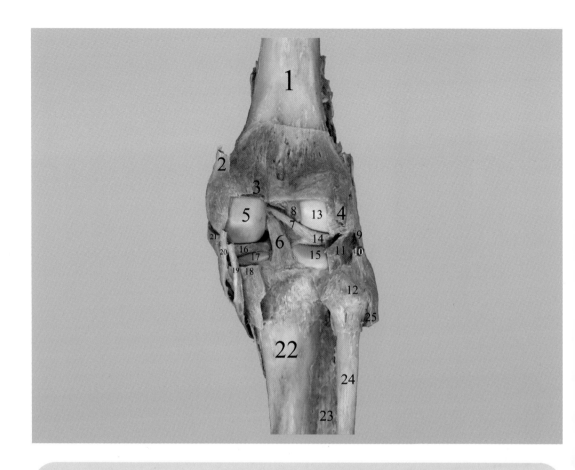

1.股骨(femur);2.大收肌腱(adductor magnus tendon);3.腓肠肌内侧头(medial head of gastrocnemius);4.腓肠肌外侧头(lateral head of gastrocnemius);5.股骨内侧髁(medial condyle of femur);6.后交叉韧带(posterior cruciate ligament);7.板股后韧带(posterior meniscofemoral ligament);8.前交叉韧带(anterior cruciate ligament);9.外侧副韧带(lateral collateral ligament);10.股二头肌腱(biceps femoris tendon);11.腘肌腱(popliteal tendon);12.腓骨头(fibular head);13.股骨外侧髁(lateral condyle of femur);14.外侧半月板(lateral meniscus);15.胫骨外侧髁关节软骨面(articular cartilage surface of lateral tibial condyle);16.内侧半月板(medial meniscus);17.胫骨内侧髁关节软骨面(articular cartilage surface of medial tibial condyle);18.半膜肌腱(semimembranosus tendon);19.半腱肌腱(semitendinosus tendon);20.股薄肌腱(gracilis tendon);21.缝匠肌腱(sartorius tendon);22.胫骨(tibia);23.小腿骨间膜(crural interosseous membrane);24.腓骨(fibula);25.腓骨长肌(peroneus longus)

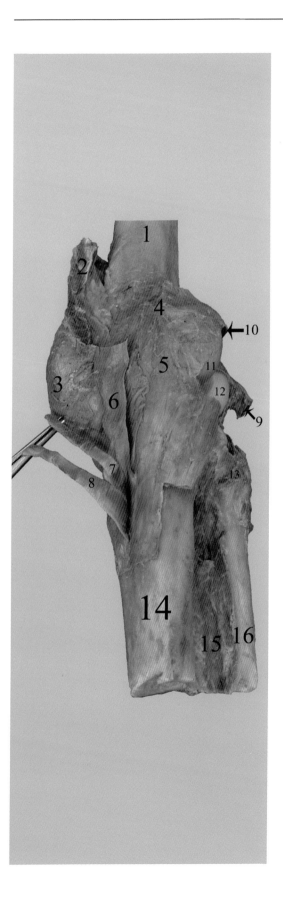

1. 股骨(femur);
2. 股四头肌(quadriceps femoris);
3. 髌骨(patella);
4. 股骨内上髁(medial epicondyle of femur);
5. 内侧副韧带(medial collateral ligament);
6. 缝匠肌(sartorius);
7. 股薄肌腱(gracilis tendon);
8. 半腱肌腱(semitendinosus tendon);
9. 腓肠肌外侧头(lateral head of gastrocnemius);
10. 腓肠肌内侧头(medial head of gastrocnemius);
11. 股骨内侧髁(medial condyle of femur);
12. 股骨外侧髁(lateral condyle of femur);
13. 腓骨头(fibular head);
14. 胫骨(tibia);
15. 小腿骨间膜(crural interosseous membrane);
16. 腓骨(fibula)

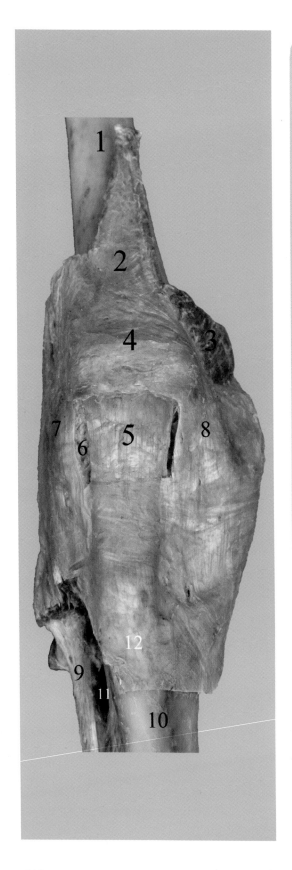

1. 股骨（femur）；
2. 股四头肌腱（quadriceps tendon）；
3. 股内侧肌腱（medial femoral tendon）；
4. 髌骨（patella）；
5. 髌韧带（patellar ligament）；
6. 膝眼（knee eyes）；
7. 髌外侧支持带（lateral patellar retinaculum）；
8. 髌内侧支持带（medial patellar retinaculum）；
9. 腓骨（fibula）；
10. 胫骨（tibia）；
11. 胫前血管通过之孔（the foramen through which pretibial vessels pass）；
12. 胫骨粗隆（tibial tuberosity）

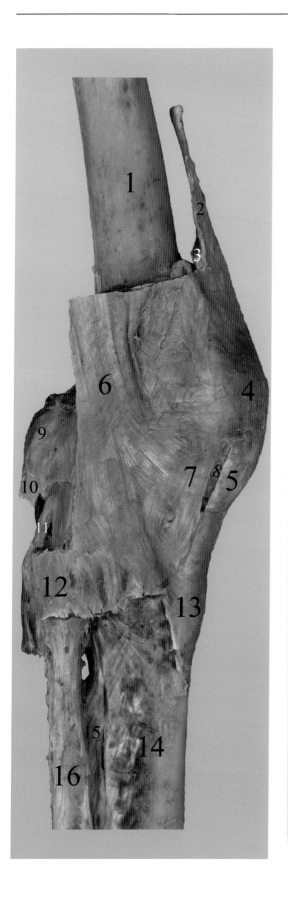

1. 股骨(femur);
2. 股四头肌腱(quadriceps tendon);
3. 股直肌(rectus femoris);
4. 髌骨(patella);
5. 髌韧带(patellar ligament);
6. 髂胫束(iliotibial tract);
7. 髌外侧支持带(lateral patellar retinaculum);
8. 膝眼(knee eyes);
9. 股骨外侧髁(lateral condyle of femur);
10. 腓肠肌外侧头(lateral head of gastrocnemius);
11. 腓侧副韧带(fibular collateral ligament);
12. 腓骨头(fibular head);
13. 胫骨粗隆(tibial tuberosity);
14. 胫骨(tibia);
15. 小腿骨间膜(crural interosseous membrane);
16. 腓骨(fibula)

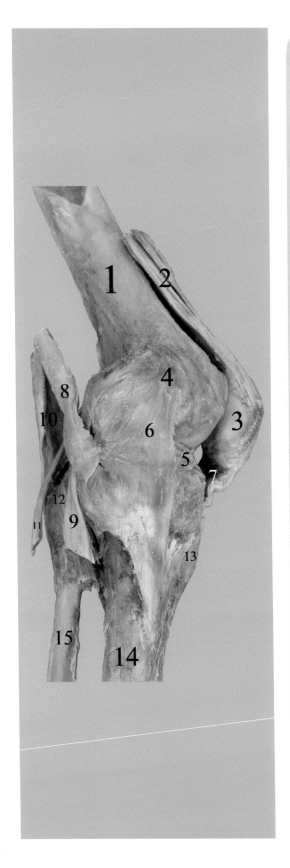

1. 股骨（femur）；
2. 股四头肌腱（quadriceps tendon）；
3. 髌骨关节面（articular surface of the patella）；
4. 股骨内上髁（medial epicondyle of femur）；
5. 内侧半月板（medial meniscus）；
6. 内侧副韧带（medial collateral ligament）；
7. 髌韧带（patellar ligament）；
8. 半膜肌腱（semimembranosus tendon）；
9. 腓肠肌内侧头（medial head of gastrocnemius）；
10. 股二头肌腱（biceps femoris tendon）；
11. 腓肠肌外侧头（lateral head of gastrocnemius）；
12. 腘肌（popliteus）；
13. 胫骨粗隆（tibial tuberosity）；
14. 胫骨（tibia）；
15. 腓骨（fibula）

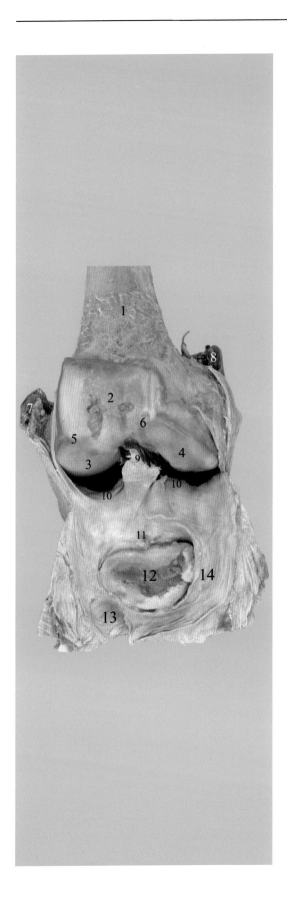

1. 股骨（femur）；
2. 髌面（patellar surface）；
3. 股骨外侧髁（lateral condyle of femur）；
4. 股骨内侧髁（medial condyle of femur）；
5. 外侧斜沟（lateral oblique groove）；
6. 内侧斜沟（medial oblique groove）；
7. 股二头肌（biceps femoris）；
8. 半膜肌（semimembranosus）；
9. 髌下滑膜襞（infrapatellar synovial fold）；
10. 翼状襞（alar fold）；
11. 髌下脂肪垫（infrapatellar fat pad）；
12. 髌骨关节面（articular surface of the patella）；
13. 股四头肌腱（quadriceps tendon）；
14. 关节囊（articular capsule）

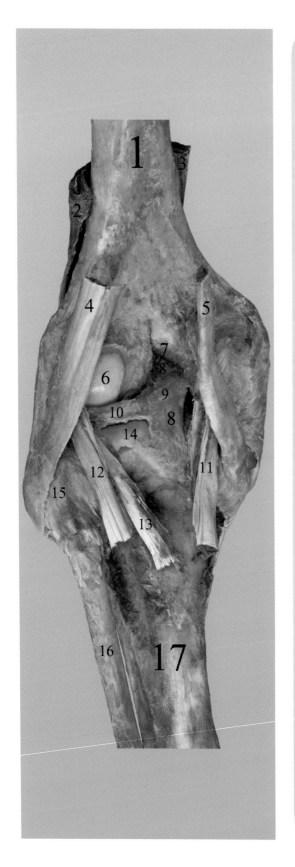

1. 股骨(femur);
2. 股骨外侧肌(lateral femoral muscle);
3. 股骨内侧肌(medial femoral muscle);
4. 股二头肌腱(biceps femoris tendon);
5. 半膜肌(semimembranosus);
6. 股骨外侧髁(lateral condyle of femur);
7. 髁间窝(intercondylar fossa);
8. 后交叉韧带(posterior cruciate ligament);
9. 板股后韧带(posterior meniscofemoral ligament);
10. 外侧半月板(lateral meniscus);
11. 腓肠肌内侧头(medial head of gastrocnemius);
12. 腓肠肌外侧头(lateral head of gastrocnemius);
13. 腘肌腱(popliteal tendon);
14. 胫骨外侧髁关节软骨面(articular cartilage surface of lateral tibial condyle);
15. 腓骨头(fibular head);
16. 腓骨(fibula);
17. 胫骨(tibia)

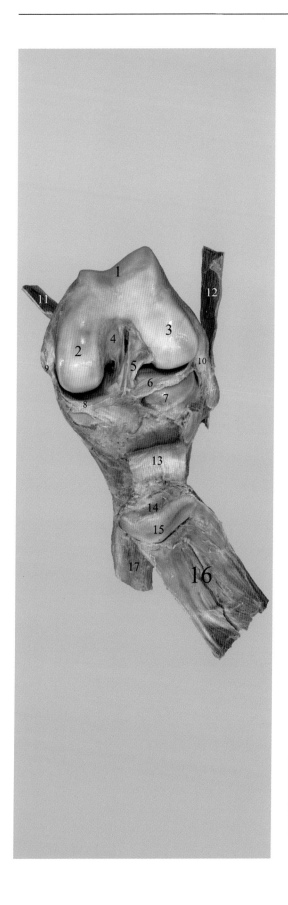

1. 髌面(patellar surface);
2. 股骨内侧髁(medial condyle of femur);
3. 股骨外侧髁(lateral condyle of femur);
4. 后交叉韧带(posterior cruciate ligament);
5. 前交叉韧带(anterior cruciate ligament);
6. 外侧半月板前角(anterior horn of lateral meniscus);
7. 胫骨内侧髁关节软骨面(articular cartilage surface of medial tibial condyle);
8. 内侧半月板前角(anterior horn of medial meniscus);
9. 内侧副韧带(medial collateral ligament);
10. 外侧副韧带(lateral collateral ligament);
11. 半膜肌(semimembranosus);
12. 股二头肌(biceps femoris);
13. 髌韧带(patellar ligament);
14. 髌下脂肪垫覆盖区(the area covered by the infrapatellar fat pad);
15. 髌骨关节面(articular surface of the patella);
16. 股四头肌腱(quadriceps tendon);
17. 胫骨(tibia)

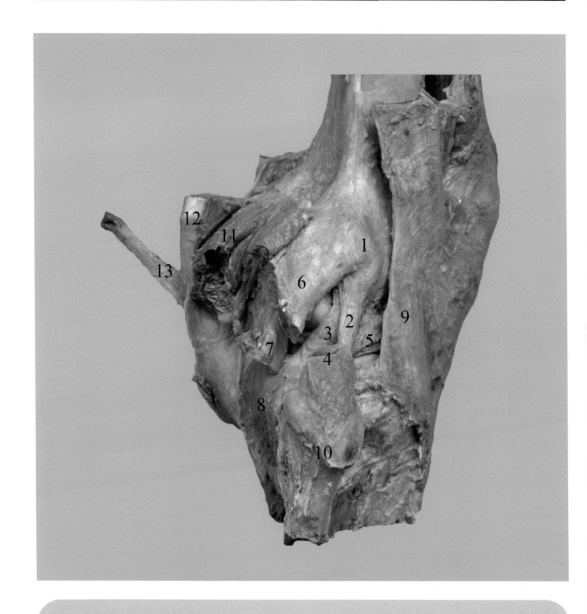

1. 股骨外上髁（lateral epicondyle of femur）；2. 外侧副韧带（lateral collateral ligament）；3. 腘肌腱（popliteal tendon）；4. 股二头肌腱（biceps femoris tendon）；5. 外侧半月板和膝下外侧动脉（the lateral meniscus and the lateral inferior genicular artery）；6. 腓肠肌外侧头（lateral head of gastrocnemius）；7. 跖肌腱（plantaris tendon）；8. 腘肌（popliteus）；9. 髂胫束（iliotibial tract）；10. 腓骨头（fibular head）；11. 腓肠肌内侧头（medial head of gastrocnemius）；12. 半膜肌（semimembranosus）；13. 半腱肌（semitendinosus）

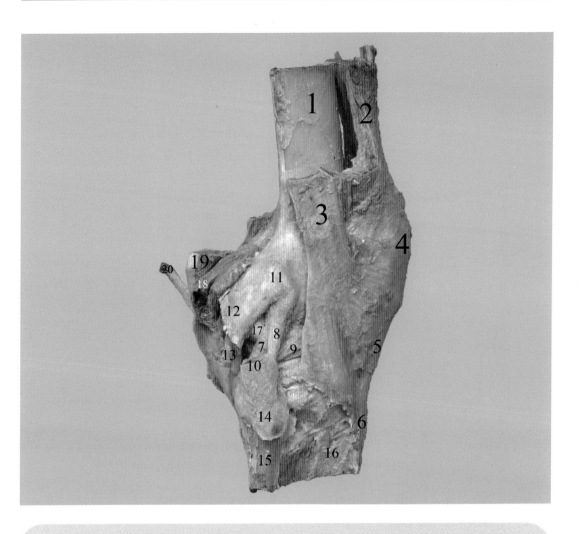

1.股骨（femur）；2.股四头肌（quadriceps femoris）；3.髂胫束（ili-otibial tract）；4.髌骨（patella）；5.髌韧带（patellar ligament）；6.胫骨结节（tubercle of tibia）；7.腘肌腱（popliteal tendon）；8.外侧副韧带（lateral collateral ligament）；9.外侧半月板和膝下外侧动脉（the lateral meniscus and the lateral inferior genicular artery）；10.股二头肌腱（biceps femoris tendon）；11.股骨外上髁（lateral epicondyle of femur）；12.腓肠肌外侧头（lateral head of gastrocnemius）；13.跖肌（plantaris）；14.腓骨头（fibular head）；15.腓骨颈（neck of fibula）；16.胫骨（tibia）；17.股骨外侧髁（lateral condyle of femur）；18.腓肠肌内侧头（medial head of gastrocnemius）；19.半膜肌腱（semimembranosus tendon）；20.半腱肌腱（semitendinosus tendon）

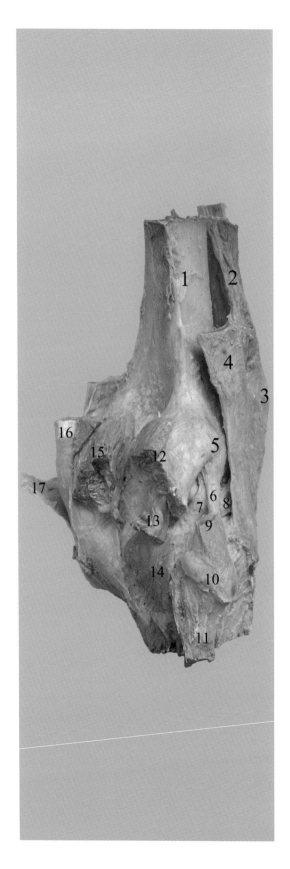

1. 股骨（femur）；
2. 股四头肌（quadriceps femoris）；
3. 髌骨（patella）；
4. 髂胫束（iliotibial tract）；
5. 股骨外上髁（lateral epicondyle of femur）；
6. 腓侧副韧带（fibular collateral ligament）；
7. 腘肌腱（popliteal tendon）；
8. 外侧半月板和膝下外侧动脉（the lateral meniscus and the lateral inferior genicular artery）；
9. 股二头肌腱（biceps femoris tendon）；
10. 腓骨头（fibular head）；
11. 腓骨颈（neck of fibula）；
12. 腓肠肌外侧头（lateral head of gastrocnemius）；
13. 跖肌（plantaris）；
14. 腘肌（popliteus）；
15. 腓肠肌内侧头（medial head of gastrocnemius）；
16. 半膜肌腱（semimembranosus tendon）；
17. 半腱肌腱（semitendinosus tendon）

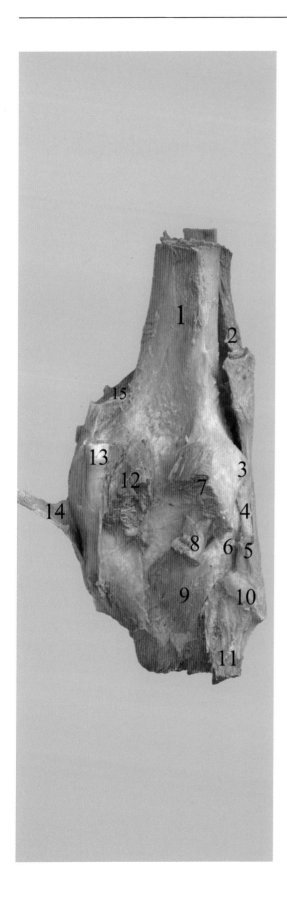

1. 股骨（femur）；
2. 股四头肌（quadriceps femoris）；
3. 股骨外上髁（lateral epicondyle of femur）；
4. 外侧副韧带（lateral collateral ligament）；
5. 股二头肌腱（biceps femoris tendon）；
6. 腘肌腱（popliteal tendon）；
7. 腓肠肌外侧头（lateral head of gastrocnemius）；
8. 跖肌（plantaris）；
9. 腘肌（popliteus）；
10. 腓骨头（fibular head）；
11. 腓骨颈（neck of fibula）；
12. 腓肠肌内侧头（medial head of gastrocnemius）；
13. 半膜肌腱（semimembranosus tendon）；
14. 半腱肌腱（semitendinosus tendon）；
15. 股骨内侧肌（medial femoral muscle）

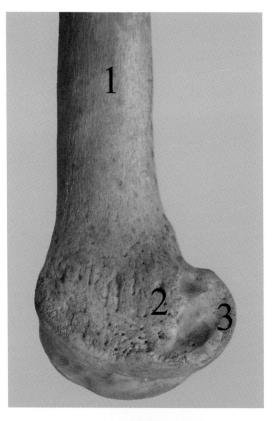

1. 股骨（femur）；
2. 股骨外上髁（lateral epicondyle of femur）；
3. 股骨外侧髁（lateral condyle of femur）

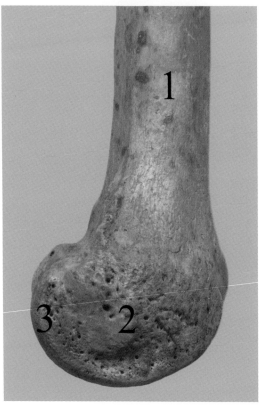

1. 股骨（femur）；
2. 股骨内上髁（medial epicondyle of femur）；
3. 股骨内侧髁（medial condyle of femur）

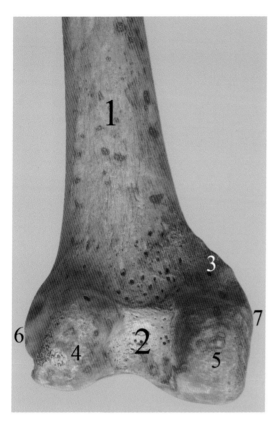

1. 股骨（femur）；
2. 髁间窝（intercondylar fossa）；
3. 大收肌结节（tubercle of adductor magnus）；
4. 股骨外侧髁（lateral condyle of femur）；
5. 股骨内侧髁（medial condyle of femur）；
6. 股骨外上髁（lateral epicondyle of femur）；
7. 股骨内上髁（medial epicondyle of femur）

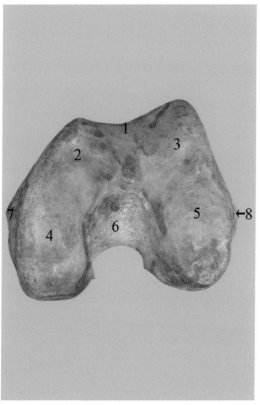

1. 髌面（patellar surface）；
2. 内侧斜沟（medial oblique groove）；
3. 外侧斜沟（lateral oblique groove）；
4. 股骨内侧髁（medial condyle of femur）；
5. 股骨外侧髁（lateral condyle of femur）；
6. 髁间窝（intercondylar fossa）；
7. 股骨内上髁（medial epicondyle of femur）；
8. 股骨外上髁（lateral epicondyle of femur）

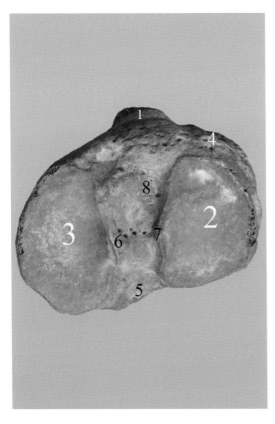

1. 胫骨粗隆（tibial tuberosity）;
2. 胫骨外侧髁关节面（articular surface of lateral tibial condyle）;
3. 胫骨内侧髁关节面（articular surface of medial tibial condyle）;
4. Gerdy 结节（髂胫束的止点）（Gerdy's tubercle（terminating point of iliotibial tract））;
5. 髁间后区（posterior intercondylar area）;
6. 内侧髁间结节（medial intercondylar tubercle）;
7. 外侧髁间结节（lateral intercondylar tubercle）;
8. 髁间前区（anterior intercondylar area）

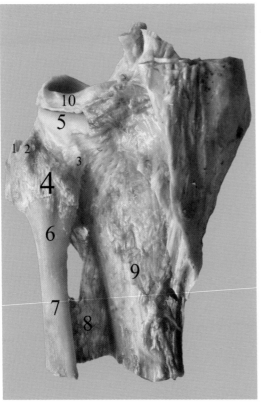

1. 外侧副韧带（lateral collateral ligament）;
2. 股二头肌腱（biceps femoris tendon）;
3. 腓骨头后韧带（posterior ligament of fibular head）;
4. 腓骨头（fibular head）;
5. 胫骨外侧髁关节软骨面（articular cartilage surface of lateral tibial condyle）;
6. 腓骨颈（neck of fibula）;
7. 腓骨（fibula）;
8. 小腿骨间膜（crural interosseous membrane）;
9. 胫骨（tibia）;
10. 半月板（与腘肌腱相邻）（meniscus（adjacent to the popliteal tendon））

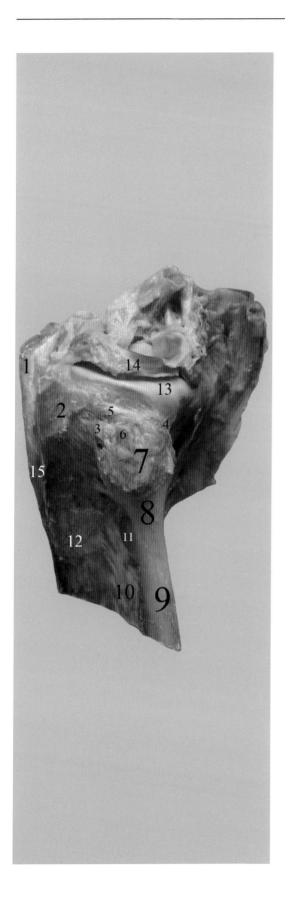

1. 髌韧带（patellar ligament）；
2. Gerdy 结节（髂胫束的止点）（Gerdy's tubercle（terminating point of iliotibial tract））；
3. 腓骨头前韧带（anterior ligament of fibular head）；
4. 腓骨头后韧带（posterior ligament of fibular head）；
5. 胫腓后上韧带（superior posterior tibiofibular ligament）；
6. 外侧副韧带（lateral collateral ligament）；
7. 腓骨头（fibular head）；
8. 腓骨颈（neck of fibula）；
9. 腓骨（fibula）；
10. 小腿骨间膜（crural interosseous membrane）；
11. 胫前血管通过之孔（the foramen through which pretibial vessels pass）；
12. 胫骨（tibia）；
13. 胫骨外侧髁关节软骨面（articular cartilage surface of lateral tibial condyle）；
14. 半月板（meniscus）；
15. 胫骨粗隆（tibial tuberosity）

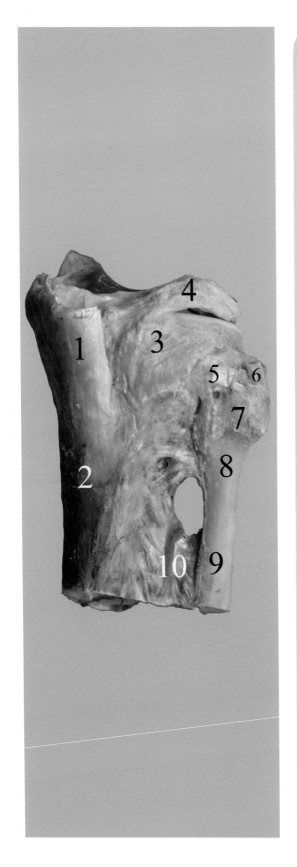

1. 髌韧带（patellar ligament）；
2. 胫骨粗隆（tibial tuberosity）；
3. Gerdy 结节（髂胫束的止点）（Gerdy's tubercle（terminating point of iliotibial tract））；
4. 半月板（meniscus）；
5. 腓骨头前韧带（anterior ligament of fibular head）；
6. 外侧副韧带（lateral collateral ligament）；
7. 腓骨头（fibular head）；
8. 腓骨颈（neck of fibula）；
9. 腓骨（fibula）；
10. 小腿骨间膜（crural interosseous membrane）

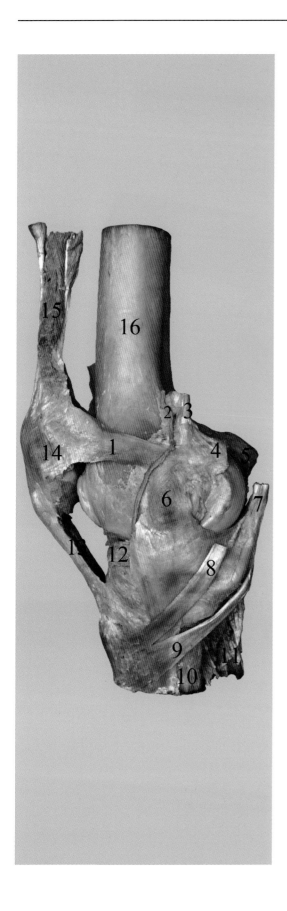

1. 髌内侧支持带（medial patellar retinaculum）；
2. 膝上内侧动脉（medial superior genicular artery）；
3. 大收肌腱（adductor magnus tendon）；
4. 腓肠肌内侧头（medial head of gastrocnemius）；
5. 腓肠肌外侧头（lateral head of gastrocnemius）；
6. 内侧副韧带（medial collateral ligament）；
7. 半膜肌腱（semimembranosus tendon）；
8. 股薄肌腱（gracilis tendon）；
9. 半腱肌腱（semitendinosus tendon）；
10. 胫骨（tibia）；
11. 腓骨（fibula）；
12. 内侧半月板（medial meniscus）；
13. 髌韧带（patellar ligament）；
14. 髌骨（patella）；
15. 股四头肌腱（quadriceps tendon）；
16. 股骨（femur）

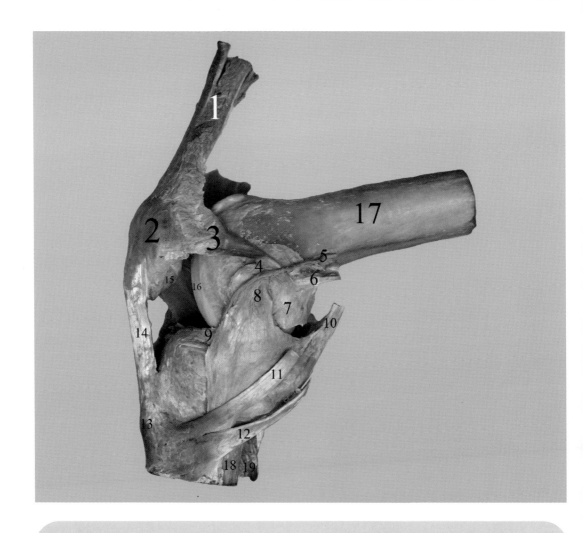

1.股四头肌腱（quadriceps tendon）；2.髌骨（patella）；3.髌内侧支持带（medial patellar retinaculum）；4.股骨内上髁（medial epicondyle of femur）；5.膝上内侧动脉（medial superior genicular artery）；6.大收肌腱（adductor magnus tendon）；7.腓肠肌内侧头（medial head of gastrocnemius）；8.内侧副韧带（medial collateral ligament）；9.内侧半月板（medial meniscus）；10.半膜肌腱（semimembranosus tendon）；11.股薄肌腱（gracilis tendon）；12.半腱肌腱（semitendinosus tendon）；13.胫骨粗隆（tibial tuberosity）；14.髌韧带（patellar ligament）；15.髌下脂肪垫覆盖区（the area covered by the infrapatellar fat pad）；16.股骨内侧髁（medial condyle of femur）；17.股骨（femur）；18.胫骨（tibia）；19.腓骨（fibula）

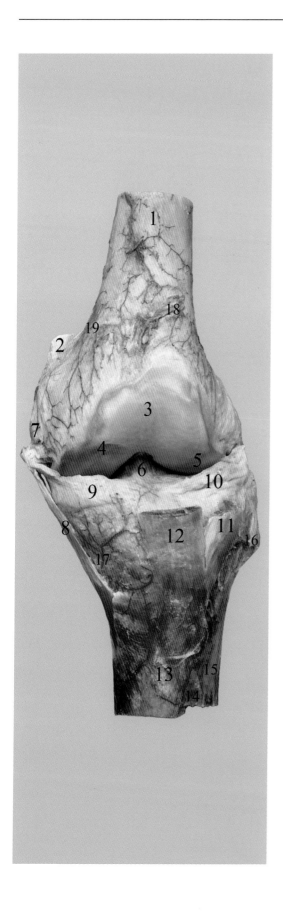

1. 股骨（femur）；
2. 大收肌腱（adductor magnus tendon）；
3. 髌面（patellar surface）；
4. 内侧斜沟（medial oblique groove）；
5. 外侧斜沟（lateral oblique groove）；
6. 前交叉韧带（anterior cruciate ligament）；
7. 股骨内上髁（medial epicondyle of femur）；
8. 内侧副韧带（medial collateral ligament）；
9. 内侧半月板（medial meniscus）；
10. 外侧半月板（lateral meniscus）；
11. 髂胫束（iliotibial tract）；
12. 髌韧带（patellar ligament）；
13. 胫骨（tibia）；
14. 小腿骨间膜（crural interosseous membrane）；
15. 腓骨（fibula）；
16. 腓骨头（fibular head）；
17. 膝下内侧动脉（medial inferior genicular artery）；
18. 膝上外侧动脉（lateral superior genicular artery）；
19. 膝上内侧动脉（medial superior genicular artery）

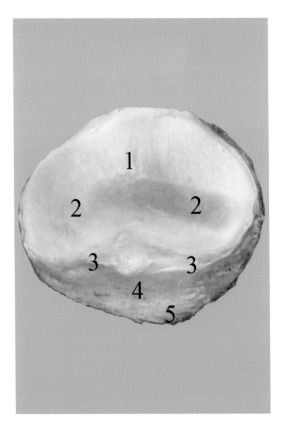

1. 髌骨嵴(patellar crest);
2. 髌骨关节面(articular surface of the patella);
3. 环形脂肪垫边缘围绕区(circumferential area of the annular fat pad);
4. 髌下脂肪垫覆盖区(the area covered by the infrapatellar fat pad);
5. 髌韧带附着区(attachment area of the patellar ligament)

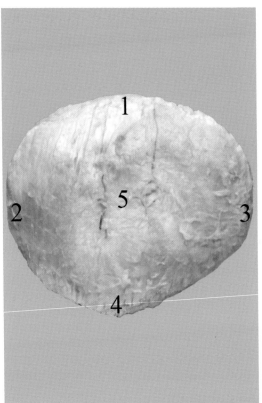

1. 髌底(base of patella);
2. 髌骨内侧缘(medial border of patella);
3. 髌骨外侧缘(lateral border of patella);
4. 髌尖(apex of patella);
5. 髌骨前面(front of patella)

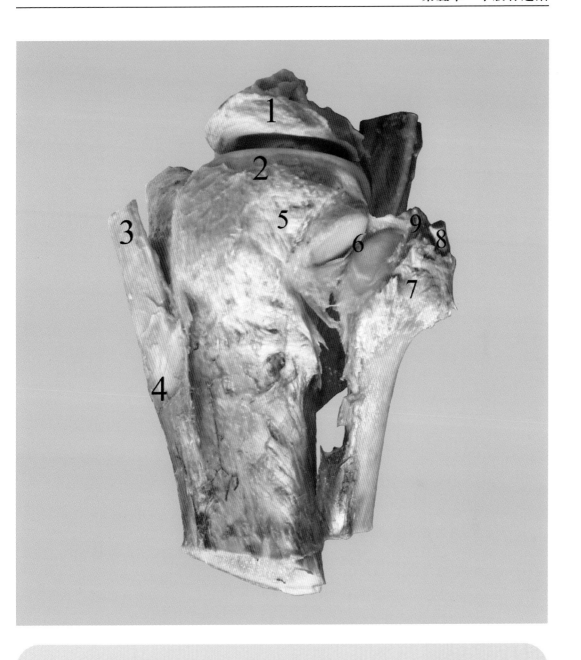

1.内侧半月板（medial meniscus）；2.胫骨平台（tibial plateau）；
3.髌韧带（patellar ligament）；4.胫骨粗隆（tibial tuberosity）；5.腓
骨头前韧带（anterior ligament of fibular head）；6.胫腓关节面
（tibiofibular articular surface）；7.腓骨头（fibular head）；8.外侧副
韧带（lateral collateral ligament）；9.股二头肌腱（biceps femoris
tendon）

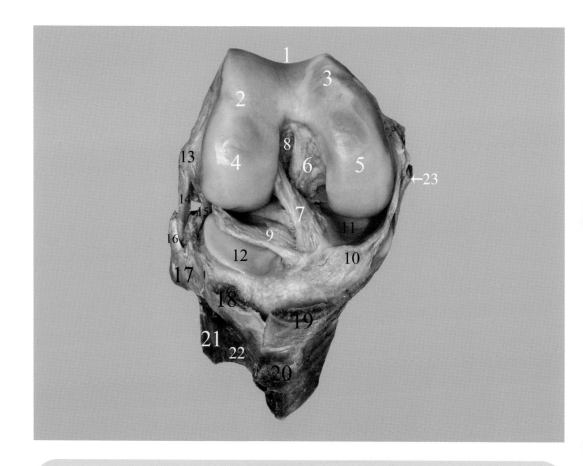

1.髌面（patellar surface）；2.外侧斜沟（lateral oblique groove）；3.内侧斜沟（medial oblique groove）；4.股骨外侧髁（lateral condyle of femur）；5.股骨内侧髁（medial condyle of femur）；6.后交叉韧带（posterior cruciate ligament）；7.前交叉韧带（anterior cruciate ligament）；8.髁间窝（intercondylar fossa）；9.外侧半月板前角（anterior horn of lateral meniscus）；10.内侧半月板前角（anterior horn of medial meniscus）；11.胫骨内侧髁关节软骨面（articular cartilage surface of medial tibial condyle）；12.胫骨外侧髁关节软骨面（articular cartilage surface of lateral tibial condyle）；13.股骨外上髁（external epicondyle of femur）；14.外侧副韧带（lateral collateral ligament）；15.腘肌腱（popliteus tendon）；16.股二头肌腱（biceps femoris tendon）；17.腓骨头（fibular head）；18.髂胫束（iliotibial tract）；19.髌韧带（patellar ligament）；20.胫骨粗隆（tibial tuberosity）；21.腓骨（fibula）；22.小腿骨间膜（crural interosseous membrane）；23.内侧副韧带（medial collateral ligament）

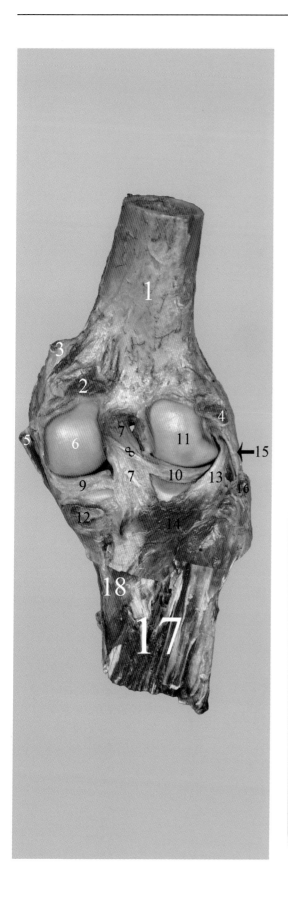

1. 股骨（femur）；
2. 腓肠肌内侧头（medial head of gastrocnemius）；
3. 大收肌腱（adductor magnus tendon）；
4. 腓肠肌外侧头（lateral head of gastrocnemius）；
5. 内侧副韧带（medial collateral ligament）；
6. 股骨内侧髁（medial condyle of femur）；
7. 后交叉韧带（posterior cruciate ligament）；
8. 板股后韧带（posterior meniscofemoral ligament）；
9. 内侧半月板（medial meniscus）；
10. 外侧半月板（lateral meniscus）；
11. 股骨外侧髁（lateral condyle of femur）；
12. 半膜肌腱（semimembranosus tendon）；
13. 腘肌腱（popliteus tendon）；
14. 腘肌（popliteus）；
15. 外侧副韧带（lateral collateral ligament）；
16. 股二头肌腱（biceps femoris tendon）；
17. 比目鱼肌（soleus）；
18. 胫骨（tibia）

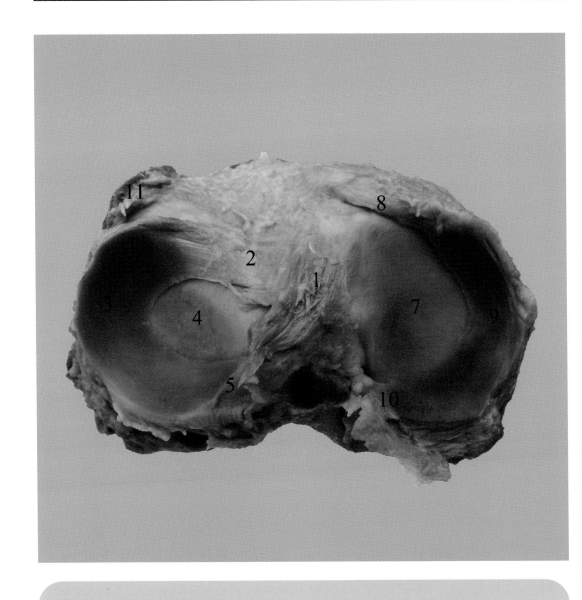

1.前交叉韧带(anterior cruciate ligament);2.外侧半月板前角(anterior horn of lateral meniscus);3.外侧半月板体部(lateral meniscus body);4.胫骨近端外侧关节面(lateral articular surface of proximal tibia);5.外侧半月板后角(posterior horn of lateral meniscus);6.后交叉韧带(posterior cruciate ligament);7.胫骨近端内侧关节面(medial articular surface of proximal tibia);8.内侧半月板前角(anterior horn of medial meniscus);9.内侧半月板体部(medial meniscus body);10.内侧半月板后角(posterior horn of the medial meniscus);11.髂胫束(iliotibial tract)

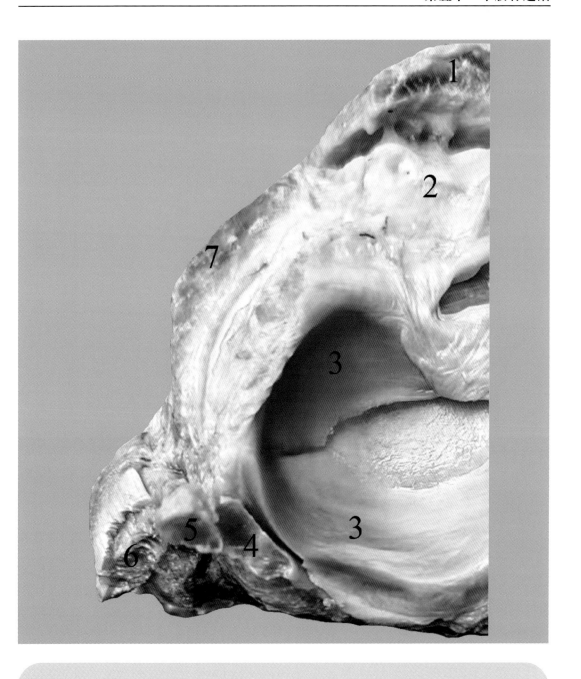

1. 髌韧带（patellar ligament）；2. 髌下脂肪垫（infrapatellar fat pad）；3. 外侧半月板（lateral meniscus）；4. 腘肌腱（popliteus tendon）；5. 外侧副韧带（lateral collateral ligament）；6. 股二头肌腱（biceps femoris tendon）；7. 髂胫束（iliotibial tract）

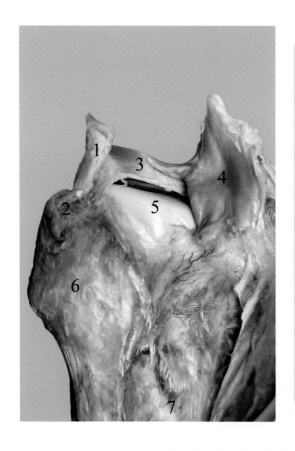

1. 外侧副韧带（lateral collateral ligament）；
2. 肱二头肌腱（biceps tendon of the humerus）；
3. 半月板（meniscus）；
4. 腘肌腱（popliteus tendon）（被翻开）；
5. 胫骨关节面软骨（cartilage of tibial articular surface）；
6. 腓骨头（fibular head）；
7. 胫骨（tibia）

（廖立青　杨晗　李晋玉　胡冠宇　霍少川　袁仕国　赵允　徐杰）

四、足关节

足关节包括踝关节（距小腿关节）、跗骨间关节、跗跖关节、跖骨间关节、跖趾关节和趾骨间关节。

（一）踝关节

踝关节亦称距小腿关节，由胫、腓骨下端的关节面和距骨滑车构成。

1. 关节囊　关节囊前后较薄，附着于距骨颈的上面和关节面的周缘。其滑膜被覆于纤维膜的内面，沿胫、腓骨之间，可到达骨间韧带。

2. 踝关节的韧带　分为内、外侧韧带，内侧韧带又分为距腓前韧带、距腓后韧带和跟腓韧带；外侧韧带即为三角韧带。

（1）距腓前韧带：在关节的外侧，起自外踝前缘，向前内方，止于距骨外关节面的前方和距骨颈的外侧面。足跖屈及内翻时，易受损伤。

（2）距腓后韧带：很坚韧，起自外踝后缘，水平向后内方，止于距骨后突，有防止胫、腓骨向前脱位的作用。

（3）跟腓韧带：坚韧，呈圆形，起自外踝尖部前方，向后下方，止于跟骨外侧面中部的小结节。足内翻时，此韧带易扭伤。

（4）三角韧带：强韧，呈三角形，在关节的内侧，上方起自内踝的前后缘及尖部，向下呈扇状,止于跗骨。根据附着的不同,分为以下四部。

①胫舟部:在前部,起自内踝的前面,斜向前下方,止于舟骨粗隆和跟舟足底韧带的内侧缘,有限制足跖屈的作用。

②距前部:在胫舟韧带的内侧,起自内踝前缘,止于距骨内踝关节面的前缘,有限制足背屈的作用。

③胫跟部:在中部,肥厚坚韧,起自内踝的尖部,向下跟骨止于载距突,有限制足背屈和向后脱位的作用。

④胫距后部:位于后部,为短韧带,略斜向后方,止于距骨的内侧面及距骨后突内侧的小结节,有限制足背屈和胫腓骨向前脱位的作用。

3.踝关节的运动　踝关节近似单轴屈戌关节,足沿距骨体的横轴,可作背屈和跖屈运动。背屈运动范围为 26°～27°,跖屈运动范围为 41°～43°,跖屈时踝关节还可作轻度的内收、外展、旋转和侧方运动。

距骨滑车随足背屈和跖屈运动,其前部和后部分别进入踝穴,因其前部宽而后部窄,足背屈时踝关节稳固,不能内收与外展;足跖屈时,踝关节松动,可出现侧方运动,此时易发生扭伤,以内翻损伤最常见。

4.踝关节的血管及神经

(1)动脉:包括胫前动脉、胫后动脉、腓动脉的穿支和外踝后动脉等。

(2)神经支配:包括胫神经、腓深神经、隐神经和腓肠神经等。

(二)跗骨间关节

跗骨间关节包括距跟关节、距跟舟关节、跟骰关节、跗横关节、楔舟关节、楔间关节、舟骰关节和楔骰关节等。

1.距跟关节　亦称距下关节,由距骨的跟骨后关节面和跟骨的后距关节面构成。其关节囊薄而松,纤维膜内面被覆滑膜,有独立的关节腔。

(1)相关韧带:

①距跟前韧带:又称距跟颈韧带,起自跗骨窦入口的外侧和趾短伸肌附着点的内侧,斜向内上,止于距骨颈,有限制足过度内翻的作用。

②距跟后韧带:起自距骨后突和踇长屈肌腱沟的下缘,止于跟骨后关节面的后侧。

③距跟内侧韧带:细而坚韧,起自距骨后突的内侧结节,斜向前下方,止于载距突的后部。其与三角韧带相愈合,并构成踇长屈肌腱沟底壁的一部分。

④距跟外侧韧带:扁而短,位于跟腓韧带的前上方,起自距骨外突,向后下方,止于跟骨的外侧面。有限制足向后脱位的作用。

(2)运动:距跟关节的运动与距跟舟关节的运动相关。

(3)动脉:包括外踝动脉、胫后动脉和腓动脉。

(4)神经支配:主要由腓深神经和足背外侧皮神经支配,有时可有副腓深神经分布。

2.距跟舟关节　由距骨头的舟骨关节面和舟骨的后关节面(分别组成距跟舟关节的关节头和关节窝)、跟骨的前中关节面,以及跟舟足底韧带的上面共同构成。

(1)相关韧带:

①距跟骨间韧带:扁宽且坚韧,起自跗骨窦的顶部,斜向外下方,止于跟骨后关节面的前方。其前部和距跟舟关节相关,后部与距跟关节囊的前壁相移行。有防止足向后脱位的

作用。

②跟舟足底韧带:肥厚且坚韧,起自载距突前缘,止于舟骨的下内侧面。其上面有呈三角形的纤维软骨关节面,构成距跟舟关节窝的一部分;下面与胫骨后肌腱相接,以加强该韧带。其内侧缘和三角韧带前部纤维相移行,外侧缘和分歧韧带跟舟部的前缘相愈合。其对支持距骨头和维持足弓有重要作用,若胫骨后肌瘫痪,该韧带失去支持,受距骨头长期压迫,可导致扁平足。

③分歧韧带:坚韧,呈"Y"形,起自跟骨前部背面,向前分为内、外两束,内束止于舟骨外侧面,称为跟舟韧带,其上方与跟舟背侧韧带相愈合,下方与跟舟跖侧韧带相愈合;外束止于骰骨的上面,称为跟骰韧带。

④距舟韧带:亦称背侧韧带,薄而宽,起自距骨颈外上侧面,止于舟骨上面。

(2)关节的运动:距跟关节和距跟舟关节属于联合关节,可作一定的滑动和旋转运动,跟骨与舟骨在距骨上作内外翻运动,整个足部随之运动。足内翻时,足内侧缘上提,外侧缘下降,足底朝向内侧;运动范围为 $35°\sim40°$,主要受距跟骨间韧带外侧部限制;足跖屈时,可增加其运动范围。足外翻时,足外侧缘上提,内侧缘下降,足底朝向外侧;运动范围为 $22°\sim25°$,主要受三角韧带的限制。

(3)血管和神经:

①动脉:主要包括足底内侧动脉分支、足背动脉分支。

②神经支配:主要包括腓深神经的外侧终支。

3. 跟骰关节 由跟骨的骰骨关节面和骰骨后关节面构成。关节腔有时可与距跟舟关节相通。

(1)相关韧带:

①分歧韧带的跟骰部。

②跟骰背侧韧带:连结跟、骰骨的上面。

③足底长韧带:坚韧而肥厚,起自跟结节内外侧突的前方,多数向前,附着于骰骨下面;少数向前内方,跨过骰骨的腓骨长肌腱沟,止于第 2~4 跖骨底。有维持足的外侧纵弓的重要作用。

④跟骰足底韧带:坚韧,短而宽,起自跟骨下面前端,斜向前内方,止于骰骨下面。有维持足外侧纵弓的作用。

(2)关节运动:在足内外翻时,可作轻微滑动和旋转运动。

(3)血管和神经:

①动脉:主要包括足底动脉和足背动脉的分支。

②神经支配:主要包括腓深神经、足背外侧皮神经或足底外侧神经。

4. 跗横关节 呈横置的"S"形,由跟骰关节和距跟舟关节构成,又称 Chopart 关节,其内侧凸向前方,外侧凸向后方。跗横关节为两个独立的关节,其关节腔互不相通,临床上常沿此行截足手术。

5. 楔舟关节 由舟骨的前关节面和三个楔骨的后关节面构成。关节腔与第 2、3 跗跖关节和第 1、2 跖骨间关节相通。周围附有下列韧带。

(1)楔舟背侧韧带:细而坚韧,有三条,起自舟骨上面和骰舟背侧韧带之间,向前外方止于三个楔骨上面。

（2）楔舟足底韧带：位于足跖侧面，连结舟骨下面和三个楔骨下面。

6. 舟骰关节　位于舟骨的外侧缘和骰骨内侧缘之间，常为韧带联合，也可形成关节。关节囊和楔舟关节相移行，关节腔相通。周围附有下列韧带。

（1）骰舟背侧韧带：起自舟骨的上面，斜向前外方，止于骰骨上面。

（2）骰舟足底韧带：坚韧，起自舟骨的下面，向外方止于骰骨的内侧面和下面。

（3）骰舟骨间韧带：坚韧，横行，连结骰骨和舟骨的相对面。其后部可延伸至足跖下面，斜向后外方，可与跟骰足底韧带相愈合。

7. 楔骰关节　位于外侧楔骨外侧面和骰骨内侧面之间。

8. 楔间关节　介于三个楔骨之间，楔间关节和楔骰关节有共同的关节腔，并与楔舟关节相通。

（1）相关韧带：

①楔骰背侧韧带：连结骰骨与外侧楔骨上面。

②楔间背侧韧带：有两条，位于楔骨的上面之间。

③楔骰足底韧带：位于外侧楔骨的尖部和骰骨的内侧面之间，其后方和骰舟足底韧带愈合。

④楔间足底韧带：很坚韧，连结内侧楔骨底部和中间楔骨尖端。

⑤楔骰骨间韧带：连结外侧楔骨和骰骨，与楔骰背侧及足底韧带愈合。

⑥楔骨间韧带：坚韧，有两条，位于三个楔骨的相对面之间。

（2）关节的运动：楔舟关节、舟骰关节、楔骰关节和楔间关节，仅在起跑或起跳时，作轻微滑动。

（3）血管和神经：

①动脉：主要包括足底内、外侧动脉和足背动脉。

②神经支配：主要包括足底内、外侧神经和腓深神经。

（三）跗跖关节

跗跖关节亦称 Lisfranc 关节，由 3 块楔骨、骰骨前端和 5 块跖骨的底构成，分为三个部分：第一部分位于内侧楔骨前面与第 1 跖骨底之间，有独立的关节囊和关节腔；第二部分位于中外侧楔骨前面与第 2、3 跖骨底之间；第三部分位于骰骨前面与第 4、5 跖骨底之间。第二、三部分的关节囊和关节腔，与楔间关节和楔舟关节相通。

1. 相关韧带

（1）跗跖背侧韧带：扁而宽，有四条，分别连结内侧楔骨的外侧缘与第 1 跖骨底之间，中间楔骨与第 2 跖骨底之间，外侧楔骨与第 2～4 跖骨之间，骰骨与第 4、5 跖骨底之间。

（2）跗跖足底韧带：坚韧，有两条，连结内侧楔骨与第 2、3 跖骨底之间；骰骨与第 4、5 跖骨底之间。

（3）楔跖骨间韧带：共三条，分别连结内侧楔骨外侧面与第 2 跖骨底内侧面之间，中间楔骨与第 2 跖骨底之间，外侧楔骨与第 3、4 跖骨底之间。

2. 关节的运动　跗跖关节属于平面关节，可作轻微的滑动；在内侧楔骨和第 1 跖骨之间可作屈伸运动；靠内外侧的跗跖关节，可作轻微内收与外展运动。

3. 神经支配　主要包括腓深神经、足底内侧神经、足底外侧神经和足背中间皮神经。

(四)跖骨间关节

跖骨间关节由第 2~5 跖骨底的毗邻面,借韧带连结构成,有 3 个关节。关节囊和关节腔不独立,常和跗跖关节相通。

1.相关韧带

(1)跖骨背侧韧带:呈膜状,连结第 2~5 跖骨底的上面。

(2)跖骨足底韧带:很坚韧,连结第 2~5 跖骨的下面。

(3)跖骨骨间韧带:坚韧,横行,连结第 2~5 跖骨底相对面的粗糙部。

2.关节的运动　跖骨间关节属于平面关节,仅能作轻微的滑动。

3.血管和神经　跖骨间关节与跗跖关节相似,神经分布较少,其中第 4、5 跖骨间关节的神经来自足背中间皮神经。

(五)跖趾关节

跖趾关节由跖骨头和近节趾骨底构成。其关节囊松弛,上薄下厚。

1.相关韧带

(1)侧副韧带:肥厚且坚韧,位于关节两侧,起自跖骨头两侧的结节,向前下方,止于近节趾骨底的两侧和足底韧带。

(2)跖骨深横韧带:位于跖骨头之间的下面,与足底韧带相愈合。类似于手部的掌骨深横韧带,但在近、中趾骨之间亦可出现。

(3)足底韧带:肥厚,位于关节的下面,介于两侧副韧带之间,紧密连结于趾骨、小头横韧带及侧副韧带,与跖骨连结较松。

2.关节的运动　跖趾关节属于椭圆关节,仅可作轻微的屈伸和内收、外展运动。屈趾的运动范围较伸趾的范围大,分别受伸肌腱及背侧韧带、屈肌腱及侧副韧带的限制;内收和外展受侧副韧带的限制。

3.动脉　主要包括跖骨的动脉和趾的动脉。

4.神经支配　趾底固有神经分布于跖趾关节下面;腓深神经及足背内侧皮神经分布于第 1 跖趾关节上面;腓深神经分布于第 2 跖趾关节上面;足背外侧皮神经分布于第 4、5 跖趾关节上面。

(六)趾骨间关节

趾骨间关节共有 9 个,跗趾间关节由远节趾骨底和近节趾骨滑车构成,其他各趾骨间关节由远、中、近节趾骨构成。

1.相关韧带

(1)侧副韧带:很坚韧,位于趾骨间关节的两侧,连结各趾骨间关节。

(2)背侧韧带:呈膜状,位于趾骨间关节上面,两侧和侧副韧带相愈合。

(3)足底韧带:位于趾骨间关节下面,两侧和侧副韧带相愈合,与骨面之间有短纤维相连。

2.关节的运动　趾骨间关节属屈戌关节,可作屈伸运动,屈的运动范围较伸大,伸的运动受屈肌腱及足底韧带的限制。

3.血管和神经　趾骨间关节的血液供应主要来自足趾的动脉;分布的神经主要有腓深神经和足背内侧皮神经。

五、足弓

跗、跖骨及其连结的韧带,构成凸向上方的弓,称为足弓。足弓是动态的,与肌肉、韧带一起,构成了功能上不可分割的复合体。可分为纵弓和横弓。

(一)纵弓

根据前后方向分为内、外侧纵弓。

1. 内侧纵弓　由跟骨、距骨、舟骨、3块楔骨、第1~3跖骨及籽骨构成。其最高点为距骨头,男性高径较高,约47.27 mm,女性约40.8 mm。直立姿势时,内侧纵弓有前、后两个承重点,前端在第1跖骨头,后端在跟骨跟结节的下面。内侧纵弓主要由胫骨后肌、跛长屈肌、趾长屈肌、足底的小肌、跖腱膜和跟舟足底韧带等结构维持。此弓曲度较大,活动性大,更具弹性,更能减缓运动时产生的震荡。

2. 外侧纵弓　由跟骨、骰骨及第4、5跖骨构成。其最高点在骰骨,男性高径较高,约22.68 mm,女性约21.02 mm。外侧纵弓主要由腓骨长肌、小趾的肌群、足底长韧带和跟骰足底韧带等结构维持。此弓曲度较小,活动性小,弹性较弱,有传递重力和推力、维持身体直立姿势的作用。

(二)横弓

横弓呈内外方向,由骰骨、3块楔骨和趾骨连结构成,其最高点在中间楔骨。其宽度在男性为66~98 mm;女性为63~88 mm。横弓呈半穹隆形,其足底的凹陷朝内,当两足紧紧并拢时,形成一完整的穹隆。其通常由跖骨头传递力,由腓骨长肌腱和跛收肌的横头等结构维持。

(三)足弓的作用

内侧纵弓传递向前推力,脚趾离地时,可推动身体向前;外侧纵弓使足稳固着地,足跟着地时,可防止身体前冲。足弓增加了足的弹性,可缓冲运动时地面对身体产生的冲击和震荡,可以保护足底血管和神经免受压迫,保护体内器官,尤其是大脑免受震荡。

足弓的维持不仅依靠各骨间的连结,足底长、短肌腱的牵引和足底的韧带对维持足弓也起着重要作用。维持足弓的组织先天性发育不良、后天过度劳损或骨折损伤等,均可导致足弓塌陷,形成扁平足。

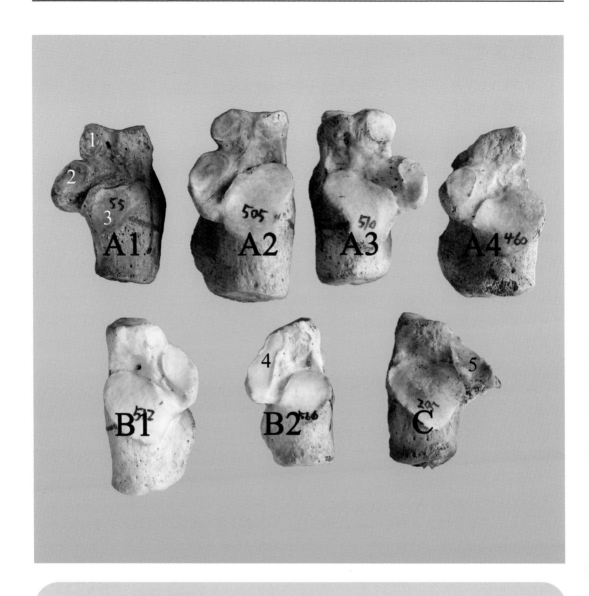

距骨各型关节面(each articular surface of the talus):1.前距关节面(anterior talar articular surface);2.中距关节面(middle talar articular surface);3.后距关节面(posterior talar articular surface);4.前距关节面与中距关节面融合(the anterior talar articular surface is fused with the middle talar articular surface);5.前距关节面、中距关节面和后距关节面融合为一个关节面(the anterior, middle and posterior talar articular surfaces were fused into a single articular surface)

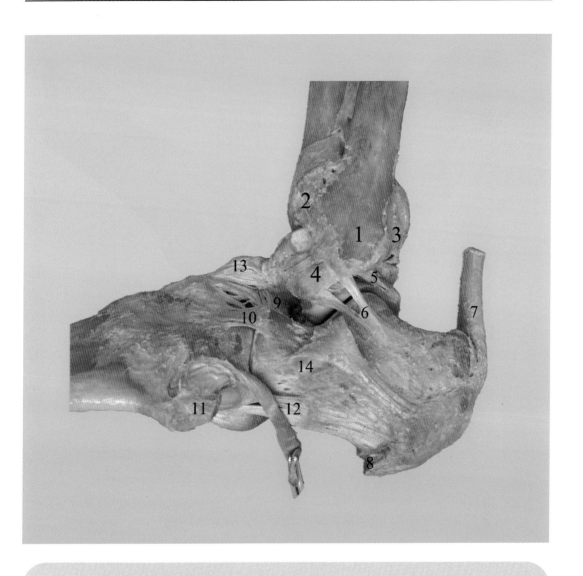

1. 外踝(lateral malleolus)；2. 胫腓前韧带(anterior tibiofibular ligament)；3. 胫腓后韧带(posterior tibiofibular ligament)；4. 距腓前韧带(anterior talofibular ligament)；5. 距腓后韧带(posterior talofibular ligament)；6. 跟腓韧带(calcaneofibular ligament)；7. 跟腱(achilles tendon)；8. 跟骨结节外侧突(lateral process of calcaneal tuberosity)；9. 距跟颈韧带(anterior talocalcaneal ligament)；10. 分歧韧带(跟骰韧带)(bifurcated ligament(calcaneocuboid ligament))；11. 第5跖骨粗隆(tuberosity of fifth metatarsal bone)；12. 足底长韧带(long plantar ligament)；13. 距舟韧带(talonavicular ligament)；14. 腓骨肌腱腱鞘(the tendon sheath of the peroneal tendon)

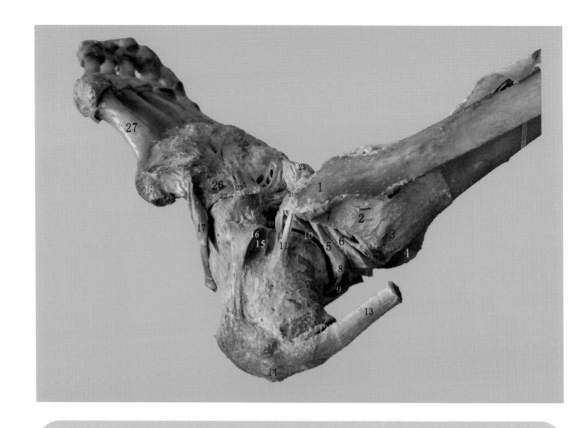

1.外踝（lateral malleolus）；2.胫腓后韧带（posterior tibiofibular ligament）；3.胫骨（tibia）；4.胫骨后肌腱沟（groove of posterior tibial tendon）；5.距腓后韧带（posterior talofibular ligament）；6.距腓后韧带的胫骨附着部分（the tibial attachment of the posterior talofibular ligament）；7.腓骨肌腱沟（sulcus of the peroneal tendon）；8.外侧结节（lateral tubercle）；9.姆长屈肌腱鞘（tendinous sheath of flexor hallucis longus）；10.距下关节（subtalar joint）；11.跟腓韧带（calcaneofibular ligament）；12.跟骨后滑囊（posterior calcaneal bursa）；13.跟腱（achilles tendon）；14.跟骨结节（calcaneal tuberosity）；15.腓骨短肌腱鞘（tendinous sheath of peroneus brevis）；16.腓骨长肌腱鞘（tendinous sheath of peroneus longus）；17.腓骨短肌（peroneus brevis）；18.第5跖骨粗隆（tuberosity of fifth metatarsal bone）；19.跗骨窦（tarsal sinus）；20.距跟颈韧带（anterior talocalcaneal ligament）；21.距腓前韧带（anterior talofibular ligament）；22.跟骰关节（calcaneocuboid joint）；23.跟骰背侧韧带（dorsal calcaneocuboid ligament）；24.分歧韧带（bifurcated ligament）；25.距舟韧带（talonavicular ligament）；26.骰骨（cuboid bone）；27.第5跖骨（the fifth metatarsal bone）

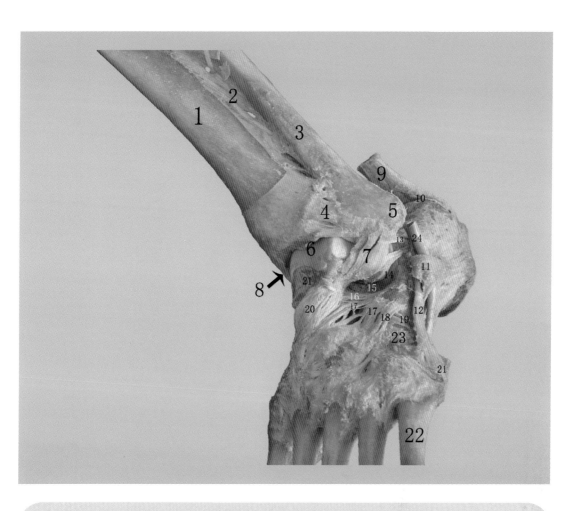

1. 胫骨（tibia）；2. 小腿骨间膜（crural interosseous membrane）；
3. 腓骨（fibula）；4. 胫腓前韧带（anterior tibiofibular ligament）；
5. 外踝（lateral malleolus）；6. 踝关节（ankle joint）；7. 距腓前韧带
（anterior talofibular ligament）；8. 三角韧带（triangular ligament）；
9. 跟腱（achilles tendon）；10. 跟骨后滑囊（posterior calcaneal bur-
sa）；11. 腓骨肌腱鞘（tendinous sheath of peronei）；12. 腓骨短肌腱
（peroneus brevis tendon）；13. 跟腓韧带（calcaneofibular liga-
ment）；14. 距下关节（subtalar joint）；15. 跗骨窦（tarsal sinus）；
16. 距跟颈韧带（anterior talocalcaneal ligament）；17. 分歧韧带（bi-
furcated ligament）；18. 跟骰背侧韧带（dorsal calcaneocuboid liga-
ment）；19. 跟骰关节（calcaneocuboid joint）；20. 距舟韧带（talona-
vicular ligament）；21. 距骨颈（neck of talus）；22. 第 5 跖骨（the
fifth metatarsal bone）；23. 骰骨（cuboid bone）；24. 腓骨长肌腱
（peroneus longus tendon）

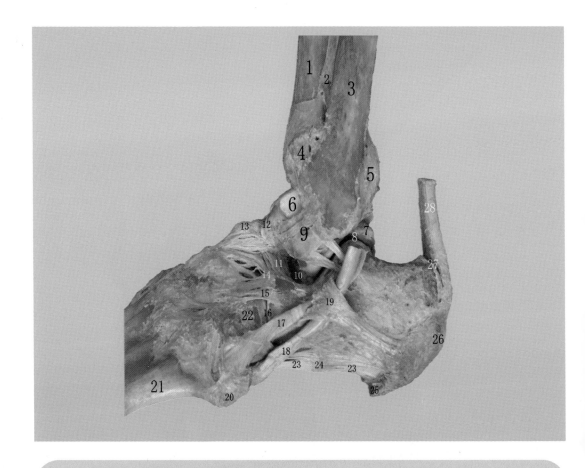

1.胫骨（tibia）；2.小腿骨间膜（crural interosseous membrane）；
3.腓骨（fibula）；4.胫腓前韧带（anterior tibiofibular ligament）；
5.胫腓后韧带（posterior tibiofibular ligament）；6.外踝面（external ankle surface）；7.外侧结节（lateral tubercle）；8.距下关节（subtalar joint）；9.距腓前韧带（anterior talofibular ligament）；
10.跗骨窦（tarsi sinus）；11.距跟颈韧带（anterior talocalcaneal ligament）；12.距骨颈（neck of talus）；13.距舟韧带（talonavicular ligament）；14.分歧韧带（bifurcated ligament）；15.跟骰背侧韧带（dorsal calcaneocuboid ligament）；16.跟骰关节（calcaneocuboid joint）；17.腓骨短肌腱（peroneus brevis tendon）；18.腓骨长肌腱（peroneus longus tendon）；19.腓骨肌腱鞘（tendinous sheath of peronei）；20.第5跖骨粗隆（tuberosity of fifth metatarsal bone）；
21.第5跖骨（the fifth metatarsal bone）；22.骰骨（cuboid bone）；
23.足底长韧带（long plantar ligament）；24.前结节（anterior tubercle）；25.跟骨结节外侧突（lateral process of calcaneal tuberosity）；26.跟骨结节（calcaneal tuberosity）；27.跟骨后滑囊（posterior calcaneal bursa）；28.跟腱（achilles tendon）

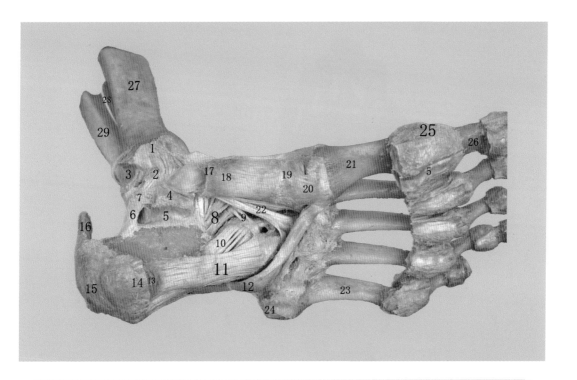

1.内踝（medial malleolus）；2.三角韧带（triangular ligament）；3.胫骨后肌腱沟（groove of posterior tibial tendon）；4.载距突（sustentaculum tali）；5.踇长屈肌腱沟（groove of flexor hallucis longus tendon）；6.踇长屈肌腱鞘（tendinous sheath of flexor hallucis longus）；7.内侧结节（medial tubercle）；8.跟舟足底韧带（跳跃韧带）（plantar calcaneonavicular ligament（spring ligament））；9.骰舟足底韧带（plantar cuboideonavicular ligament）；10.跟骰足底韧带（足底短韧带）（calcaneocuboid plantar ligament（short plantar ligament））；11.足底长韧带（long plantar ligament）；12.腓骨长肌腱（peroneus longus tendon）；13.跟骨结节内侧突（medial process of calcaneal tuberosity）；14.足底腱膜（plantar aponeurosis）；15.跟骨结节（calcaneal tuberosity）；16.跟腱（achilles tendon）；17.胫骨后肌腱（posterior tibial tendon）；18.舟骨粗隆（tuberosity of navicular bone）；19.内侧楔骨（medial cuneiform bone）；20.跗跖足底韧带（plantar tarsometatarsal ligament）；21.第1跖骨（the first metatarsal bone）；22.胫骨后肌腱（posterior tibial tendon）；23.第5跖骨（the fifth metatarsal bone）；24.第5跖骨粗隆（tuberosity of fifth metatarsal bone）；25.第1跖趾关节（the first metatarsophalangeal joint）；26.第1趾骨（the first phalanx）；27.胫骨（tibia）；28.小腿骨间膜（crural interosseous membrane）；29.腓骨（fibula）

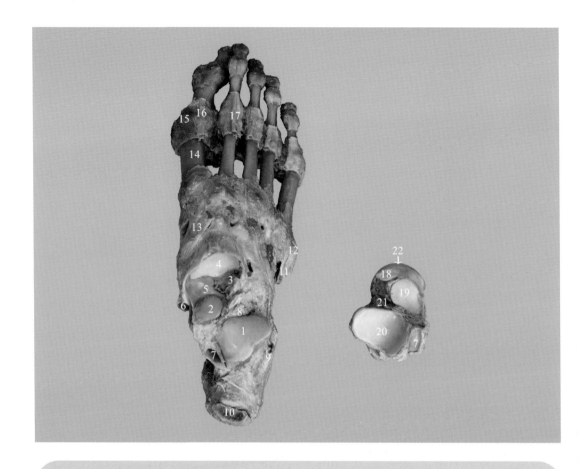

1.后距关节面（posterior talar articular surface）；2.中距关节面（middle talar articular surface）；3.前距关节面（anterior talar articular surface）；4.关节面（与距骨形成关节）（articular surface（joint with talus））；5.跟舟足底韧带（跳跃韧带）（plantar calcaneonavicular ligament（spring ligament））；6.胫骨后肌腱（posterior tibial tendon）；7.跗长屈肌腱鞘（tendinous sheath of flexor hallucis longus）；8.距跟骨间韧带（interosseous talocalcaneal ligament）；9.跟腓韧带（calcaneofibular ligament）；10.跟腱（achilles tendon）；11.腓骨短肌腱（peroneus brevis tendon）；12.第5跖骨粗隆（tuberosity of fifth metatarsal bone）；13.楔舟背侧韧带（dorsal cuneonavicular ligament）；14.第1跖骨（the first metatarsal bone）；15.第1跖趾关节（the first metatarsophalangeal joint）；16.跗长伸肌腱（extensor hallucis longus tendon）；17.趾长伸肌腱（extensor digitorum longus tendon）；18.前跟关节面（anterior calcanean articular surface）；19.中跟关节面（middle calcanean articular surface）；20.后跟关节面（posterior calcanean articular surface）；21.距骨沟（sulcus of talus）；22.距骨头（head of talus）

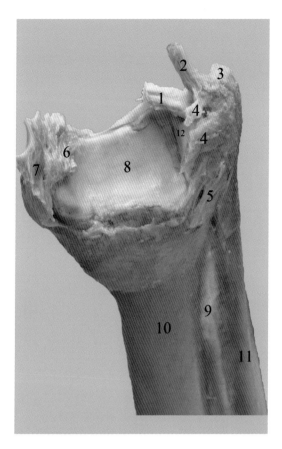

1. 距腓后韧带（posterior talofibu-lar ligament）；
2. 跟腓韧带（calcaneofibular ligament）；
3. 外踝尖（prominence of lateral malleolus）；
4. 距腓前韧带（anterior talofibular ligament）；
5. 胫腓前韧带（anterior tibiofibular ligament）；
6. 后深距胫韧带（posterior deep tibial ligament）；
7. 三角韧带（triangular ligament）；
8. 胫骨下关节面（inferior articular surface of tibia）；
9. 小腿骨间膜（crural interosseous membrane）；
10. 胫骨（tibia）；
11. 腓骨（fibula）；
12. 外踝关节面（articular facet of lateral malleolus）

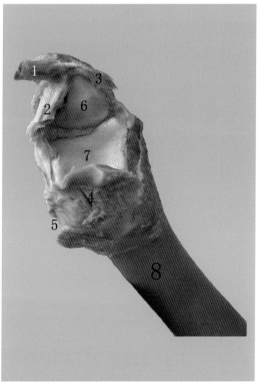

1. 跟腓韧带（calcaneofibular liga-ment）；
2. 距腓后韧带（posterior talofibu-lar ligament）；
3. 距腓前韧带（anterior talofibular ligament）；
4. 三角韧带（triangular ligament）；
5. 胫骨后肌腱沟（groove of poste-rior tibial tendon）；
6. 外踝关节面（articular facet of lateral malleolus）；
7. 胫骨下关节面（inferior articular surface of tibia）；
8. 胫骨（tibia）

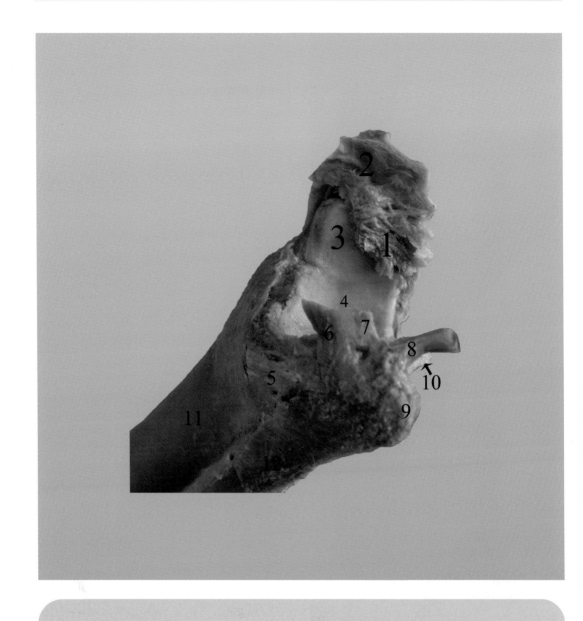

1.后深距胫韧带(posterior deep tibial ligament);2.三角韧带(triangular ligament);3.内踝关节面(articular facet of medial malleolus);4.胫骨下关节面(inferior articular surface of tibia);5.胫腓前韧带(anterior tibiofibular ligament);6.距腓前韧带上束(superior bundle of anterior talofibular ligament);7.距腓前韧带下束(inferior bundle of anterior talofibular ligament)8.跟腓韧带(calcaneofibular ligament);9.外踝尖(prominence of lateral malleolus);10.距腓后韧带(posterior talofibular ligament);11.胫骨(tibia);12.腓骨(fibula)

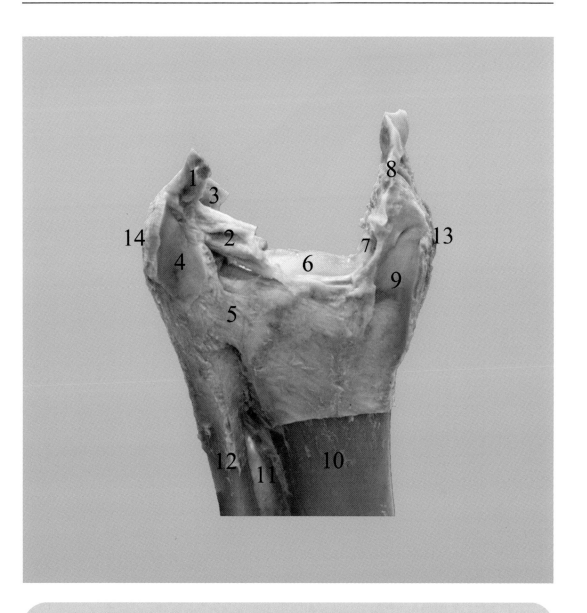

1. 跟腓韧带（calcaneofibular ligament）; 2. 距腓后韧带（posterior talofibular ligament）; 3. 距腓前韧带（anterior talofibular ligament）; 4. 腓骨肌腱沟（sulcus of the peroneal tendon）; 5. 胫腓后韧带（posterior tibiofibular ligament）; 6. 胫骨下关节面（inferior articular surface of tibia）; 7. 内踝关节面（articular facet of medial malleolus）; 8. 三角韧带（triangular ligament）; 9. 胫骨后肌腱沟（groove of posterior tibial tendon）; 10. 胫骨（tibia）; 11. 小腿骨间膜（crural interosseous membrane）; 12. 腓骨（fibula）; 13. 内踝（medial malleolus）; 14. 外踝（lateral malleolus）

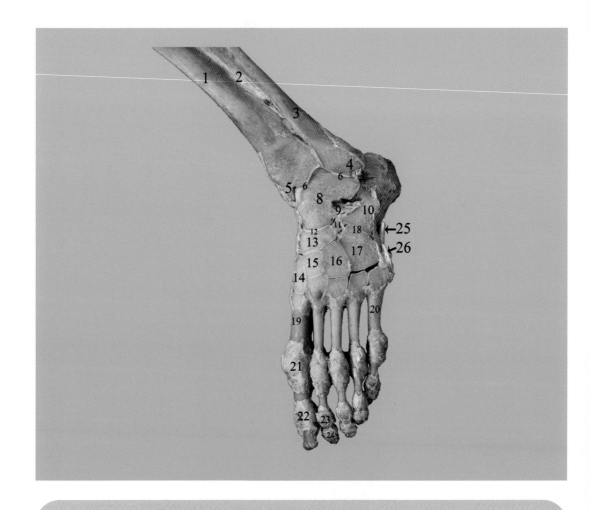

1.胫骨(tibia);2.小腿骨间韧带(interosseous ligament of the lower leg);3.腓骨(fibula);4.外踝(lateral malleolus);5.内踝(medial malleolus);6.踝关节(ankle joint);7.跟骨结节(calcaneal tuberosity);8.距骨(talus);9.距跟颈韧带(anterior talocalcaneal ligament);10.跟骨(calcaneus);11.分歧韧带(bifurcated ligament);12.距跟舟关节(talocalcaneonavicular joint);13.足舟骨(navicular bone);14.内侧楔骨(medial cuneiform bone);15.中间楔骨(intermediate cuneiform bone);16.外侧楔骨(lateral cuneiform bone);17.骰骨(cuboid bone);18.跟骰关节(calcaneocuboid joint);19.第1跖骨(the first metatarsal bone);20.第5跖骨(the fifth metatarsal bone);21.跖趾关节(metatarsophalangeal joint);22.趾骨间关节(interphalangeal joints of foot);23.近趾骨间关节(proximal interphalangeal joints of foot);24.远趾骨间关节(distal interphalangeal joints of foot);25.腓骨长肌腱(peroneus longus tendon);26.腓骨短肌腱(peroneus brevis tendon)

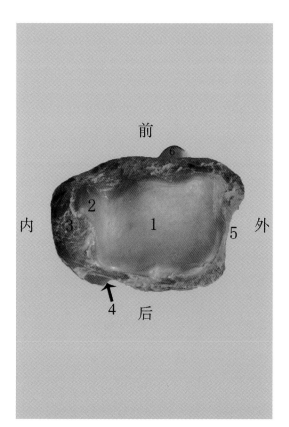

前

内　　　　　外

后

1. 胫骨下关节面（inferior articular surface of tibia）；
2. 内踝关节面（articular facet of medial malleolus）；
3. 内踝（medial malleolus）；
4. 胫骨后肌腱沟（groove of poste-rior tibial tendon）；
5. 腓切迹（fibular notch）；
6. 胫骨体（shaft of tibia）

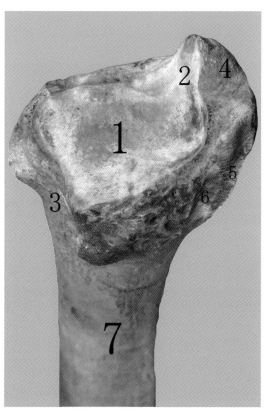

1. 胫骨下关节面（inferior articular surface of tibia）；
2. 内踝关节面（articular facet of medial malleolus）；
3. 腓切迹（fibular notch）；
4. 内踝（medial malleolus）；
5. 胫骨后肌腱沟（groove of poste-rior tibial tendon）；
6. 趾长屈肌腱沟（groove of flexor digitorum longus tendon）；
7. 胫骨（tibia）

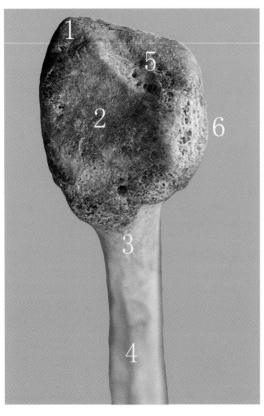

1. 腓骨头尖（外侧副韧带附着处）（apex of fibular head（attachment of lateral collateral ligament））；
2. 关节面（与胫骨形成关节）（articular surface（joint with tibia））；
3. 腓骨颈（neck of fibula）；
4. 腓骨（fibula）；
5. 股二头肌腱附着处（attachment of the biceps femoris tendon）；
6. 腓骨头（fibular head）

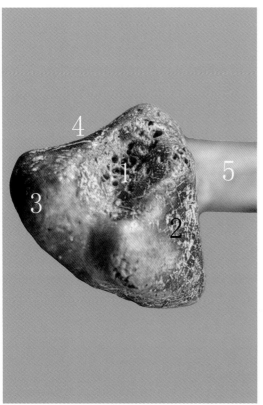

1. 踝窝（malleolar fossa）；
2. 外踝关节面（articular facet of lateral malleolus）；
3. 外踝尖（prominence of lateral malleolus）；
4. 腓骨肌腱沟（sulcus of the peroneal tendon）；
5. 腓骨（fibula）

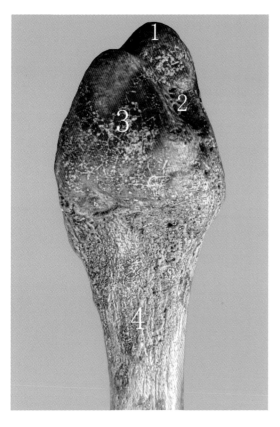

1. 外踝尖 (prominence of lateral malleolus);
2. 踝窝 (malleolar fossa);
3. 外踝关节面 (articular facet of lateral malleolus);
4. 腓骨 (fibula)

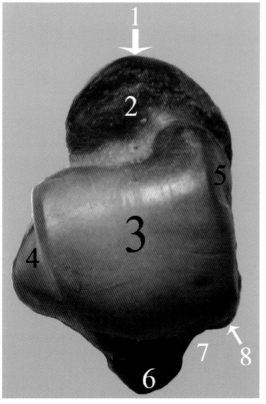

距骨上面观 (view above the talus):
1. 距骨头 (head of talus);
2. 距骨颈 (neck of talus);
3. 距骨滑车 (trochlea of talus);
4. 外踝面 (lateral malleolar facet);
5. 内踝面 (medial malleolar facet);
6. 外侧结节 (lateral tubercle);
7. 姆长屈肌腱沟 (groove of flexor hallucis longus tendon);
8. 内侧结节 (medial tubercle)

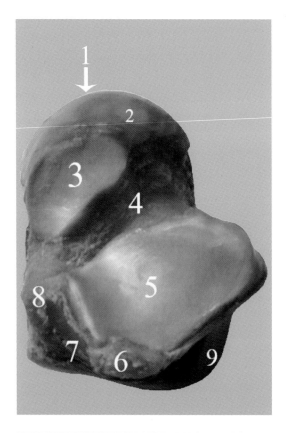

距骨下面观（view below the talus）：
1. 距骨头（head of talus）；
2. 前跟关节面（anterior calcanean articular surface）；
3. 中跟关节面（middle calcanean articular surface）；
4. 距骨沟（sulcus of talus）；
5. 后跟关节面（posterior calcanean articular surface）；
6. 外侧结节（lateral tubercle）；
7. 踇长屈肌腱沟（groove of flexor hallucis longus tendon）；
8. 内侧结节（medial tubercle）；
9. 外踝面（lateral malleolar facet）

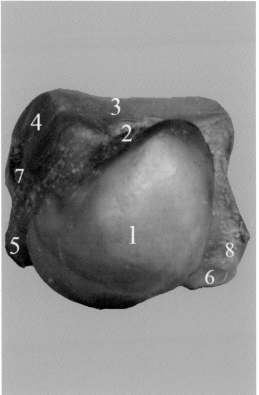

距骨前面观（anterior view of the talus）：
1. 距骨头（head of talus）；
2. 距骨颈（neck of talus）；
3. 距骨滑车（trochlea of talus）；
4. 内踝面（medial malleolar facet）；
5. 内侧结节（medial tubercle）；
6. 跗外侧关节面（lateral tarsal articular surface）；
7. 三角韧带附着处（attachment of triangular ligament）；
8. 外侧突（lateral process）

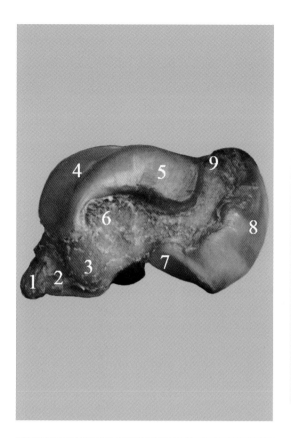

距骨内侧面观（medial view of the talus）：

1. 外侧结节（lateral tubercle）；
2. 蹈长屈肌腱沟（groove of flexor hallucis longus tendon）；
3. 内侧结节（medial tubercle）；
4. 距骨滑车（trochlea of talus）；
5. 内踝面（medial malleolar facet）；
6. 三角韧带附着处（attachment of triangular ligament）；
7. 中跟关节面（middle calcanean articular surface）；
8. 距骨头（head of talus）；
9. 距骨颈（neck of talus）

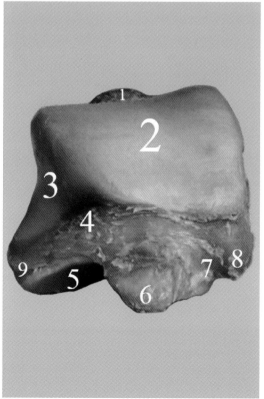

距骨后面观（posterior view of the talus）：

1. 距骨颈（neck of talus）；
2. 距骨滑车（trochlea of talus）；
3. 外踝面（lateral malleolar facet）；
4. 下横韧带附着处（attachment of the inferior transverse ligament）；
5. 后跟关节面（posterior calcanean articular surface）；
6. 外侧结节（lateral tubercle）；
7. 蹈长屈肌腱沟（groove of flexor hallucis longus tendon）；
8. 内侧结节（medial tubercle）；
9. 外侧突（lateral process）

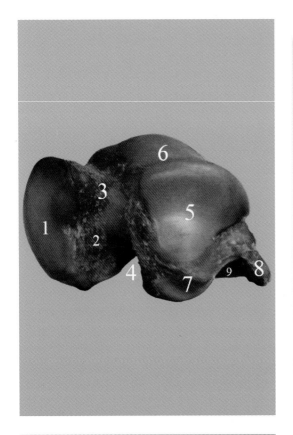

距骨外侧面观(lateral view of the talus)：

1. 距骨头(head of talus)；
2. 颈韧带附着处(attachment of the cervical ligament)；
3. 距骨颈(neck of talus)；
4. 距骨沟(sulcus of talus)；
5. 外踝面(lateral malleolar facet)；
6. 距骨滑车(trochlea of talus)；
7. 外侧突(lateral process)；
8. 外侧结节(lateral tubercle)；
9. 后跟关节面(posterior calcanean articular surface)

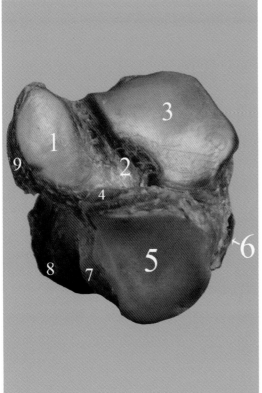

跟骨前面观(anterior view of the calcaneus)：

1. 中距关节面(middle talar articular surface)；
2. 跟骨沟(calcaneal sulcus)；
3. 后距关节面(posterior talar articular surface)；
4. 前距关节面(anterior talar articular surface)；
5. 骰关节面(cuboid articular surface)；
6. 腓骨肌滑车(peroneal trochlea)；
7. 前结节(anterior tubercle)；
8. 跟骨结节内侧突(medial process of calcaneal tuberosity)；
9. 载距突(sustentaculum tali)

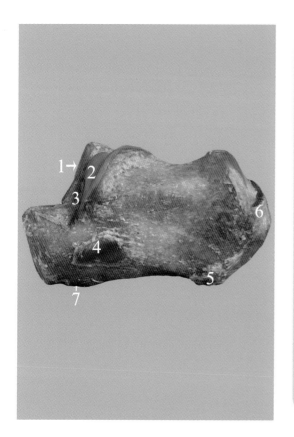

跟骨外侧面观（lateral view of the calcaneus）：

1. 中距关节面（middle talar articular surface）；
2. 后距关节面（posterior talar articular surface）；
3. 跟骨沟（calcaneal sulcus）；
4. 腓骨肌滑车（peroneal trochlea）；
5. 跟骨结节外侧突（lateral process of calcaneal tuberosity）；
6. 跟腱（achilles tendon）；
7. 前结节（anterior tubercle）

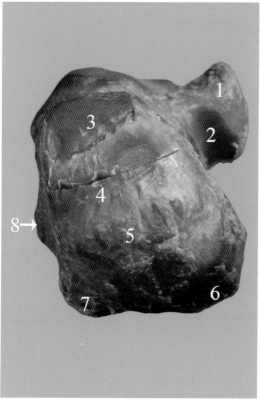

跟骨后面观（posterior view of the calcaneus）：

1. 载距突（sustentaculum tali）；
2. 姆长屈肌腱沟（groove of flexor hallucis longus tendon）；
3. 跟骨后滑囊面（posterior bursal surface of calcaneus）；
4. 跟腱（achilles tendon）；
5. 跟骨结节（calcaneal tuberosity）；
6. 跟骨结节内侧突（medial process of calcaneal tuberosity）；
7. 跟骨结节外侧突（lateral process of calcaneal tuberosity）；
8. 腓骨肌滑车（peroneal trochlea）

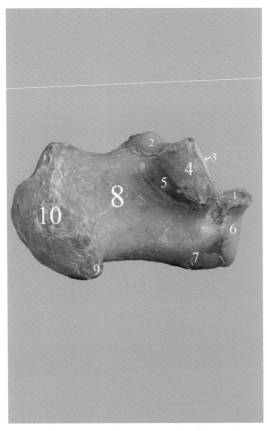

跟骨内侧面观（medial view of the calcaneus）：

1. 前距关节面（anterior talar articular surface）；
2. 后距关节面（posterior talar articular surface）；
3. 中距关节面（middle talar articular surface）；
4. 载距突（sustentaculum tali）；
5. 踇长屈肌腱沟（groove of flexor hallucis longus tendon）；
6. 骰关节面（cuboid articular surface）；
7. 前结节（anterior tubercle）；
8. 跟骨体内侧面（medial aspect of calcaneus）；
9. 跟骨结节内侧突（medial process of calcaneal tuberosity）；
10. 跟骨结节（calcaneal tuberosity）

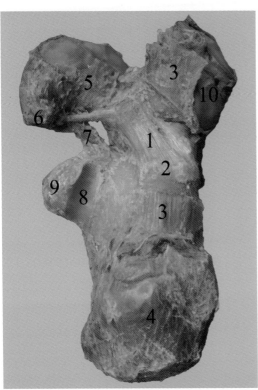

1. 跟骰足底韧带（足底短韧带）（calcaneocuboid plantar ligament(short plantar ligament)）；
2. 前结节（anterior tubercle）；
3. 足底长韧带（long plantar ligament）；
4. 脂肪垫（fat pad）；
5. 足舟骨（navicular bone）；
6. 足舟骨结节（tuberosity of navicular bone）；
7. 跟舟足底韧带（跳跃韧带）（plantar calcaneonavicular ligament (spring ligament)）；
8. 踇长屈肌腱沟（groove of flexor hallucis longus tendon）；
9. 载距突（sustentaculum tali）；
10. 骰骨（cuboid bone）

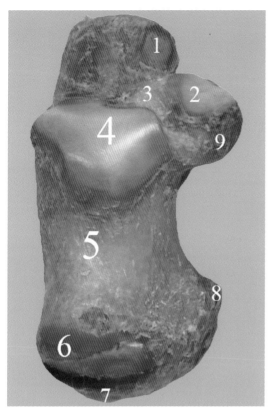

跟骨上面观（view above the calcaneus）：

1. 前距关节面（anterior talar articular surface）；

2. 中距关节面（middle talar articular surface）；

3. 跟骨沟（calcaneal sulcus）；

4. 后距关节面（posterior talar articular surface）；

5. 跟骨体上面（above the calcaneal body）；

6. 跟骨后滑囊面（posterior bursal surface of calcaneus）；

7. 跟腱（achilles tendon）；

8. 跟骨结节内侧突（medial process of calcaneal tuberosity）；

9. 载距突（sustentaculum tali）

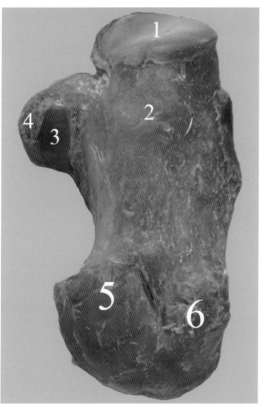

跟骨下面观（view below the calcaneus）：

1. 骰关节面（cuboid articular surface）；

2. 前结节（anterior tubercle）；

3. 踇长屈肌腱沟（groove of flexor hallucis longus tendon）；

4. 载距突（sustentaculum tali）；

5. 跟骨结节内侧突（medial process of calcaneal tuberosity）；

6. 跟骨结节外侧突（lateral process of calcaneal tuberosity）

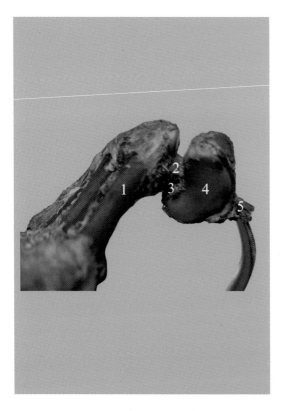

右足部 Lisfranc 韧带前面观(anterior view of Lisfranc ligament in right foot)：

1. 第 2 跖骨底(the second metatarsal floor)；

2. Lisfranc 韧带(Lisfranc ligament)；

3. 楔跖足底韧带（wedge-plantar ligament)；

4. 关节面（与第 1 跖骨形成关节）(articular surface（joint with the first metatarsal bone))；

5. 胫骨前肌腱(anterior tibial tendon)

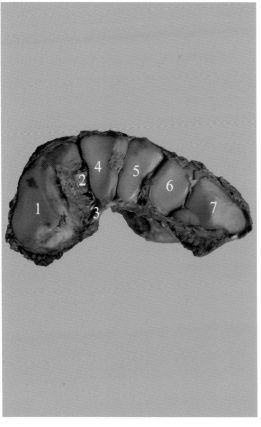

右足部 Lisfranc 韧带后面观(posterior view of Lisfranc ligament in right foot)：

1. 内侧楔骨（medial cuneiform bone)；

2. Lisfranc 韧带(Lisfranc ligament)；

3. 楔跖足底韧带(wedge-plantar ligament)；

4. 第 2 跖骨底关节面(articular surface of the second metatarsal floor)；

5. 第 3 跖骨底关节面(articular surface of the third metatarsal floor)；

6. 第 4 跖骨底关节面(articular surface of the fourth metatarsal floor)；

7. 第 5 跖骨底关节面(articular surface of the fifth metatarsal floor)

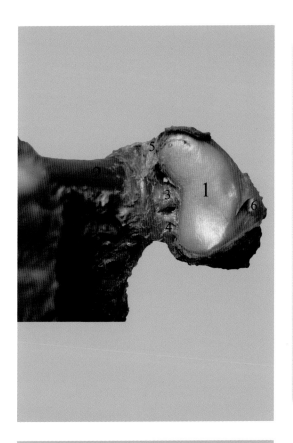

1. 关节面（与第 1 跖骨形成关节）（articular surface（joint with the first metatarsal bone））；
2. 第 2 跖骨（the second metatarsal bone）；
3. Lisfranc 韧带（Lisfranc ligament）；
4. 楔跖足底韧带（wedge-plantar ligament）；
5. 跗跖背侧韧带（dorsal tarso-metatarsal ligament）；
6. 胫骨前肌腱（anterior tibial tendon）

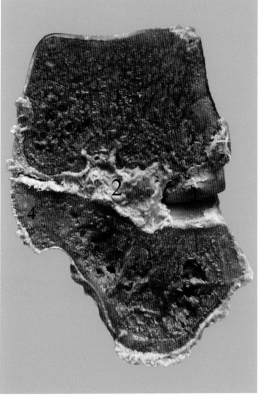

1. 距骨（talus）；
2. 距跟骨间韧带（interosseous talocalcaneal ligament）；
3. 跗外侧关节面（lateral tarsal articular surface）；
4. 载距突（sustentaculum tali）；
5. 跟骨（calcaneus）

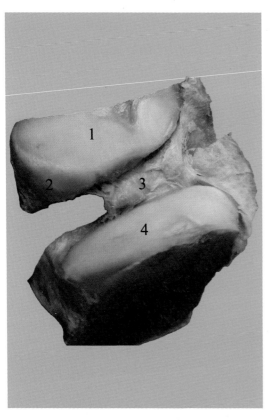

1. 后跟关节面（posterior calcanean articular surface）；
2. 跗外侧关节面（lateral tarsal articular surface）；
3. 距跟骨间韧带（interosseous talocalcaneal ligament）；
4. 后距关节面（posterior talar articular surface）

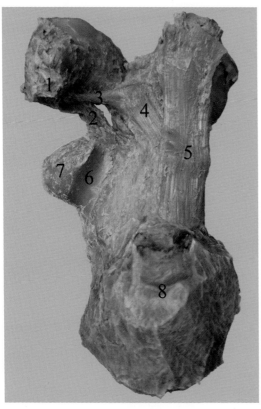

1. 足舟骨结节（tuberosity of navicular bone）；
2. 跟舟足底韧带（跳跃韧带）（plantar calcaneonavicular ligament (spring ligament)）；
3. 骰舟足底韧带（plantar cuboideonavicular ligament）；
4. 跟骰足底韧带（足底短韧带）（calcaneocuboid plantar ligament (short plantar ligament)）；
5. 足底长韧带（long plantar ligament）；
6. 姆长屈肌腱沟（groove of flexor hallucis longus tendon）；
7. 载距突（sustentaculum tali）；
8. 足底腱膜（plantar aponeurosis）

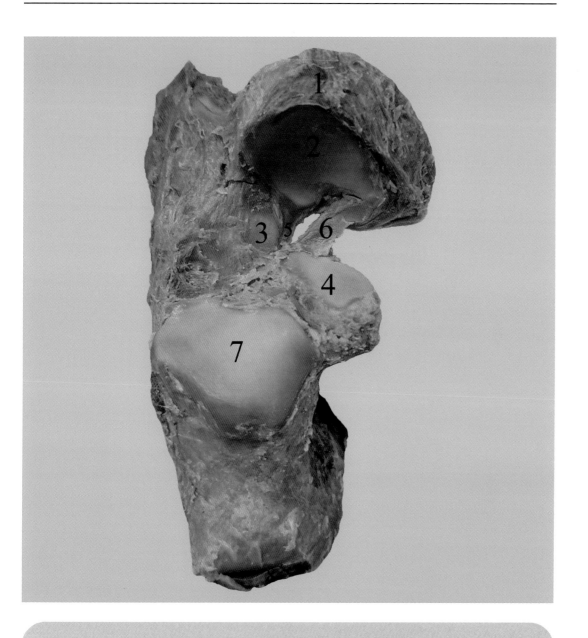

1. 足舟骨（navicular bone）；2. 关节面（与距骨形成关节）（articular surface（joint with talus））；3. 前距关节面（anterior talar articular surface）；4. 中距关节面（middle talar articular surface）；5. 骰舟足底韧带（plantar cuboideonavicular ligament）；6. 跟舟足底韧带（跳跃韧带）（plantar calcaneonavicular ligament（spring ligament））；7. 后距关节面（posterior talar articular surface）；8. 跟腱（achilles tendon）

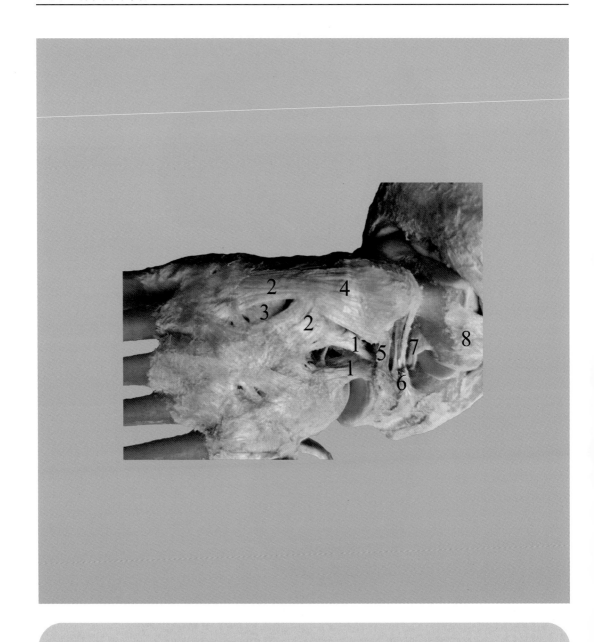

1.分歧韧带(bifurcated ligament);2.楔舟背侧韧带(dorsal cuneo-navicular ligament);3.楔间背侧韧带(dorsal intercuneiform liga-ment);4.距舟韧带(talonavicular ligament);5.距跟颈韧带(ante-rior talocalcaneal ligament);6.踇短伸肌腱(extensor hallucis bre-vis tendon);7.距跟骨间韧带(interosseous talocalcaneal liga-ment)8.距腓前韧带(anterior talofibular ligament)

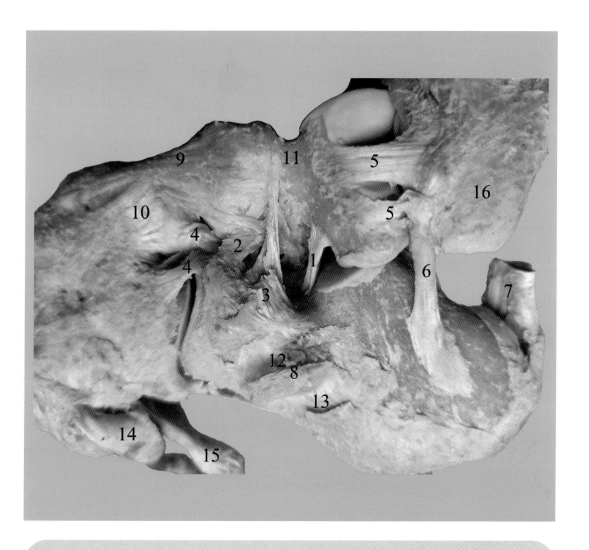

1. 距跟骨间韧带(interosseous talocalcaneal ligament);2. 距跟颈韧带(anterior talocalcaneal ligament);3. 踇短伸肌腱(extensor hallucis brevis tendon);4. 分歧韧带(bifurcated ligament);5. 距腓前韧带(anterior talofibular ligament);6. 跟腓韧带(calcaneofibular ligament);7. 跟腱(achilles tendon);8. 腓骨肌滑车(peroneal trochlea);9. 距舟韧带(talonavicular ligament);10. 楔舟背侧韧带(dorsal cuneonavicular ligament);11. 距骨颈(neck of talus);12. 腓骨短肌腱沟(groove of peroneus brevis tendon);13. 腓骨长肌腱沟(groove of peroneus longus tendon);14. 腓骨短肌腱(peroneus brevis tendon);15. 腓骨长肌腱(peroneus longus tendon);16. 外踝(lateral malleolus)

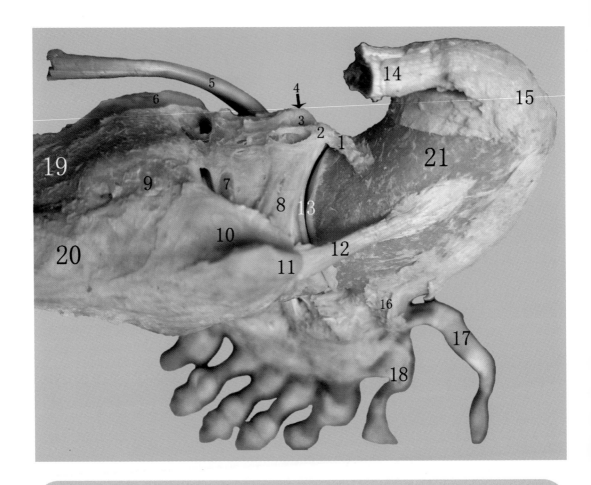

1.距跟后韧带(posterior talocalcaneal ligament);2.外侧结节(lateral tubercle);3.姆长屈肌腱沟(groove of flexor hallucis longus tendon);4.内侧结节(mcdial tubercle);5.胫骨后肌腱(posterior tibial tendon);6.胫骨后肌腱沟(groove of posterior tibial tendon);7.距腓后韧带的胫骨附着部分(the tibial attachment of the posterior talofibular ligament);8.距腓后韧带(posterior talofibular ligament);9.胫腓后韧带(posterior tibiofibular ligament);10.腓骨肌腱沟(groove of the peroneal tendon);11.外踝尖(prominence of lateral malleolus);12.跟腓韧带(calcaneofibular ligament);13.距下关节(subtalar joint);14.跟腱(achilles tendon);15.跟骨结节(calcaneal tuberosity);16.腓骨肌滑车(peroneal trochlea);17.腓骨长肌腱(peroneus longus tendon);18.腓骨短肌腱(peroneus brevis tendon);19.胫骨(tibia);20.腓骨(fibula);21.跟骨(calcaneus)

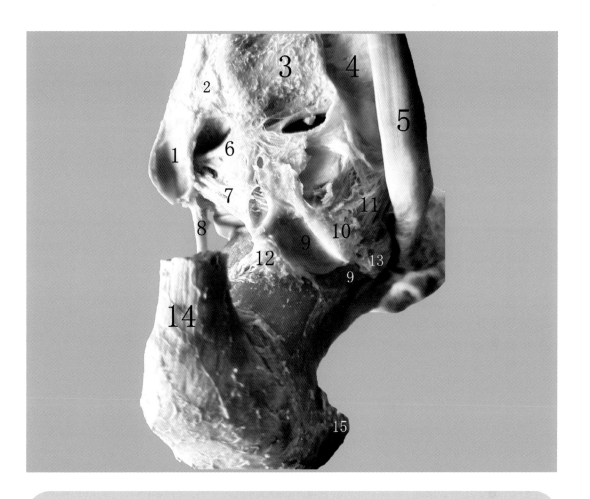

1.腓骨肌腱沟（groove of the peroneal tendon）；2.胫腓后韧带（posterior tibiofibular ligament）；3.胫骨（tibia）；4.胫骨后肌腱沟（groove of posterior tibial tendon）；5.胫骨后肌腱（posterior tibial tendon）；6.距腓后韧带的胫骨附着部分（the tibial attachment of the posterior talofibular ligament）；7.距腓后韧带（posterior talofibular ligament）；8.跟腓韧带（calcaneofibular ligament）；9.姆长屈肌腱沟（groove of flexor hallucis longus tendon）；10.内侧结节（medial tubercle）；11.三角韧带（triangular ligament）；12.距跟后韧带（posterior talocalcaneal ligament）；13.载距突（sustentaculum tali）；14.跟腱（achilles tendon）；15.跟骨结节内侧突（medial process of calcaneal tuberosity）

（廖立青　袁仕国　杨晗　付小勇　周永富　胡冠宇　蓝捷应）

中英文对照

关节 arthrosis，articulation，joint，junction

关节学 arthrology

缝 suture

锯状缝 serrate suture

鳞缝 squamous suture

平缝 plane suture

韧带连结 syndesmosis

嵌合 gomphosis，peg and socket joint，dentoalveolar joint

软骨 cartilage

软骨连结 cartilaginous joint

透明软骨 hyaline cartilage

弹性软骨 elastic cartilage

纤维软骨 fibrous cartilage

软骨膜 perichondrium

骨性结合 synostosis

滑膜关节 synovial joint

关节面 articular surface

关节软骨 articular cartilage

关节囊 articular capsule

纤维膜 fibrous membrane

囊韧带 capsular ligament

滑膜 synovial membrane

滑膜绒毛 synovial villi

滑膜襞 synovial fold

滑膜囊 synovial bursa

囊状隐窝 sacciform recess

关节腔 articular cavity

韧带 ligament

囊内韧带 intracapsular ligament

囊外韧带 extracapsular ligament

关节盘 articular disc

关节唇 articular labrum

单关节 simple joint

复关节 compound joint

单轴关节 uniaxial joint

双轴关节 biaxial joint

球窝关节 ball and socket joint

杵臼关节 spheroidal joint

椭圆关节 ellipsoidal joint

鞍状关节 sellar joint，saddle joint

屈戌关节 hinge joint

车轴关节 pivot joint

平面关节 plane joint

脊柱 vertebral column

胸廓 thoracic cage

椎间盘 intervertebral disc

椎体 centrum

纤维环 annulus fibrosus

髓核 nucleus pulposus

前纵韧带 anterior longitudinal ligament

后纵韧带 posterior longitudinal ligament

关节突关节 zygapophysial joint

上关节突 superior articular process

下关节突 inferior articular process

黄韧带 ligamenta flava

硬脊膜 spinal dura mater

横突 transverse process

棘突 spinous process

乳突 mastoid process

横突间韧带 intertransverse ligament

棘间韧带 interspinous ligament

棘上韧带 supraspinous ligament

项韧带 nuchal ligament

腰骶连结 lumbosacral joint

尾骨 coccyx

骶尾关节 sacrococcygeal joint

骶尾前韧带 anterior sacrococcygeal ligament

骶尾后深韧带 deep posterior sacrococcygeal ligament

骶尾后浅韧带 superficial posterior sacrococcygeal ligament

骶尾外侧韧带 lateral sacrococcygeal ligament

尾侧韧带 caudal ligament

寰枕关节 atlanto occipital joint

寰枕前膜 anterior atlantooccipital membrane

寰枕后膜 posterior atlantooccipital membrane

寰枕外侧韧带 lateral atlantooccipital ligament

寰枢关节 atlantoaxial joint

寰枢外侧关节 lateral atlantoaxial joint

寰椎横韧带 transverse ligament of atlas

寰椎十字韧带 cruciform ligament of atlas

覆膜 tectorial membrane

翼状韧带 alar odontoid ligament

齿突尖韧带 apical ligament of dens

颈曲 cervical curvature

胸曲 thoracic curvature

腰曲 lumbar curvature

骶曲 sacral curvature

椎间孔 intervertebral foramen

骶管 sacral canal

耳状面 auricular surface

骶骨粗隆 sacral tuberosity

骶正中嵴 median sacral crest

骶中间嵴 intermediate sacral crest

骶外侧嵴 lateral sacral crest

椎弓板 lamina of vertebral arch

椎弓根 pedicle of vertebral arch

脊柱沟 vertebral groove

脊髓 spinal cord

胸廓 thoracic cage

肋软骨 costal cartilage

肋头 costal head

肋椎关节 costovertebral joint

肋头关节 joint of costal head

肋头辐状韧带 radiate ligament of costal head

肋头关节内韧带 intraarticular ligament of costal head

肋横突关节 costotransverse joint

肋横突韧带 costotransverse ligament

肋颈韧带 ligament of neck of rib

肋横突孔 costotransverse foramen

肋结节韧带 ligament of tubercle of rib

肋横突上韧带 superior costotransverse ligament

副韧带 accessory ligament

腰肋韧带 lumbocostal ligament

第 1 胸肋结合 sternocostal synchondrosis of first rib

胸肋关节 sternocostal joints

胸肋辐状韧带 radiate sternocostal ligaments

肋骨 costal bone，rib

胸肋关节内韧带 intraarticular sternocostal ligament

肋剑突韧带 costoxiphoid ligaments

剑突 xiphoid process

肋间外膜 external intercostal membrane

肋间内膜 interal intercostal membrane

柄胸结合 manubriosternal synchondrosis

胸骨角 sternal angle

剑胸结合 xiphisternal synchondrosis

胸腔 thoracic cavity

肺沟 pulmonary sulcus

胸廓上口 superior aperture of thorax

胸廓下口 inferior aperture of thorax

蝶枕结合 sphenooccipital synchondrosis

蝶岩结合 sphenopetrosal synchondrosis

岩枕结合 petrooccipital synchondrosis

枕内前软骨结合 anterior intraoccipital synchondrosis

枕内后软骨结合 posterior intraoccipital synchondrosis

翼棘韧带 pterygospinous ligament

颧弓 zygomatic arch

颞骨 temporal bone

下颌头 head of mandible

下颌颈 neck of mandible

下颌体 body of mandible

下颌支 ramus of mandible

下颌切迹 mandibular notch

颞下颌关节 temporomandibular joint

颞下颌韧带 temporomandibular ligament

外侧韧带 lateral ligament

蝶下颌韧带 sphenomandibular ligament

茎突下颌韧带 stylomandibular ligament

茎突舌骨韧带 stylohyoid ligament

锁骨 clavicle

胸小肌 pectoralis minor muscle

胸大肌 pectoralis major muscle

胸小肌腱 pectoralis minor tendon

胸大肌腱 pectoralis major tendon

胸锁关节 sternoclavicular joint

胸锁前韧带 anterior sternoclavicular ligament

胸锁后韧带 posterior sternoclavicular ligament

三角肌 deltoid

大圆肌 teres major

背阔肌 latissimus dorsi

背阔肌肌腱 latissimus dorsi tendon

锁间韧带 interclavicular ligament

肋锁韧带 costoclavicular ligament

肩锁关节 acromioclavicular joint

肩锁韧带 acromioclavicular ligament

喙锁韧带 coracoclavicular ligament

斜方韧带 trapezoid ligament

锥状韧带 conoid ligament

喙肩韧带 coracoacromial ligament

肩胛骨 scapula

肩胛骨颈部 neck of scapula

肩胛骨关节面 articular surface of scapula

肩胛上角 angulus superior scapulae

肩胛下角 angulus inferior scapulae

肩胛下窝 subscapular fossa

肩胛上横韧带 superior transverse scapular ligament

肩胛下横韧带 inferior transverse scapular ligament

肩胛下肌 subscapularis muscle

肩胛下肌附着处 attachment of the subscapularis muscle

冈上肌 supraspinatus

冈下肌 infraspinatus

冈上肌腱 supraspinatus tendon

冈下肌腱 infraspinatus tendon

冈上窝 supraspinous fossa

冈下窝 infraspinous fossa

小圆肌 teres minor

小圆肌肌腱 teres minor tendon

肩关节 shoulder joint

肩峰 acromion

关节盂 glenoid cavity

喙突 coracoid process

喙突根部 the root of the coronoid process

喙肱韧带 coracohumeral ligament

盂肱韧带 glenohumeral ligament

肱骨 humerus

肱骨头 head of humerus

肱骨体 body of humerus

肱骨外上髁 lateral epicondyle of humerus

肱骨内上髁 medial epicondyle of humerus

肱骨头关节面 articular surface of humeral head

肱骨小结节 lesser tubercle of humerus

肱骨大结节 greater tubercle of humerus

小结节嵴 crest of lesser tubercle

大结节嵴 crest fo greater tubercle

肱骨滑车 trochlea of humerus

肱骨小头 capitulum of humerus

肱骨解剖颈 anatomical neck of humerus

结节间沟 intertubercular sulcus

肱二头肌腱 biceps tendon of the humerus

肱二头肌长头 long head of biceps brachii

肱三头肌腱 triceps tendon of the humerus

肱三头肌长头 long head of triceps brachii

肱二头肌短头和喙肱肌 short head of biceps brachii and coracobrachialis

肱二头肌长头和喙肱肌 long head of biceps brachii and coracobrachialis

旋后肌 supinator

内上髁 medial epicondyle

外上髁 lateral epicondyle

肱骨横韧带 transverse humeral ligament

肘关节 elbow joint

肱尺关节 humeroulnar joint

肱桡关节 humeroradial joint

桡尺近侧关节 proximal radioulnar joint

尺骨 ulna

尺骨体 shaft of ulna

尺骨茎突 styloid process of ulna

尺切迹 ulnar notch

桡切迹 radial notch

尺骨粗隆 tuberosity of ulna

滑车切迹 trochlear notch

冠突 coronoid process

冠突窝 coronoid fossa

尺骨桡切迹 radial notch of ulna

尺侧副韧带 ulnar collateral ligament

桡侧副韧带 radial collateral ligament

桡侧腕屈肌腱 flexor carpi radialis tendon

桡侧腕长伸肌腱 extensor carpi radialis longus tendon

桡侧腕短伸肌腱 extensor carpi radialis brevis tendon

桡骨 radius

桡骨头 head of radius

桡骨颈 neck of radius

桡骨体 body of radius

桡骨粗隆 radial tuberosity

桡骨头关节面 articular surface of the radial head

桡骨茎突 styloid process of radius

桡骨背侧结节 dorsal tubercle of radius

桡窝 radial fossa

桡神经沟 sulcus for radial nerve

三角肌粗隆 deltoid tuberosity

骨间缘 interosseous border

环状韧带 annular ligament

方形韧带 quadrate ligament

前臂骨间膜 interosseous membrane of forearm

斜索 oblique cord

下斜韧带 inferior oblique ligament

囊状隐窝 sacciform recess

桡腕关节 radiocarpal joint

腕关节 wrist joint

手舟骨 scaphoid bone

月骨 lunate bone

三角骨 triangular bone

豌豆骨 pisiform bone

大多角骨 trapezium bone

小多角骨 trapezoid bone

头状骨 capitate bone

钩骨 hamate bone

三角骨面 articular surface of triangular bone

豌豆骨面 articular surface of pisiform bone

大多角骨面 articular surface of trapezium bone

小多角骨面 articular surface of trapezoid bone

头状骨面 articular surface of capitate bone

钩骨面 articular surface of hamate bone

桡腕掌侧韧带 palmar radiocarpal ligament

桡腕背侧韧带 dorsal radiocarpal ligament

腕桡侧副韧带 radial carpal colateral ligament

腕尺侧副韧带 ulnar carpal colateral ligament

尺侧腕屈肌腱 flexor carpi ulnaris tendon

尺侧腕伸肌腱 extensor carpi ulnaris tendon

腕骨间关节 intercarpal joint

腕中关节 mediocarpal joint

腕管 carpal canal

腱鞘 tendinous sheath

豌豆骨关节 joint of pisiform bone

豆掌韧带 pisometacarpal ligament

豆钩韧带 pisohamate ligament

腕辐状韧带 radiate carpal ligament

腕掌关节 carpometacarpal joints

踇长展肌 abductor hallucis longus

踇长屈肌 flexor hallucis longus

踇长展肌腱 abductor hallucis longus tendon

踇长伸肌腱 extensor hallucis longus muscle tendon

踇短伸肌 extensor hallucis brevis

踇短伸肌腱 extensor hallucis brevis tendon

指伸肌腱 extensor tendon

小指展肌 abductor digiti minimi

伸肌支持带 extensor retinaculum

腕掌背侧韧带 dorsal carpometacarpal ligament

腕掌掌侧韧带 palmar carpometacarpal ligament

腕掌骨间韧带 interosseous carpometacarpal ligament

掌骨 metacarpal bone

掌骨间关节 intermetacarpal joint

掌骨背侧韧带 dorsal metacarpal ligament

掌骨掌侧韧带 palmar metacarpal ligament

掌骨骨间韧带 interosseous metacarpal ligament

掌指关节 metacarpophalangeal joint

掌侧韧带 palmar ligament

掌骨深横韧带 deep transverse metacarpal ligament

侧副韧带 collateral ligament

背侧韧带 dorsal ligament

指骨间关节 interphalangeal joint of hand

髂骨 ilium

骶髂关节 sacroiliac joint

髂嵴 iliac crest

髂前上棘 anterior superior iliac spine

髂前下棘 anterior inferior iliac spine

髂后上棘 posterior superior iliac spine

髂后下棘 posterior inferior iliac spine

髂骨翼 ala of ilium

髂窝 iliac fossa

骶髂前韧带 anterior sacroiliac ligament

骶髂后韧带 posterior sacroiliac ligament

骶髂后短韧带 short posterior sacroiliac ligament

骶髂后长韧带 long posterior sacroiliac ligament

骶髂骨间韧带 interosseous sacroiliac ligament

骶结节韧带 sacrotuberous ligament

镰状突 falciform process

骶棘韧带 sacrospinous ligament

坐骨大孔 greater sciatic foramen

坐骨小孔 lesser sciatic foramen

坐骨结节 ischial tuberosity

坐骨大切迹 greater sciatic notch

坐骨小切迹 lesser sciatic notch

髂腰韧带 iliolumbar ligament

髂腰肌 iliopsoas

耻骨联合 pubic symphysis

耻骨上支 superior ramus of pubis

耻骨下支 inferior ramus of pubis

耻骨结节 pubic tubercle

耻骨肌线 pectineal line

耻骨上韧带 superior pubic ligament

耻骨前韧带 anterior pubic ligament

耻骨弓状韧带 arcuate pubic ligament

弓状线 arcuate line

耻骨间盘 interpubic disc

长收肌 adductor longus

短收肌 adductor brevis

闭孔 obturator

闭孔膜 obturator membrane

闭孔内肌 obturator internus

闭孔外肌 obturator externus

闭膜管 obturator canal

骨盆 pelvis

大骨盆 greater pelvis

小骨盆 lesser pelvis

界线 terminal line

骨盆上口 superior pelvic aperture

骨盆下口 inferior pelvic aperture

骨盆腔 pelvic cavity

耻骨下角 subpubic angle

耻骨弓 pubic arch

骨盆倾斜度 pelvic inclination

髋关节 hip joint

髂股韧带 iliofemoral ligament

耻股韧带 pubofemoral ligament

坐股韧带 ischiofemoral ligament

轮匝带 zona orbicularis

股骨 femur

股骨颈 neck of femur

股骨小转子 lesser trochanter of femur

股骨大转子 greater trochanter of femur

转子间线 intertrochanteric line

转子间嵴 intertrochanteric crest

股骨内侧髁 medial condyle of femur

股骨外侧髁 lateral condyle of femur

内侧髁间结节 medial intercondylar tubercle

外侧髁间结节 lateral intercondylar tubercle

股骨内上髁 internal epicondyle of femur

股骨外上髁 external epicondyle of femur

股直肌 rectus femoris

股直肌腱 rectus femoris tendon

股中间肌 vastus intermedius

股方肌 quadratus femoris

股四头肌 quadriceps femoris

大收肌腱 adductor magnus tendon

外侧副韧带 lateral collateral ligament

内侧副韧带 medial collateral ligament

股骨头 femoral head

股骨头韧带 ligament of head of femur

上孖肌 superior gemellus

下孖肌 inferior gemellus

梨状肌 piriformis

梨状肌腱 piriformis tendon

髂胫束 iliotibial tract

跖肌 plantaris

跖肌腱 plantaris tendon

臀小肌 gluteus minimus

臀中肌 gluteus medius

臀大肌 gluteus maximus

臀小肌腱 gluteus minimus tendon

臀中肌腱 gluteus medius tendon

臀大肌腱 gluteus maximus tendon

臀肌粗隆 gluteal tuberosity

髋臼 acetabulum

髋臼横韧带 transverse acetabular ligament

髋臼唇 acetabular labrum

膝关节 knee joint

冠状韧带 coronary ligament

髌上囊 suprapatellar bursa

翼状襞 alar fold

髌上滑膜襞 suprapatellar synovial fold

髌下滑膜襞 infrapatellar synovial fold

髌下脂肪垫 infrapatellar fat pad

半月板 meniscus

内侧半月板 medial meniscus

外侧半月板 lateral meniscus

外侧半月板前角 anterior horn of lateral meniscus

内侧半月板前角 anterior horn of medial meniscus

髌骨 patella

髌尖 apex of patella

髌底 base of patella

髌面 patellar surface

髌股关节 patellofemoral joint

髌骨关节面 articular surface of the patella

髌韧带 patellar ligament

髌内侧支持带 medial patellar retinaculum

髌外侧支持带 lateral patellar retinaculum

腘斜韧带 oblique popliteal ligament

腘弓状韧带 arcuate popliteal ligament

胫侧副韧带 tibial collateral ligament

腓侧副韧带 fibular collateral ligament

膝交叉韧带 cruciate ligament of knee

前交叉韧带 anterior cruciate ligament

后交叉韧带 posterior cruciate ligament

膝横韧带 transverse ligament of knee

板股前韧带 anterior meniscofemoral ligament

板股后韧带 posterior meniscofemoral ligament

髌前皮下囊 subcutaneous prepatellar bursa

髌前筋膜下囊 subfascial prepatellar bursa

髌前腱下囊 subtendinous prepatellar bursa

髌下深囊 deep infrapatellar bursa

髌下皮下囊 subcutaneous infrapatellar bursa

髌上囊 suprapatellar bursa

腓肠肌内侧头 medial head of gastrocnemius

腓肠肌外侧头 lateral head of gastrocnemius

半膜肌 semimembranosus

半膜肌腱 semimembranosus tendon

半膜肌囊 bursa of semimembranosus

股二头肌上囊 superior bursa of biceps femoris

股二头肌下囊 inferior bursa of biceps femoris

股二头肌 biceps femoris

股二头肌腱 biceps femoris tendon

股薄肌腱 gracilis tendon

半腱肌 semitendinosus

半腱肌腱 semitendinosus tendon

缝匠肌 sartorius

缝匠肌腱 sartorius tendon

腘肌 popliteus

腘肌腱 popliteus tendon

胫腓关节 tibiofibular joint

胫腓关节面 tibiofibular articular surface

胫腓后上韧带 superior posterior tibiofibular ligament

胫骨 tibia

胫骨内侧髁 medial condyle of tibia

胫骨外侧髁 lateral condyle of tibia

髁间窝 intercondylar fossa

胫骨结节 tubercle of tibia

胫骨平台 tibial plateau

胫骨粗隆 tibial tuberosity

腓骨 fibula

腓骨头 fibular head

腓骨颈 neck of fibula

腓骨短肌 peroneus brevis

腓骨长肌 peroneus longus

腓骨头前韧带 anterior ligament of fibular head

腓骨头后韧带 posterior ligament of fibular head

小腿骨间膜 crural interosseous membrane

胫腓连结 tibiofibular syndesmosis

胫腓前韧带 anterior tibiofibular ligament

胫腓后韧带 posterior tibiofibular ligament

骨间韧带 interosseous ligament

胫腓横韧带 transverse tibiofibular ligament

足关节 joint of foot

距小腿关节 talocrural joint

距骨 talus

距骨头 head of talus

距骨颈 neck of talus

距骨沟 sulcus of talus

前结节 anterior tubercle

后结节 posterior tubercle

内侧结节 medial tubercle

外侧结节 lateral tubercle

距骨滑车 trochlea of talus

前距关节面 anterior talar articular surface

中距关节面 middle talar articular surface

后距关节面 posterior talar articular surface

踝关节 ankle joint

外踝 lateral malleolus

内踝 medial malleolus

髁间前区 anterior intercondylar area

髁间后区 posterior intercondylar area

载距突 sustentaculum tali

三角韧带 triangular ligament

内侧韧带 medial ligament

胫舟部 tibionavicular part

胫距前部 anterior tibiotalar part

胫跟部 tibiocalcaneal part

胫距后部 posterior tibiotalar part

距腓前韧带 anterior talofibular ligament

距腓后韧带 posterior talofibular ligament

跟腓韧带 calcaneofibular ligament

跟腱 achilles tendon

距跟关节 talocalcaneal joint

距下关节 subtalar joint

距跟前韧带 anterior talocalcaneal ligament

距跟后韧带 posterior talocalcaneal ligament

距跟内侧韧带 medial talocalcaneal ligament

距跟外侧韧带 lateral talocalcaneal ligament

距跟舟关节 talocalcaneonavicular joint

跟骨沟 calcaneal sulcus

跟骨结节 calcaneal tuberosity

跟骨结节内侧突 medial process of calcaneal tuberosity

跟骨结节外侧突 lateral process of calcaneal tuberosity

距跟骨间韧带 interosseous talocalcaneal ligament

跟舟足底韧带 plantar calcaneonavicular ligament

分歧韧带 bifurcated ligament

跟舟韧带 calcaneonavicular ligament

跟骰韧带 calcaneocuboid ligament

距舟韧带 talonavicular ligament

跟骰关节 calcaneocuboid joint

跟骰背侧韧带 dorsal calcaneocuboid ligament

足底长韧带 long plantar ligament

足底腱膜 plantar aponeurosis

跟骰足底韧带 plantar calcaneocuboid ligament

跗横关节 transverse tarsal joint

楔舟关节 cuneonavicular joint

楔舟背侧韧带 dorsal cuneonavicular ligament

楔舟足底韧带 plantar cuneonavicular ligament

足舟骨 navicular bone

舟骨粗隆 tuberosity of navicular bone

骰舟背侧韧带 dorsal cuboideonavicular ligament

骰舟足底韧带 plantar cuboideonavicular ligament

骰骨 cuboid

楔骨 cuneiform bone

楔骰关节 cuneocuboid joint

楔间关节 intercuneiform joint

楔骰背侧韧带 dorsal cuneocuboid ligament

楔间背侧韧带 dorsal intercuneiform ligament

楔骰足底韧带 plantar cuneocuboid ligament

楔间足底韧带 plantar intercuneiform ligament

楔骰骨间韧带 interosseous cuneocuboid ligament

跗跖关节 tarsometatarsal joint

跖背侧韧带 dorsal tarsometatarsal ligament

跖足底韧带 plantar tarsometatarsal ligament

楔跖骨间韧带 interosseous cuneometatarsal ligament

跖骨间关节 intermetatarsal joint

跖骨背侧韧带 dorsal metatarsal ligament

跖骨足底韧带 plantar metatarsal ligament

跖骨骨间韧带 interosseous metatarsal ligament

跖趾关节 metatarsophalangeal joint

侧副韧带 collateral ligament

跖骨深横韧带 deep transverse metatarsal ligament

足底韧带 plantar ligament

趾骨间关节 interphalangeal joints of foot

足弓 arch of foot

内侧纵弓 medial longitudinal arch

外侧纵弓 lateral longitudinal arch

主要参考文献

[1] 张朝佑.人体解剖学[M].3版.北京:人民卫生出版社,2009.

[2] 郭世绂.骨科临床解剖学[M].济南:山东科学技术出版社,2001.

[3] 欧阳钧,温广明.人体解剖学标本彩色图谱[M].2版.广州:广东科技出版社,2010.

[4] 赵士杰,皮昕.口腔颌面部解剖学[M].2版.北京:北京大学医学出版社,2014.

[5] 柏树令,应大君.系统解剖学[J].8版.北京:人民卫生出版社,2013.

[6] Susan Standring.格氏解剖学:临床实践的解剖学基础[M].徐群渊,译.39版.北京:北京大学医学出版社,2008.

[7] 党瑞山,杨向群,张传森.人体系统解剖学实物图谱[J].3版.上海:第二军医大学出版社,2014.

[8] 徐达传.骨科临床解剖学图谱[M].济南:山东科学技术出版社,2005.

[9] 徐国成.局部解剖学彩色图谱[M].沈阳:辽宁科学技术出版社,2003.